U0324480

医者叙事能力与职业发展

杨晓霖　王华峰　著

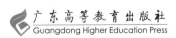

广东高等教育出版社
Guangdong Higher Education Press

· 广州 ·

图书在版编目（CIP）数据

医者叙事能力与职业发展 / 杨晓霖，王华峰著. —广州：广东高等教育出版社，2023.10（2024.3重印）

ISBN 978-7-5361-7196-1

Ⅰ．①医… Ⅱ．①杨… ②王… Ⅲ．①叙述学—应用—医学—高等学校—教材 Ⅳ．①R

中国国家版本馆 CIP 数据核字（2023）第 195750 号

YIZHE XUSHI NENGLI YU ZHIYE FAZHAN

出版发行	广东高等教育出版社
	地址：广州市天河区林和西横路
	邮编：510500　营销电话：（020）87553735
	网址：http://www.gdgjs.com.cn
印　刷	佛山市浩文彩色印刷有限公司
开　本	787 mm × 1092 mm　1/16
印　张	17.75
字　数	390 千
版　次	2023 年 10 月第 1 版
印　次	2024 年 3 月第 3 次印刷
定　价	52.00 元

（版权所有，翻印必究）

序

　　我结识杨晓霖教授是 2018 年在深圳大梅沙的亚洲医学人文菁英训练营授课会场。当时国内医学人文界的主要学者大多参加，她作为一个年轻的学者讲授叙事医学给我留下很深印象。随后我们在许多医学交流场合相遇，这些年来，她一直在叙事医学领域耕耘开拓，收获颇丰。这次她邀我为她的两本新书"人文与叙事"系列的《中国叙事医学与医者职业素养》和《医者叙事能力与职业发展》作序，便欣然应允。我饶有兴趣地阅读了这两部著作的书稿，感慨杨晓霖教授在著作中所展现出来的博学多思、人文情怀以及时代担当。

　　人文情怀是一种普遍存在于人类之间的本真情感，是一种对自我的关怀和对他人的关注、关切和照护。人文情怀具体表现为对人的尊严、价值、命运的维护、追求和关切，因为人是万物之灵。个人的人文精神也是个人知识、文化、修养、品德、气质等的综合体现。人文是满足人的普遍精神需求，安抚人的心灵的养心之学。

　　医学的人文情怀是一种与人类健康息息相关的本真情感。医疗是与疾病抗争的过程，医学是安慰、帮助、拯救，最终引向的应该是疾病的疗愈和痛苦的消除。所以医学是一门与人文联系最为紧密的学科，或者说医学人文具有天然性和永恒性。因为医学是关于人的科学，人文尊重人的价值（生命、智慧、情感和灵魂），而医学与这些都有着根本的、千丝万缕的联系。

医学与人文关系密切，还可以从近一百年来诺贝尔文学奖颁给以医学、医生为主题的作品得以佐证：加缪的《鼠疫》，索尔仁尼琴的《癌症楼》以及莫言的《蛙》等作品都是对医学场景或医生命运的描述以揭示人性、针砭时弊，拓展的是人们对医学认知的固有边界和思维空间。几乎所有伟大的文学艺术作品都必然浸淫着人类对生命与死亡、疾病与痛苦的审视。

现代医学发展取得了巨大的进步，进入前所未有的繁荣阶段，但也陷入了巨大的困境和迷茫。由于医学被过度神话，直接导致患者和患者家属对医生或者"治愈"期望值过高，临床实践中一旦出现一些不可控的突发性事件（误诊、漏诊或者治疗失败等），医患危机瞬间爆发，伤医事件屡见不鲜。很难想象医生每天都要战战兢兢工作的场景，这不利于医学的发展和进步，更不利于年轻人实现投身医学的初心；我们更难想象等我们有一天生病了，没有医院或者医生给我们看病的场景。

我认为，走出现代医学困境有如下几个途径：第一个，制度的变革，改革医药卫生体制，消除市场崇拜，让医疗事业回归基本、回归公益。第二个，走出技术崇拜的迷雾，将生物—心理—社会医学模式落到实处，叙事医学就是一个很好的模式。第三个，提高医生的人文修养，重塑医疗行业的职业形象和道德自觉。提高医生的人文素养和文化知识，鼓励医生多阅读文、史、哲等经典，提倡医生拓展非职业性阅读兴趣面，同时鼓励医生多阅读诗书画等方面的经典剧作。医生通过扩大阅读面可以提升人文情怀和职业素养。

与此同时，我也认为，医者要实现职业上的可持续发展，需要养成叙事性反思写作的习惯。创作可以提高医者的推断能力和职业反思能力，同时疗愈自己的灵魂。写作能够帮助医生成为更好的医生，同时，医生职业也为力透纸背的写作提供了丰富多元的感人素材。医生出身的作家不乏其人，比如创作《药》和《狂人日记》的鲁迅，创作《活着》和《许三观卖血记》的余华，创作《红处方》和《血玲珑》的毕淑敏，《福尔摩斯探案集》的作者柯南·道尔，《第六病室》的作者契诃夫，《光与影》《遥远的落日》的作者渡边淳一，还有毛姆、冰心、冯唐等。

医者，艺也。袁钟教授曾经提出，医院需要用艺术唤起神圣使命，用艺术觉悟至上悲悯，用艺术点燃生命之光，用艺术抚慰痛苦心灵，用艺术超越生死极限。作为一种人文艺术，叙事性阅读和写作的过程不仅可以培养医者临床观察所需要的文本细读能力，也能培养医者的好奇心和叙事预测与推理能力。艺术可以激发情感、智慧，丰富人的心灵，一个人的审美倾向一定程度决定着他的世界观、人生观、价值观的塑造，艺术修养可以提升文化品位、创造能力和生活品质，所以医生作为大知识分子应该培养艺术爱好，提升审美能力。

医学是不断进步的科学，新知识、新发现、新技术层出不穷，医学又是"包罗万象"牵涉众多的学科。有人说医学是"顶天立地"的科学：顶天——它高耸云端，代表着现代科学的前沿；立地——它关系生老病死，甚至关系柴米油盐茶等许多世俗事务。所以医生要不断地学习，终生学习，要有广泛的学习兴趣、知识视野，既要入云端，又要接地气。

我认为医生的灵魂应该是丰富的、高贵的，有道德、有信仰。医生的信仰可以是对崇高事业的追求，比如，诺贝尔奖获得者史怀哲是音乐家、哲学博士、神学博士，他30岁在哲学和艺术领域已经卓有成就。当时他看到非洲缺医少药的报道，就毅然放弃音乐事业，开始学医，38岁获得医学博士学位、医师资格，然后将非洲一个养鸡的农舍改造成一间小诊所，为当地人看病近半个世纪。可以说，史怀哲把行医作为一种神圣的精神事业，传播上苍之爱。

医生职业是一切职业中最美好、最崇高的事业。无论医学如何进步，人道、人性的光芒永远是医学救助的价值皈依。我们所投身的领域是一个特殊行业，所考虑的都是事关人的生死存亡的大事，殊不知我们自身有时已处于困境与迷茫。我们的成功受到知识和能力极限的局限，受到痛苦和死亡必然性的限制。医学需要科学、需要艺术、需要革新、需要追求，也需要谦卑。医学的奇妙之处在于需要我们有一颗不断进取向上的心，一颗充满脉脉温情的心。

叙事医学可以表达，可以抚慰医学的乡愁，也可以展现医学的艺术维度，展现医者的温情与谦卑。叙事医学可以说是一种能够高度融合医学的专业性和人文关怀的新兴学科。近十年来，南方医科大学一直在引领着中国叙事医学体系构建。据说，南方医科大学即将设立校级叙事医学中心，我相信，在"大健康"和"新医科"的语境下，中国叙事医学学者将为医院的高质量发展以及健康中国目标的实现贡献持续的人文力量和叙事智慧。

莫道弦歌无人识，青山明月不曾空。

杨晓霖教授撰写的《中国叙事医学与医者职业素养》《医者叙事能力与职业发展》引经据典，以包容的情怀萃取并融合东西方医学人文精华，用不同语境下的临床故事充分阐释中国叙事医学体系的内涵和本质，是国内不可多得的叙事医学研究专著和医学人文教材。期待全国医务工作者能将这两本著作和我的《让人文照亮医学》作为案头或者手边读物，在繁重的临床工作之余，能时常轻松地翻阅，增加人文知识，提高人文修养，享受人文乐趣，让人文的阳光照亮职业行程，让人文的雨露滋润心灵。

是为序。

中山大学医学院教授、博导

广东省医学会会长

姚志彬

自 序

《论语·为政》曰："吾十有五而志于学，三十而立，四十而不惑，五十而知天命，六十而耳顺。"其中"六十而耳顺"一句，东汉经学家郑玄将其解为"闻其言而知其微旨"，意思是"人到了六十岁，一听到别人讲述的话语，就能领略其中的细微义理所在"；北宋唯物主义哲学家张载在《正蒙》中将其释为"六十尽人物之性，声入心通"；南宋著名理学家、思想家和教育家朱熹则进一步将其释为"声入心通，无所违逆，知之之至，不思而得也"，意思是，孔子有一种聆听能力，当别人的话语进入耳中，就能与其共鸣，心与心之间能够相通相连。

这种直觉能力并非源自某种神秘力量，而是源自个人平日的修养和独立思考。也就是说，一般个体要在生命中的各阶段经历 60 年的成长历程，积累丰富的生命智慧，才能达到"耳顺"的境界。"耳顺"与中国叙事医学学者所提出的"叙事素养""人际叙事连接"和"叙事智慧"等概念接近。中国叙事医学学者认为，叙事素养是教育、医疗和管理等行业必备的职业素养。叙事是人与人之间的基本关系，人际叙事连接是主体间性的重要体现，医者只有首先与患者和患者家属建立叙事连接，尊重患者的生命故事和疾病故事，才能真正让患者感受到来自医者的人性关怀和温暖，进而建立医患互信。

人际叙事连接力是未来重要的健康力与职业可持续发展力，而医者职业叙事能力则是衡量医者人文暖实力的重要指标。与人打交道的医者不能等到 60 岁借由生命经验的积累逐步形成自己的"生命叙事智慧"，而是要尽可能在从事医学职业之前打下生命健康叙事素养和职业叙事能力发展的人文基础。也就是说，医者职业叙事能力的形成需要经过有体系的专门培养。因此，南方医科大学近年来一直致力于开发适用于中国医者叙事能力培养的课程和教材，为《"健康中国2030"规划纲要》的实现贡献中国叙事医学学者的智慧与力量。

中国叙事医学学者在开展叙事医学理论构建和实践过程中发现，"人际叙事连接薄弱"意味着一个生命主体缺乏对成功经验的积累能力和对失败事件的反思能力，这一状况无疑给医者的个人成长、医疗机构的服务质量和民众的生命安全带来隐患。随着人工智能产品和网络的普及，医学生与医者逐渐将自己"吸入"电子屏幕中并为其所左右。每天忙忙碌碌的医者更像"human doing"，而非"human being"。许多医者的人际叙事思维和叙事反思意识丧失殆尽，这一现状直接导致其自身的健康力、幸福力以及职业发展力受到严重影响。本书期待有体系地提升医者的生命健康叙事素养和职业叙事能力，旨在倡导和鼓励医者将人际叙事思维内化于生活和工作当中。

中国叙事医学运用叙事理念引发主体实现内在自觉转变。中国叙事医学不能简单地归结为"讲故事"。故事是已经发生的事情（what），而叙事展现的则是故事为什么发生（why）与如何发生（how）的动态过程。前者强调的是结果，是名词，而后者则是动词，蕴含着情节进程的变化。因此，叙事更多表达的是一种动态力量。讲故事是一种叙事实践，如何运用叙事的动态力量讲述能够引发医护患等主体在生老病死认知、态度和行动方面的自觉内在改变的故事才是中国叙事医学关注的焦点。也就是说，医者不能为了讲故事而讲故事，讲故事是途径，与患者及其家属建立人际叙事连接，使其感到来自医者的关注、关心、关怀、关爱和温暖，才是叙事医学的本心。

随着公立医院的环境、设备和硬件条件越来越趋向同质化，人工智能在医学领域的应用越来越广泛，ChatDoctor技术得到越来越快速的发展，一部分人际叙事连接能力缺失的真人医护人员将被智能医者所取代，而医疗领域未来的竞争焦点将集中在对拥有职业叙事能力和人文伦理精神的医疗人才的争夺上。以南方医科大学及其附属医院为代表的医学院校和医疗机构敏锐地预见到这一未来的发展态势，正在积极培养和构建叙事医学师资和团队。2021年，南方医科大学顺德医院生命健康叙事分享中心获批成为广东省人文社会科学普及标准基地——生命健康叙事科普教育基地,为提升广大民众的生命健康叙事素养贡献力量。

拥有叙事领导力的医院管理者能够运用叙事智慧更好地引领医疗机构实现高质量发展,而拥有良好的职业叙事能力的医者懂得与患者及其家属建立"叙事共同体"关系,学会适时放下自己的专家和职业身份,进入患者和患者家属的生命故事和疾病叙事,与正在遭受苦难境遇的患者和患者家属快速建立同理心,实现共情,进而实施人文关怀和叙事照护,并且不断地从患者和患者家属的生命故事中汲取生命成长和职业发展所需要的能量和养分。

中国叙事医学是一种类似于"桑基鱼塘"的价值共生模式。"桑基鱼塘"是我国长三角、珠三角地区常见的农业生产模式,是一种"塘基种桑、桑叶喂蚕、蚕沙养鱼、鱼粪肥塘、塘泥壅桑"的高效生态系统,堪称中国最为高级的农业形态。而中国叙事医学则是一种新型医学人文落地模式,是一种"医能厚文,文能养医,医能助患,患能帮医,医患共生"的高效生态系统。医患相互滋养的生态模式可谓世界医学人文的典范,堪称中国最为高效的一种医学人文实践模式。和谐的叙事生态可以使医者保持高度的职业热情,避免陷入职业倦怠,获得可持续发展力。为此,南方医科大学开发出全国第一个"中国医者叙事认知与叙事素养量表"。

生命健康叙事分享中心的设立为患者及其家属以及普通民众提供了一个温馨的交流空间。生命健康叙事素养得到提升的民众,懂得人际叙事连接与空气、水和食物同等重要,是每一个生命主体维持长久健康状态的生存基础,主动与家人、亲友、同事、社会等建立亲密的叙事连接,减少心身健康疾病发生的概率,对生老病死也将形成更理性的认知,减少医患危机发生的可能性。生命健康叙事分享中心的设立为培养医者叙事思维提供了物理环境和实体空间,同时丰富的叙事实践经验可以营造浓厚的叙事氛围,为摸索出更科学的叙事医学培养体系积累宝贵经验。通过叙事能力的培养,医者个体的精神世界、价值观也得以完善和丰富,最终形成共赢和共同发展的叙事生态。

目前，叙事医学对于医学教育与临床实践的重要性得到全国知名医学院校的认同，但是大多数中国叙事医学学者缺乏思考深度，研究不够创新，课程不够体系化，成果不够丰富。正如北京协和医院郎景和院士所言：中国叙事医学研究与实践仍处于从初级阶段过渡到深化阶段的关键时期，对叙事医学新理念的认知、传播和广泛应用及实践需要更多研究团队和教学团队的参与，期待以《中国叙事医学与医者职业素养》和《医者叙事能力与职业发展》两本著作为铺路石，能够帮助和引领中国叙事医学学者撰写出更多的高质量论著与教材。

是为序。

杨晓霖

于全国首家叙事医学研究中心

2023 年 5 月 19 日

目 录

第一章 叙事低阶调节赋能全人心身健康

你必须尽可能地准备许多故事，才能对别人产生足够的影响，进而改变他们的行为。

——安奈特·西蒙斯（Annette Simmons）《说故事的力量》

叙事调节（narrative mediation）能力是指一个人借由人际叙事连接（叙事性阅读、叙事性创作、他人的叙事介入和自我的叙事统整）的力量，从困境和逆境中调节出来，重新恢复正常的生命叙事进程的能力。在希腊语和拉丁语中，"med-""medeo"的词根本身就有"照顾、关怀和治愈"的意思。这一调节适用于任何生命主体。在这一调节模式语境下，主体所经历的创伤故事可以通过自我叙事调节或第三方生命健康叙事调节者的帮助，打破主体叙事的闭锁状态，搭建更广泛的叙事连接和叙事交集，创设一个更有利于自己心身健康的长远故事，促使其产生"重新认识自己的故事和重新认识自我"的关键性转变。

遭遇过创伤或者震撼事件，主体除了产生心理问题之外，往往也会内化（internalization）到生理层次，出现躯体化（somatization）症状。特别是交感神经系统在重大事件发生之后会维持在高度警醒的状态，使人随时处于备战状态，长期下来，慢性的过度警醒状态会使个体注意力及专注度下降。医护人员对患者进行叙事调节，能够帮助患者产生一种"心流体验"（flow experience）[1]。人类进化过程中形成的"叙事本能"能够帮助生命主体走出悲伤的阴影，能够治疗病痛，减缓焦虑，抑制忧郁及克服危机。

叙事调节能力是一种生命的复原力，是当我们经历人生变故与挫败时，主动去面对和调节，从中学习和成长的能力。"复原力"为正向的个人特质，其内涵包括问题解决、希望与乐观、人际互动以及自我调节等相关能力。拥有复原力并不是指遭遇挫败

---

[1] MIHALY CSIKSZENTMIHALYI. Flow: the psychology of optimal experience [J]. Journal of leisure research, 1990, 24（1）: 93 - 94.

时不会感到痛苦，相反地，复原力来自你愿意让自己去感受情绪、去面对痛苦；来自你能够走入自己的内心，倾听自己的声音，正视自己的恐惧，用不一样的方式解读失败；来自你愿意让脆弱的自己和真实的自己连接，也与他人建立真挚的连接。然后从每一次痛苦经历中学习，把这些痛苦经验化为养分，让自己站起来、重新开始。

这一章主要论述叙事调节中的低阶叙事调节，主要包括叙事统整调节和叙事阅读调节。叙事调节可以分为自我叙事调节（self-regulation）与共同叙事调节（co-regulation）两种模式。自我叙事调节主要指主体主动通过阅读、讲述、写作和分享的方式来进行内在情绪调节和自我生命故事统整；而共同叙事调节也被称作"相互叙事调节"，指的是在其他叙事素养比较高的人的参与下进行的一种调节模式，在这种形式的调节过程中，双方会互相连接，互相影响，最终引发内在的改变。叙事调节能力弱的人往往需要借助"共同叙事调节"模式走出困境。

> 真正有智慧的人会将自己的生命视为一个发展的故事……有智慧的人会反观他们自己述说生命的故事，从他人的故事中学习，并且介入、改变自己的生命叙事进程，创设出新的故事。①
>
> ——韦恩州立大学（Wayne State University）露丝·雷教授（Ruth E. Ray）

第一节　叙事统整调节：生命叙事进程调节与全人健康

根据纽约大学社会心理学家乔纳森·海德特（Jonathan Haidt，1963—　）的研究，人类的心智是一个故事处理器，不是逻辑处理器②。叙事是一种组织结构，通过将行为和事件整合成有意义的、连贯的时间模式或序列来解释它们。叙事为生命提供了顺序、架构和方向，以更丰富与更整合的方式发展其意义。叙事统整在某种意义上而言，是一个和谐化的过程，通过回顾和反思，将那些不和谐的、很难解释的故事整合成一个连贯的、和谐的人生大故事。换一句话说，每个人的生命叙事进程都是从不和

---

① 原文是：A person is truly wise, when she is able to see life as an evolving story and to create some distance between self and story by reflecting on it from multiple perspectives. Wise people watch themselves tell life stories, learn from others' stories, and intervene in their own narrative process。引自 Ray R E. Beyond nostalgia: aging and life-story writing［M］. Charlottesville, VA: University Press of Virginia, 2000：28–30。

② 原文是：The human mind is a story processor, not a logic processor。

谐到和谐的不断调节过程。没有人的生命叙事进程是绝对平稳和谐的。

故事承载着主体的生命样貌，在自我叙说和他人的回应中，主体能够从不同的事件、角色、场景、阶段，借由时空交错遇见不同面向的自己。法国哲学家保罗·利科（Paul Ricoeur，1913—2005）在《时间与叙事》（*Time and Narrative*，1984）中提出，生命主体总是生活在一个暂时性的世界（也就是生命叙事进程的开放性）中，因此，主体必须借由主动的生命故事叙述，才能在不断流变中找到秩序与意义。当我们叙说生命的故事时，主体就不会被禁锢在细枝末节的小事件里走不出来。当主体从更宽广的语境中理解过往人生事件、人生经历及其意义，这个叙事过程就能"展现"自己的身份认同，人生智慧之门就此开启。每一个生命主体都在"叙事统整"中改写自我，进而超越自我。

一、叙事医学语境下的叙事统整调节

每一个生命主体都是自己生命的旅行家，唯有了解自己想要什么，才能够朝着自己想要的路迈进。叙事统整就是了解自己想要过什么样的生活的唯一途径。叙事统整不断地将我们的生命历程从无序转化为有序。生命历程有序有乱是常态，而人类心智所具备的"乱中求序"能力被物理学家埃尔温·薛定谔（Erwin Schrödinger，1887—1961）称作"惊人的天赋"①。积极主动的叙事统整是一种化生命混沌为灵魂清澈的内在工程。就像剥洋葱，当我们积极展开自己，一层一层地往内剥，每剥开一层，我们都更加了解自己，同时对自己有新的体悟和理解。

（一）叙事统整和叙事统整调节

"叙事统整"指具有一定叙事意识的生命主体主动回顾和反思自己的生活经历和人生故事，或者仍然不具备叙事意识的生命主体在健康医疗行业人员或其他亲友的介入和指引下，回顾和反思自己的生命经历和人生故事，将其整合进一个连贯的、不断向前发展的生命叙事进程中的过程。每一个生命主体的一生就是一个不断追寻"自我身份"（self-identity）的过程，而叙事则是塑造自我身份的一种关键方式。在统整故事的过程中，我们就在对一系列生命事件进行"自传式推论"（autobiographical reasoning）。

"叙事统整"与"生命回顾"（life review）是两个不同概念。叙事统整一定要生命回顾，但生命回顾不必然引向生命叙事的统整。老年医学权威专家罗伯特·巴特勒（Robert Butler）与老年心理学家詹姆斯·比伦（James Birren）分别从各自研究出发，

---

① 原文是：An organism's astonishing gift of concentrating a "stream of order" on itself and thus escaping the decay into atomic chaos。引自 SCHRÖDINGER E. What is life? the physical aspect of the living cell & mind and matter［M］. Cambridge：Cambridge University Press，1967：77。

提出"生命回顾"与"自我生命故事回忆"（autobiography）的概念①。然而，生命回顾与叙事统整并不限于长者，在生命进程中，懂得适时进行统整的生命主体，往往能够维持生命的长久健康和幸福状态。叙事统整往往发生在生命重要的转折期、过渡期，以及人生重要事件（如失败、成功、创伤、挫折等）发生之后。

成功的生命回顾可以帮助长者针对自己的生命历程做一个全面连贯的统整，实现整体的生涯规划。生涯是一个生命旅程，是一个终身持续发展或成长的系列，而不是某一个时间点的某一个单一状态。这些经验会累积，前后会互相关联、影响，而不是各自成段落的。每个生命主体的生命叙事进程必须在稳定性和开放性之间维持一定的平衡才能健康和幸福，否则就会受疾病和不幸困扰。生命故事中的许多事件往往杂乱无章，如果我们要理解自己的生活经历（make sense of our life experiences），就需要一个"理解的方法"。这个方法就是叙事统整。

叙事统整调节是叙事医学语境下四种主要叙事调节方式中的一种。"叙事统整调节"指的是一种生命主体在人生的过渡期、转折期或重大事件发生前后，对自己的生命故事进行回顾，对未来生命故事进行预期和展望，用以调整当下生命节奏和生命重心，获得生命意义和重塑生命样貌的调节方式。叙事统整调节的过程可以重拾生命中原本已经遗失或遗忘的片段，也可以重新面对原来无法或者不愿面对的自己，是一个描绘生命叙事进程的地图，重获生命完整性的过程。叙事统整调节能够让我们从混沌的状态中为自己描绘一幅清晰的图景，为自己厘清一条充满意义感的人生之路。

每个生命主体在统整自己的人生故事时，就像一个小说家或者剧作家，总是顺着一条由开端、发展、高潮、结局组成的"叙事弧线"（narrative arc）来讲述一段相对完整和连贯的故事。叙事弧线是个体人生叙事的主导线，画出的是生命叙事进程的目标方向和达到此目标的途径。上一次统整的结果是下一次统整的开端。叙事统整在不同阶段会出现变化，这是因为主体生命不同阶段会有不同主体加入自己的生命叙事进程，也会因为不同阶段的主要人生任务的变化而发生变化。

我们用故事阐述我们认知的世界。我们讲述出来的故事造就我们对外在环境及内在自我的理解，因而，使用积极、温暖的故事跟自己对话的人，为自己建构出来的就是积极、温暖的世界，反之，使用悲观、负面的故事跟自我对话的人，建构出来的就是灰暗、冰冷的世界。当我们能多角度审视自己的过往，用新的叙事方式来讲述自己的人生故事，我们就在创造一个全新的叙事身份，很多事情的意义可能和过去不再一样，我们可能改写"我是什么样的人""我将成为什么样的人"这些问题的答案，让人生变得更加开阔。

---

① BIRREN J E，DONNA E D. Guiding autobiography groups for older adults: exploring the fabric of life［M］.
JHU Press，1991：1.

（二）叙事统整调节的种类和契机

从主体生命叙事统整的结果出发，我们将叙事统整风格分为积极的叙事统整风格（成功的叙事统整）和消极的叙事统整风格（失败的叙事统整）两种类型。一个生命主体的叙事统整的成功与失败取决于自己的生命健康叙事意识，也取决于参与生命叙事统整的主体的叙事意识和叙事智慧。叙事统整的参与者一般为家庭成员、亲友或同事（同学）等，对已经罹患疾病的主体而言，也可能在医疗机构，在接受具有职业叙事素养的医者的叙事介入的过程中，实现生命叙事的统整，为其提升生老病死认知、驱除恐惧心理，缓解社会性疼痛，并促使其积极参与治疗或平静迎接死亡。

生命进程中的痛苦和挫折是很难绕开的人生事件，每一个人的生命故事中不可能只有成功，没有失败；只有幸运，没有不幸；只有顺境，没有逆境。积极的叙事统整指的是对于有瑕疵、经历过失败和逆境的人生，我们可以从一个不太好的故事出发，通过故事的讲述越来越认同自己反转故事的能力。在这个故事中，由于"我"的不断努力，困境逐渐被克服，过去的纠结也豁然开朗，即使痛苦无法彻底消除，"我"也会积极地接受，获得内心的安宁。在每一次积极的叙事统整中，我们都在战胜自我、完善自我、超越自我，或者说都在更理性地认识、认知和认同自我，都在充实人生的内涵，丰富生命的色彩。

而在消极的叙事统整中，自我对最初的困境耿耿于怀，一直受困于过去故事中的细枝末节和各种剪不断、理还乱的"纠葛情节"（complications）中，或者闭锁在生命叙事进程中的某个至暗时刻，无法形成一个积极向上的主干叙事，将遇到的各类麻烦和痛苦都归咎于此，怨天尤人，否定自身的能动性和生命叙事进程的开放性，这样的自我像一个悲观的宿命论者，觉得自己的生命就是"一步错，步步错"的痛苦过程。在每一次消极的叙事统整中，我们都在离可能的自我越来越远，越来越不认同自我，使人生蒙上越来越深重的阴影，甚至失去本该有的其他色彩。

从主体是否主动、有意识地统整的角度出发，我们将叙事统整调节分为主动的叙事统整调节和被动的叙事统整调节两种类型。主动的叙事统整调节指的是具有生命健康叙事意识的生命主体主动展开生命故事的梳理和生命叙事进程的调整；而被动的叙事统整调节指的是生命主体一直处于某种固化的生命模式中，而这样的生命模式已经或者即将给个体的生命健康带来严重危机，但是由于缺乏叙事统整意识，只能在他人的帮助下展开生命叙事的统整，修正自己的生命叙事进程或者为自己的生命叙事进程画上一个圆满句号的一种调节模式。

生命叙事是经由一个重构的过去、感知的现在、期盼的未来统整而成的。在每一个人的生命叙事中，过去发生的客观事件是确定的，但生命叙事进程中的未来事件是不确定的，是充满各种可能性的。凡是过往皆为序章（What's past is prologue）。叙事统整就是从当下这个节点出发，通过赋予过去事件与当下状况之间一定的因果阐释，做出往多个可能性中的一个确定方向进行调整和选择的过程。每个人在重要的人生过渡阶段，都应该回想、梳理自己一生的故事，透过回忆来传承，也让自己过得更有方向，更有价值。当我们主动统整自己的人生故事，不断将自己的叙事资本融入持续向前推进的故事时，我们就变成了自己故事的主笔者和编辑者，而不是将自己故事的讲述权和编辑权让渡给其他人。

一个故事具有整体感，其弧度取决于那些有意义的时刻、那些发生重要事情的时刻。如果我们懂得在一些重大事件或生命历程的转折点适时地统整自己的生命叙事，我们就能体会临床心理学家史蒂夫·泰勒（Steve Taylor，1967—   ）所谓的"觉醒体验"（awakening experience）产生情感、认知甚至价值观的重大变化。因为每一次重述，都是一个新的理解及演绎，让故事的主人翁和他的故事倾听者或者故事参与者一起重写及重塑那些影响当事人生活及关系的故事内容。

生命历程中的重要转折点包括重要亲人的离世、患上严重疾病、遭遇重大创伤、亲密关系破裂、重要的生命里程碑（18岁、30岁、40岁生日）、校友周年聚会、子女离家后的空巢期、失业或更换职业、退休，甚至还包括某个传达内心深处信息、持续影响自己生活的梦境。无论是其中哪个事件，我们都可以将其当成存在主义哲学家欧文·亚隆（Irvin Yalom）所谓的"直视骄阳"（staring at sun）的一个机会，统整生命故事，思索在有限的生命里，什么事、哪些人对我们而言是真正重要的。在"直视骄阳"的统整过程中，我们才能活成自己想要的样子。

除了时间契机之外，叙事统整往往还需要一个"实体"的"物"作为契机。叙事统整很多时候也需要一个实体的"物"引导主体从"物叙事"出发统整自己人生故事的整个叙事弧线。这时，医者的文本细读能力和叙事介入能力就显得非常重要。有些"物"是陪伴在患者身边、被患者用心保存着的，也有些是在患者内心和脑海里萦绕挥之不去的。只要我们能够以此为契机，就能有效地引导患者开启叙事统整之旅。

当然，我们需要在叙事统整中不断地修正我们的生命叙事进程，使其在稳定中保持一定的开放性。叙事统整的过程会让我们剪断曾经的生命历程中的细枝末节，对过去的经历进行有条理的取舍和编排，让我们不被过去的创伤阴魂反复困扰，也会让我们更好地活在创造未来的当下，而不总是疑虑自己的未来，为仍然在某个远处不太可能发生的事情生发出空洞的焦虑。叙事统整也告诉我们，为了更好地活在当下，我们必须懂得随时通过回顾过去的故事和展望未来的故事来统整自己的生命故事。

（三）叙事统整与中国传统生命智慧中的运化清浊

叙事统整是生命主体在人生时间轴上的纵向梳理、调整和连贯。抛弃过去的陈腐之物，呼出过去陈旧伤心的往事，收纳现在周围世界中能给自己带来新生和活力的事物。就像一棵树一样，我们要让枯黄的树叶落下，才能让新的树叶长出，树叶的死亡不等于树的死亡。人也一样，正如尼采在《曙光》（*Daybreak*）中所言，总是抓着旧皮囊不肯更新的人，会从内部开始腐败，停止生长，然后死亡。因而，只有让生命故事进程不断向前更新并推进，我们才能作为生命的主体继续健康成长。

　　统整意味着生命主体不断脱离小我、转向大我，叙事统整让生命维持不断成长的状态。没有统整意识的主体要么成为"巨婴"，要么"行尸走肉"般地存在于这个世界。正如东汉张仲景在《类经图翼·经络》中所言，"一呼一吸，消息自然，司清浊之运化"。吐故纳新原指人呼吸时，吐出浊气，吸进新鲜空气。吐气联系着死亡，吸气联系着生命。在中医典籍《黄帝内经》中，"清浊"是经常被使用的病理学词语，与"阴阳"一样属含义丰富的元概念。中医学还把呼出之气、屁气和矢气归为浊气，吸入之气、营气和卫气归为清气。吐和纳是一种生命气息的导引，是有节奏的生命活动，是一个缺一不可的关系过程，只吐不纳，或者只纳不吐都会威胁生命。

　　在叙事医学语境下，"吐故纳新"可以看作叙事统整的一种隐喻。换言之，我们可以将叙事统整理解为生命的呼吸过程，"吐"是倾吐、讲述旧的故事，"纳"意为吸收和阐释新的故事，"吐故纳新"就是将自己内心的故事倾吐讲述出来，融合倾听者的人生故事，创设出开启新的人生意义的故事，将这个新的故事纳入自己的内心，成为帮助自己恢复形神安健的内在力量。善于导引故事的人能够更好地帮助自己和他人实现"吐"和"纳"这两个过程，达到新生的目的，从这个意义上来说，倾吐旧故事，纳入新的生命意义，也是一种导引之术。不断的生命统整就是让生命持续地去腐生新，降浊升清。

　　吐故纳新也是"去害"和"扫除不洁"的过程。"去害"是养生之本，革故鼎新，其命维新也。"虚其欲，神将入舍；扫除不洁，神乃留处。"（《管子·心术》）生命有序有乱，每一个生命主体在生命进程中都具有乱中求序和趋利避害的本能。吐故纳新意味着在"吐"的过程中，将不利于身体健康的不洁的废气排出体外，也就是有害于主体心身健康的老旧故事的释放，是一个"去害"的过程；在"纳"的过程中，将有利于生命延续的新鲜气吸纳体内，也就是有益于主体形神兼具的新故事的内化，是一个"趋利"的过程。

　　对于每一个主体而言，过去所发生的种种故事，总是以不同形式影响着主体的现在与未来。要了解一个人，必须将其置于他／她的生命叙事的整个叙事弧中，了解这个主体在漫长人生中的重要轨迹。生命叙事的推进是一环扣着一环，不曾间断的连续历程，面对人生中的每个关卡，每个人都会有个人独特的思索与选择，或许当下未必完全明白在某个生命的过渡或转折阶段调整生命叙事进程方向的缘由，但日后对前面所有的故事进行回顾时，却往往能寻得解答并统整出生命叙事的原貌。

　　也就是说，统整生命故事，除了让我们更了解说故事的人之外，叙事者的生命原貌也会在故事讲述的过程中彰显出来。人靠着不断的叙事统整，解放心中的疑惑与抱怨，调整对事情的想法与做法，重新出发。生命故事的健康发展状态则是当人处于一种"叙事稳定性"（narrative stability）和"叙事开放性"（narrative openness）的平衡状态之中，也就是生命叙事的"稳定动能"（morphostasis）与"改变动能"（morphogenesis）二者之间实现动态平衡时，人所经历的才是一种有意义的向前推进

的工程 ①，亦即"一呼一吸，消息自然，司清浊之运化"的状态。

二、叙事统整调节改变主体人生命运

如果说人生在最后阶段需要展开的多为宏观的生命叙事统整的话，那么，人生在前面的大部分时间里，除非遭遇威胁到生命健康和安全的重大变故事件（life course）②，主要展开的是微观的生命叙事统整。也就是说，前面几个阶段不一定进行横跨不同人生阶段的大统整，而是就某个阶段的要务和重大人生转折事件进行阶段性叙事统整。每一个阶段及时的叙事统整调节，就可以顺利地进入人生的下一个阶段。通过好好接纳与整合自己的阶段性生命故事，面对每一阶段的重要课题，让每一个阶段不留有遗憾。

（一）被动叙事统整修正生命叙事进程

在每一个人的生命叙事中，过去发生的客观事件是确定的，但在生命叙事进程中的未来事件是不确定的，是充满各种可能性的。我们在生命叙事仍然充满可能性时，要把握好机会，不要等到生命的最终时刻才悔悟。著名的影星丹佐·华盛顿（Denzel Washington，1954—　）在宾夕法尼亚州立大学演讲时提到，人不要等到死亡之前才被动地去统整自己已经无法更改的人生："想象即将死去的你躺在床上，床边围绕着很多鬼魂，这些鬼魂是你一生中没有好好展现出来的特质和潜能，并且哀怨地向你抗议：为何此生你没有给我机会好好地活？"③

被动的叙事统整虽然有可能达到与主动的叙事统整类似的效果，但是被动的叙事统整需要更多的巧合与契机，很多时候文学作品中主人公的叙事统整都是经由魔幻现实主义的表现形式得以促成。英国大文豪查尔斯·狄更斯（Charles Dickens，1812—1870）创作的《圣诞颂歌》（*A Christmas Carol*）讲述的就是一个叫斯库奇（Ebenezer Scrooge）的人如何在实现叙事统整后，改变自己的思维和人生活法的故事。在进行叙事统整之前，斯库奇是一个冷酷无情、吝啬尖刻的守财奴，视亲情、友情与希望于不顾，只关注自己的金钱与财富、名声与爵位。

---

① BOHLMEIJER E T, WESTERHOF G J, RANDALL W, et. al. Narrative foreclosure in later life: preliminary considerations for a new sensitizing concept [J]. Journal of aging studies, 2011, 25（4）: 364 - 370.

② 生命中的重大变故事件指的是可能对人的一生造成严重、永久性影响的突然改变。通常生活事件的发生会引发压力，需要时间来逐步调适。与"生命转折或过渡事件"不同的是，生活事件是无法预期的、突发的，例如意外、天灾、死亡、失业、失恋等。

③ 原文是: Imagine you're on your deathbed, and standing around your deathbed are the ghosts representing your unfulfilled potential—the ghosts of the ideas that you never acted on, the ghosts of the talents that you didn't use. And they're standing around your bed angry and upset. They say, "We came to you because you could've brought us to life, and now we have to go to the grave together." So I ask you today: "How many ghosts are going to be around your bed when you're dying?"

斯库奇走到街上没有乞丐会求他施舍，因为所有乞丐都知道他一毛不拔。天气酷寒，在寒冷的办公室里，领着微薄底薪、为其加班的雇员鲍伯（Bob）冻得瑟瑟发抖，斯库奇却舍不得在火炉中多加几块炭，让房子暖和点。快下班的时候，鲍伯苦苦哀求斯库奇明天圣诞节放他一天假。斯库奇冷嘲热讽百般刁难了好久，终于很不情愿地答应。但为了补偿自己的损失，马上要求鲍伯在圣诞节第二天要提早上班。

每年当自己唯一的至亲——侄子弗瑞德（Fred）诚邀他到家里共进圣诞晚宴时，都会遭到斯库奇的恶言回绝。斯库奇的形象很容易让我们想起16世纪荷兰画家博斯（Hieronymus Bosch）的一幅讽刺画《死亡与守财奴》（*Death and Miser*）。这幅名画描绘一个病入膏肓、瘦骨嶙峋、贪得无厌的吝啬鬼。死神正在门口向他招手，小鬼拿着一袋金币引诱他的灵魂，床顶上还有向下眈眈地俯视着吝啬鬼的恶魔。守护天使一直在吝啬鬼身后祈求，希望他能够抬头仰望十字架上射下的光辉，却没能引起他的注意。

故事一开始，已经去世七年的合伙人马利（Marley），斯库奇在这个世界上的唯一朋友的鬼魂拖着沉重的铁链枷锁找到斯库奇。马利说，七年前他去世时，将要套在斯库奇身上的锁链本与马利现在的锁链一般长、一样重，但马利去世后，这七年来，斯库奇没有反思、收敛和改变，而是继续苛刻敛财，程度早已远胜当年的马利。因此，斯库奇的下场注定比马利更为凄惨。马利说他在地狱遭受太多痛苦，他这次来是警醒斯库奇，不要再继续这样的人生。马利临走时交代：“今夜将有三位圣诞精灵到访，他们是你得到救赎的唯一希望。”

果然，三个精灵逐一到访斯库奇的住所，它们分别是“过去的圣诞精灵”“现在的圣诞精灵”与“未来的圣诞精灵”。三个精灵分别带着斯库奇穿越到过去，回到现在，再看向未来。狄更斯借由“现在”这个贪婪资本家的“自己”，回顾“过去”曾经淳朴善良的“自己”，唤醒斯库奇内心消失已久的良知；接着，通过听到“现在”的自己在“亲友”中的评价，换视角看到自己的罪恶形象，继而借由提前体验自己在“未来”生命中的悲戚下场，决定不再过“现在”的无情冷酷的孤独生活。

“现在的圣诞精灵”则带着斯库奇去商号雇员鲍伯一家，看他们如何过圣诞节。斯库奇看到鲍伯虽然贫穷，但一家人其乐融融的景象。鲍伯最小的儿子小蒂姆病重，且马上面临死亡的命运。精灵带着斯库奇来到侄子弗瑞德的圣诞晚宴，斯库奇见证了晚宴上不同人对他的各种恶劣评价；沿途他亦看见各种底层人们在圣诞节当天的贫困拮据的生活状态。

最后，“未来的圣诞精灵”如死神一般，直接透露“未来”斯库奇将会在圣诞节死去的消息。那一天，斯库奇孤零零地死去，没有一个朋友和亲人为他流一滴泪。至于鲍伯一家，则正在为小蒂姆举行葬礼。斯库奇看到，甚至还有人为他的死去感到高兴。斯库奇看到自己未来悲惨的下场，终于体会到"施比受更为有福"，立志彻底改变自己，成为一个慷慨仁慈、有情有义的人。

从狄更斯的这个故事里，我们可以看到，斯库奇一辈子吝啬、不近人情，眼里没有亲情、友情，只有利益和金钱。故事一开始出现的马利，是斯库奇的合伙人。跟斯库奇一样，他同样吝啬无情。马利去世时，斯库奇是他在这个世界上唯一的遗嘱执行人、唯一的遗产管理人、唯一的遗产受让人、唯一的遗产受益人、唯一的朋友，也是唯一为他送葬的人。这里其实也是在暗示，斯库奇与自己的家人叙事连接断裂，唯一的朋友已经去世，未来等待他的将是与马利类似的孤独命运。但是，当时的这一切似乎完全没有触动斯库奇。

直到圣诞节前夜，"过去的圣诞精灵""现在的圣诞精灵"与"未来的圣诞精灵"来访帮助斯库奇统整了他的生命故事，斯库奇才看到自己可能的生命全景图，才开始悔悟以往的生活方式，修正自己的生命叙事进程。叙事统整后的斯库奇脱胎换骨，走出封闭的自我，与他人建立叙事连接，成为一个有善心，慷慨帮助穷人，愿意与侄子分享亲情，愿意与大家分享快乐的人。由于多年形成的固化思维模式，斯库奇很难为眼前的人和事所触动而做出主动调整和改变，因而，狄更斯只能设置一个外在的力量来撼动铁石心肠的斯库奇，这个外在力量就是三个精灵。

对于像斯库奇这样缺乏叙事统整意识的生命主体而言，他们只能在其他人的帮助下展开生命叙事的统整，修正自己的生命叙事进程或者为自己的生命叙事进程画上一个圆满的句号。这虽然是一种被动的叙事统整，但斯库奇及时刹车，借此修正自己的生命叙事进程的方向，避免了"未来的圣诞精灵"带他看到的未来悲惨下场。这个故事也告诉我们，那些还没有拥有自己想要的生命、过上自己应该过的生活的人，即使已近晚年，仍然有机会通过主动的或者被动的叙事统整调节实现生命最后阶段的成长，在亲密的人际叙事关系中安享晚年。

（二）主动叙事统整走出人生暂时低谷

每一个自我都是在生命进程中不断进步的，每一个现在的自我都是过往所有经历奠定而成，昨日的种种故事都可以成为今日的养分。因此，我们不必总是抛下过往，而是携着它、修整它，使之成为自己主干叙事的营养，跟我们一起成长。每一人生阶段主动的、及时的叙事统整能够为接下来的人生阶段迎难而上、行稳致远打下良好的基础。经常展开主动的叙事统整的生命主体往往健康长寿、家庭幸福、事业有成。

"汉语拼音之父"周有光（1906—2017）是一个善于叙事统整的学者。周有光是我国著名语言学家、文字学家、经济学家，精通汉、英、法、日四门语言。周有光出身常州望族，他的太太是"张家四姐妹"中的张允和（1909—2002）。周有光一生充满传奇色彩。早年留学日本并在美国工作过一段时间，他是屈指可数的与爱因斯坦面谈过的中国人。他的许多故事告诉我们人生故事的积极统整有益心身健康，在人生低谷也能凭借叙事统整走出来，重新迈向人生的高峰。

　　周有光教授一生经历坎坷，从小体质差，年轻时得过肺结核，还经历了三次倾家荡产。"文革"爆发后，周有光被打成"反动学术权威"，被下放到宁夏平罗"五七干校"劳动。这样的境遇，对很多人而言是灭顶之灾，但是周有光利用这个难得的机会，对自己的人生故事进行了统整。在回顾和展望了自己的人生之后，周有光认为这次的劳动改造不是一场人生灾难，而是一个难得的人生机遇。

　　周有光后来回忆说："我在回顾了自己的人生经历之后，认为这次是因为上帝和我的私交好，他老人家知道我失眠，就特意安排我到那个地方治疗，结果，还真管用了呢，我百治不愈的失眠症好了，一直到现在我都不再受失眠之苦。所以，我相信一句话：塞翁失马，焉知非福？遇到不顺利的事情，不要失望。"原来，周有光由于长期、大量的脑力劳动患上了严重的神经衰弱，失眠的痛苦已经折磨他多年，而他当时一直全心扑在学术工作上，无心顾及神经衰弱和失眠问题。

　　如果不是这次事件，周有光认为自己持续的脑力劳动造成的失眠和神经衰弱一定会引发严重的心脑血管问题，最终可能导致生命健康受到直接威胁。而这次的"五七干校"劳动改造给他制造了一个远离之前繁重的脑力工作，变换一种全新的生活方式的机会。有了从当前状况出发的这种积极乐观的叙事统整之后，周有光没有像其他有同样遭遇的人一样陷入怨恨和抑郁的情绪中，而是既来之，则安之。劳动中，周有光总是抢着干重活、累活，几年下来，不仅治好了失眠顽症，身体也比之前强壮了许多。

具有叙事统整意识的人能够从人生最低的境遇中修炼出最高的境界。周有光年轻时健康状况并不如意，得过肺结核，遭遇过丧女之痛，还患过忧郁症。对于很多不懂得生命叙事是一个具有开放性的动态变化过程的生命主体而言，一旦遭遇人生低谷和不良境遇，就会受困于眼前，将这里当作人生叙事进程的最后篇章，不知道眼前只是下一个过去，不知道这里也有不一样的风景。当我们向前翻看，看到现在篇章对于未来人生篇章的重要价值，我们就能接受当下，并将当下的危机悉数化解。

　　"叙事智慧"是基于已有的生命体验对复杂事件和困境（dilemma）的理解与预测能力。智慧不同于智力，智力很可能随着年龄增长而下降，而智慧则随年龄增长而增长。周有光在100岁之后还创作有《周有光百岁新稿》（2005）、《朝闻道集》（2010）

等多部作品，此外，还先后编辑出版妻子张允和的《昆曲日记》《浪花集》《曲终人不散》。周有光能够长寿，活到 112 岁，寿终正寝，没有遭受太多痛苦，最重要的就是他懂得经常进行叙事统整，前顾后盼，把当下过好。周有光的叙事智慧源自与不同年龄阶段的人所建立的叙事连接，上至八九十岁长者，小至七八岁孩童，都能与他愉快交流。

（三）主动叙事统整认识照护的意义

随着中国老龄化进程的加快，照护者变得越来越多元化。一般而言，照护者可以分为两种：一种是作为患者家属的照护者；一种是与患者没有亲属关系的照护者，可以是医者或其他被聘用来照顾患者的职业护理者。前者包括老老照护、母亲照护、儿子照护、少年照护、非直系亲属照护等，后者包括机构照护（医院和养老机构等）、保姆照护、护工照护、义工照护等。无论哪类照护者，其核心要务是提升被照护者的生命质量，因而其叙事素养非常重要。这种素养一来可以更好地照顾他人，二来也可以让自己身心得到有效的调节。

照护者在照护过程中主动分享故事，能够帮助其更深入地理解被照护者的灵魂状态，在照护中实现生命的顿悟和成长。照护者必须先进入自身的痛苦之中，并与自己的痛苦共存，有过这样的经历，便能深刻地给予照顾对象一种具体的"同在感"。而在失去同在感的照护中，照护者在某种意义上变成了一个冷酷的控制者和无情的操纵者。美国著名作家玛雅·安吉罗（Maya Angelou，1928—2014）说，只要我们真心想要保护、照顾某个人，我们一定能够做得到[1]。国际著名大提琴家和作曲家帕布罗·卡萨尔斯（Pablo Casals，1876—1973）则认为："照护是一种能够赋予生命最深刻意义的事情。"[2]

著名演员颜丙燕曾经做了 8 年的全职照护者，通过对照护阶段的主动叙事统整，颜丙燕从中感悟到照护过程对于照护者的积极意义。

> 祖籍山东曲阜的中国内地演员颜丙燕（1972— ）是孔子四大弟子之一颜回的后裔，影视代表作有《红十字方队》《爱情的牙齿》《万箭穿心》《盛先生的花儿》。颜丙燕曾被倪萍赞为中国最牛女演员。颜丙燕在 20 出头时已成为中国内地演艺界的实力担当，但是就在这个时候她的妈妈病倒了。她和妈妈的关系其实并不亲密，但在等待母亲手术的过程中，她真切感受到了自己的揪心。颜丙燕感到亲情不容再被忽视，于是她决定暂别影视圈，把所有时间都用来照顾妈妈，重建母女关系。
>
> 从 25 岁到 33 岁，颜丙燕生命中最好的岁月都留给了她的母亲。一照顾就是 8 年，直到母亲离世。这一段时间的职业空档期是颜丙燕主动选择的，

---

[1] 原文是：If you find it in your heart to care for somebody else, you will have succeeded.

[2] 原文是：I feel the capacity to care is the thing which gives life its deepest significance.

　　她可以选择请人照顾自己病重的母亲，继续自己的演艺生涯，但是颜丙燕没有这样做。颜丙燕回忆说："如果当时妈妈没病，我没有主动选择离开演艺生涯一段时间，我未必会像今天这样心智明亮，或许一直拍戏名声比现在大，但一定不如我现在心里头东西这么浓厚。"比起扮演艺术和观众需要的角色，她更想扮演好自己人生的角色。

　　在重回演艺事业之后，当颜丙燕看到《爱情的牙齿》的剧本，动人的故事让她决定重整自己的状态，开始继续演戏。但是，拍到一半，导演庄宇新没钱了，房子都卖了。颜丙燕鼓励庄宇新坚持，甚至对他说："我可以不要片酬。"就是凭借颜丙燕对于生命的更高层面的认识，《爱情的牙齿》最终成功拍摄上演，颜丙燕通过此片拿到金鸡奖最佳女主角奖。可以说，颜丙燕的归来即巅峰。

　　事实上，假如颜丙燕当时继续演艺事业，错过了对母亲的照顾，她就永远错过了。生命中一些人和事一旦错过就不可能有机会重来，留下的永久遗憾往往在内心里形成隐秘的创伤，不断地影响着今后的人生和事业。也就是说，颜丙燕通过照护、陪伴母亲，让母亲在生命的至暗时刻感受到亲情的意义。虽然母亲最终走到人生的尽头，但是，照护的这一段时间不但提升了母亲的生命质量，而且作为一份能够让颜丙燕停下忙碌的脚步"凝视人生"的工作，照护中见证的生死故事也使她重新思考人生意义。

　　在叙事医学语境下，如果医者主动关注刚刚成为照护者的人，积极推荐一些与照护相关的叙事性作品，则可以激发其认同自己的照护使命，使其懂得在照护过程中，除了疾病的护理之外，更要与患病的家人建立亲密的叙事连接。这样，他们就能以更好的状态投入对家人的照护中，减少医者的照护负担。当医者能够创造一些机会引导照护者分享自己的照护故事，照护者的压力能够得以舒缓，照护者的照护方法能得到更好的指导，医护患之间的沟通交流也将更加顺畅，医院叙事生态也将越来越和谐。

　　及时展开照护过程中的叙事统整能够让照护者懂得自己所做的事情具有以下重要意义。

　　第一，照护能够实现与家人在关系上的提升。借由照护过程，照顾者与亲人、其他照顾者之间会建立更亲密、更深层次的连接。透过照顾患者，照护者有更多机会去解决家庭里面存在的问题，学会引导自己和照护的家人表达宽恕和爱。

　　第二，照护能让自己获得人生意义上的肯定。照护者认为照顾患病的亲人是有意义的，通过陪伴和护理改变患病家人的生活质量，减少他们的痛苦。照护者可以充分地履行他们作为家庭成员或朋友的责任和义务，在与医院医护人员和其他患者家庭打交道的过程中，照护者的人生阅历变得丰厚。

　　第三，照护能够激发自己在心灵方面的成长。照护者更坚定自己的人生信念，加深自我价值认同感，提升同理心和耐性，在细致的照护行动中，主动与不同人建立深厚的叙事连接，逐步丰沛自己的精神世界。

第四，照护过程能够带来个人智识上的积累。在照顾的过程中，照护者能学习如何处理医疗保健和日常生活之间的关系，掌握比常人更多的生命健康知识和智慧。只要照护者用心，也可以规划好时间学习自己感兴趣的学科，这让照护者比常人更懂得规划、管理和分配自己的时间。所有这些技能在将来必有用处。

此外，照护叙事生态的好坏决定一个国家的总体健康状况。如果一个国家对照护者的贡献和付出没有宣传和认可，民众中流传的都是"照护者抑郁""照护者自杀""照护者杀死被照护者""照护者生病后无人照护"等无助、悲观、惨痛的故事，那么，整个社会将没有人愿意主动承担照护者角色，社会伦理将遭遇严峻挑战，残疾人、长者和长期的慢性疾病患者就会被家人和社会所抛弃，整个人类的生命质量将显著降低。反过来，如果大多数照护者讲述的是照护带来的人生意义的故事，那么，照护者的工作就会得到认同，照护者的热情就会提升。

三、叙事统整调节与内在医生的激发

每一个主体在生命叙事进程中都会遭遇"行有不得"的时候，当生活不如预期，我们应该如何面对才能安然度过呢？那就是通过叙事统整，激发自己深藏的内在医生和无限智慧。每个人的内心都蕴藏着无限智慧，只是忙碌的生活、麻木的情感和对于未来的焦虑等遮蔽了我们的智慧。与这份内在的智慧建立持久联结的办法就是与自我对话，适时展开自我叙事统整，与过去、现在和未来的自我进行对话，将其连贯成一个有逻辑因果关系的叙事。这样的统整能够治愈由于心境变化引起的危机或疾病。

如果我们能够在叙事统整中找到这个内在医生，我们就拥有了任何挫折和困难都打不倒的力量，也拥有了斯坦福大学安琪拉·达克沃斯（Angela Duckworth，1970— ）教授所谓的"恒毅力"（grit）。"恒毅力"被达克沃斯定义为朝着对你别具意义的长远目标持续努力奋斗、不断前行的热情和毅力。也就是说，只要我们愿意从忙碌的事务（doing）中抽出身来，花时间将过去、现在和未来的自己定期聚集在一起对话，我们就在与这位极具影响力的内在盟友（being）建立深厚的联结，吸收他们分享的智慧和经验，使其成为指引我们度过危机的导师。

（一）叙事统整调节认识疾病根源

叙事统整透过生命故事的自我述说和一次次的回忆，重新整理过去的印记；透过人生的片段，看到整体；透过将过去与现在连接，看到是什么让自己内心如此抗拒当下的自己。被誉为"日本的荣格"的河合隼雄（1928—2007）说，人要将经验到的事化作自己生命的一部分，必须将这些经验组合进自己的世界观中，也就是化为自己可以接受的故事。有人将人生比喻成一颗不停滚动的巨石，碾过青草和泥泞，也趟过清溪与漩涡，在被藤蔓缠缚、被急流卷吸的短暂时刻，我们最需要的是回顾和休整，为摆脱藤蔓和旋出漩涡积蓄力量；然而，如若我们深陷泥淖、被盘根错节的藤蔓"缚足"，也不试图突破重围，就会失去前进的动能，宽广的世界也将此限缩，停滞于此。

生物进化论的提出者查尔斯·达尔文（Charles Darwin，1809—1882）就是在遭遇严重疾病之后，展开叙事统整，最终意识到自己疾病的根源——丧女之痛，而重新调整自己，走出创伤和疾病，并获得了发表进化论相关论著的恒毅力。

《安妮的盒子：达尔文、他的女儿和进化论》（Annie's Box: Charles Darwin, His Daughter and Human Evolution）这部传记叙事作品讲述的是生物进化学家达尔文与长女安妮之间的真实故事。他十分钟爱安妮，通过讲故事教她很多与自然、科学和进化论相关的知识，也常跟安妮讲述他的旅行故事。安妮非常有悟性，达尔文讲述的故事让她很快理解了他关于生物进化的一些基本理念。安妮最喜欢听的一个故事是小猩猩珍妮的故事，珍妮从婆罗洲被带到伦敦动物园，在那里她最终因肺炎死在饲养员的怀里。

这是一个结局悲惨的故事，令达尔文感到悲痛的是，安妮也像这个故事中的猩猩一样，不到10岁死于莫名的热病。安妮在生命的最后时光请父亲给她讲的也是这个关于珍妮的故事。极度悲伤而彷徨的达尔文为她写下令人动容的悼念文，妻子艾玛将悼念文和病房日记放进安妮平时收藏自己喜爱的物件的木盒里，一直珍藏着。虽然通过写日记和作悼文，达尔文的情绪得到一定舒缓，但是在这件事情上他与妻子没有打开心扉，建立关于这件事情的人际叙事连接，因而两人都不可避免地陷入长时间的悲伤之中。达尔文极度不愿意在其他小孩或家人面前提起安妮，这充分说明他已经陷入严重的叙事闭锁状态。

长期叙事闭锁、不愿在安妮的事情上与妻子建立叙事连接的达尔文心身健康状况堪忧，不仅肠胃出现严重问题，神经衰弱，而且还时常出现幻觉，幻想安妮还在身边。面临死亡威胁的达尔文最终去了安妮治病的小镇马尔文疗养。在马尔文接受治疗后，达尔文前往安妮去世的旅馆，终于倾泻出之前没有完全发泄出来的悲痛之情。这次旅程成为他人生的一个转折点。

回到家后，他主动与处于叙事断裂状态的妻子重新建立叙事连接，他们在安妮去世之后，第一次互相倾诉了对安妮之死的恐惧和悲伤之情。他们决定互相扶持，接受现实，面向未来积极生活。从此之后，达尔文恢复了健康，继续他的研究工作。艾玛也恢复了对婚姻的信心，改变了对达尔文进化论观点的排斥态度，全力支持他的工作，并推动了《物种起源》的出版。

重要亲人离世之后，达尔文没有及时进行叙事统整，与妻子的叙事连接断裂，导致严重疾病。幸运的是，达尔文在罹患重疾，久治不愈之后，没有再次错过生命叙事统整的重要契机。过去的伤痛不会随着时间的过去而烟消云散，而是越回避变得越来越深重。创伤在哪里，叙事就在哪里。向后退一步，是为了更好地向前走。"认识自己"是每个人都必须经历、无法回避的永恒问题。回顾过往，为的是更好地认识自己所在的位置，得到更完整的生命视角。作为丧女创伤的共同经历者，达尔文与妻子是这个世界上最能理解彼此内心的人。从此，两人互相扶持，走出创伤叙事闭锁状态，重新回到各自的生命叙事进程中，恢复身心健康。

（二）叙事统整调节提升生命复原力

一段段开始、发生和结束的生命情节，组成每一个人的生命故事。在小川洋子与河合隼雄合著的《活着，就是创造自己的故事》（2013）里，河合隼雄提到，人在拥有故事之后，才能把身体和精神、内在和外在、意识和无意识等不同层面结合起来，将自己统整合一。人往往因为表层的烦恼而感受不到深层世界的烦恼。表面的部分可以透过理性强化，内在深层的混沌却无法用富有逻辑的语言表达。只有故事能使之浮出表面，和表层的意识结合，让身心变成一个整体，进而与他人产生联结。只有寄托在故事中，才能用言语表达原本无法表达的混沌。因而，人要活着，就要创造适合自己的故事。

罹患重疾是生命主体展开生命叙事统整的重要契机。如果能够实现积极的统整，则能够改变故事的发展方向，走向生命的复原；反之，则走向生命的覆灭。历史上，张学良的原配夫人于凤至在 43 岁时罹患乳腺癌，在 20 世纪 40 年代，乳腺癌意味着宣判死刑。后来于凤至是在高人指点下，开始展开叙事统整，最终恢复生命复原力，走出"疾病"状态，"健康"地活到 93 岁。

> 于凤至是东北富商于文斗的女儿。于文斗和张作霖早年是生死之交，并许下诺言要"龙凤配"。但是这是父母包办婚姻，生性浪漫追求自由的张学良遇到貌美如花的赵四小姐便一发不可收拾。贤惠宽容的于凤至为了显示自己的大度，表面上必须大方接受赵四小姐的存在，与其维持良好关系，但是，独自一人时，内心充满愤懑和哀怨。43 岁的于凤至因为不适接受检查，被诊断为乳腺癌。这对于凤至而言又是一个重大打击，不理解为什么自己如此善良，却要遭受这般不公的惩罚。
>
> 身患重病的于凤至来到当时医疗水平更先进的美国进行治疗，期待能够在那里找到最厉害的手术医生和最好的化疗药物。然而，于凤至遇到的一位朋友跟她说："在这里，你确实可以花重金找到最好的医生和最贵的化疗药物，但它们都只能给你争取点时间，让你多活几个月，并不能真正治愈你。承受如此深重的痛苦，多活几个月，在病床上奄奄一息的状态，这是你想要的吗？对你而言真正能够治愈你的只有你自己，如果一个人活在不利于自己健康的故事里，再好的药物、再精湛的手术也没有意义。"

经由他的点拨之后，于凤至开始回顾和统整自己的人生。于凤至突然领悟到，自己十几年来一直生活在被张学良抛弃的"弃妇"的故事里，这是让自己罹患重疾的根源所在。于凤至意识到要想拯救自己，首先要从旧的不利于身心健康的故事中走出来。在这个故事里，于凤至正在扮演别人故事中的配角，既然自己无法改变别人的故事，那么只能选择首先改变自己的故事。于凤至欣然接纳了张学良与赵四小姐的婚姻事实，并利用自己的商业才能和智慧在华尔街股票和房地产市场打拼，实现自我价值的再次升华，将生命的叙事权掌控在自己的手里，成为自己人生故事中的主角和主笔者。

罹患乳腺癌成为于凤至生命中的一个重要转折点，是走向死亡，还是走向成长，就在于她能否实现生命故事的统整。在回顾前面 40 年的人生之后，于凤至顿悟到罹患乳腺癌的根因在于自己活在一个不利于健康的故事里，要真正拯救自己，就必须改变她的人生故事，创设一个有利于健康的故事空间。著名医家朱丹溪在其著作《格致余论·乳硬论》提到："若夫不得于夫，不得于舅姑，忧怒郁闷，昕夕积累，脾气消阻，肝气横逆，遂成隐核，如大棋子……名曰奶岩。"这段文献陈述的是人际关系紧张或情绪上忧怒郁闷，长久下来会造成气滞横逆，这是乳腺癌形成的主要原因。

医学博士丽莎·兰金（Lissa Rankin）说："当你的人生四分五裂时，你不是选择成长，就是长肿瘤。"换句话说，我们不实现统整，就无法实现成长，无法长大，就长肿瘤。能够实现成长的叙事统整一定展现的是"积极的叙事统整风格"。于凤至从一个不太好的"被抛弃"的故事出发，却没有沿着这个故事的发展路径走向未来人生，而是以当下的叙事统整作为出发点，想到自己除了"张学良的妻子"这个身份之外，还有"富商的女儿"以及"贤惠的管家"的身份，过去的纠结豁然开朗，经过不断展现自己在商界的才能，于凤至在生命叙事的延长线上活出了自己的风采。

人生好像一部电影。每一个人都是这部电影中的主角，在每一场、每一幕中，有情节和剧本设计，也有行动。叙事统整能帮助我们兴致勃勃地追自己的下一场剧，统整就是总结上一场戏的走向和因素，改变主角未来的进行方向和行动。在自我价值不断实现的过程中，于凤至也不忘利用自己在美国民众中树立起来的威望，为张学良将军的自由而奔走呼号，彻底走出之前给自己人生定义的"弃妇故事"，走进"商界传奇"和"以德报怨"的新故事。在高人指点下，于凤至将乳腺癌诊断当作重生的契机，通过叙事统整，成功走出疾病状态和人生低谷，带癌生存了半个世纪，最终赚得亿万家财，借由自己的才能和智慧获得广泛认可，"健康"地活到 93 岁。

（三）叙事统整中的"梦"契机

古代希腊人和埃及人生病的时候，就会跑去神庙睡觉，希望在梦中得到神的启示，以获得治疗的指引。梦境是人类生活的另一个世界，它融合了无限的想象力与神奇的连接力，借由梦中呈现出的影像真实地将我们肉身的活动能力以及精神、心智的思维逻辑整合在一起。伊恩·华勒斯（Ian Wallace）在其著作《改变人生的 100 个梦境》（*The Top 100 Dreams*：*The Dreams That We All Have And What They Really Mean*，2019）中提到，我们在梦中创造出的一切，都与我们的生活和心灵互相呼应，梦是能够让我们看见最深处的自己、了解自己真正潜力的神奇礼物。

被誉为 20 世纪中期最伟大的导演的英格玛·伯格曼（Ingmar Bergman，1918—2007）的电影《野草莓》（*Wild Strawberries*，1957）讲述退休后的艾萨克·伯格（Isak Borg）医生在体验了死亡梦境之后，重新审视自己的人生的故事。艾萨克在医学上成绩斐然，却因其完全投入医学职业，而陷入了单一身份叙事闭锁，忽视了与家人、同事和周围人的叙事连接，婚姻失败，家庭成员之间隔阂深厚。妻子无法忍受其冷漠孤僻的性格，只能通过外遇来寻求平衡。艾萨克缺失恋人之爱、亲人之爱，因此一直处于人际叙事断裂的状态。

影片开头，年事已高的艾萨克医生即将去隆德接受荣誉医学博士学位。出发前一天，他做了一个噩梦。梦里出现没有指针的时钟和手表，孤身一人走在空荡大街上的自己，被一只从灵柩车上滚落下来的棺材里伸出的手强行往棺材里拽——这些死亡意象显示出老年的艾萨克医生对正在迫近的死亡的恐惧感和强烈的孤独感。时钟让我们联想到萨尔瓦多·达利（Salvador Dali，1904—1989）画中的"软钟"，孤寂的大街则将我们带进籍里科（Theodore Gericault，1792—1824）画笔下村镇寂静永恒的时间感。

从梦境中醒来的艾萨克决定不乘坐飞机，改成驾车去领奖。途中他故地重游，回到在自己生命前 20 年野草莓盛开的地方，回顾自己的一生，展开叙事统整。正是在面对死亡时，他开始鼓足勇气，去面对过去一直逃避的沉重记忆。艾萨克的这段回忆之旅，正是对自我生命故事的整合之旅。在旅程中，艾萨克不断透过梦境与回忆，回溯这一生心灵最深处的失落和隐秘在内心中对自己医术的怀疑。与偶遇的几个崇拜自己的年轻人一路同行，让他不断回想起自己探索人生的纯情青年时期；而与坐在身旁妻子的谈话片段，交织进去的是他生命中的重大失败——不知从何时开始，他已不再有爱。

在诚实面对自己的沉痛回忆，对自己审判和接纳后，他一改之前的冷感症，打开自己封闭的内心，开始对家人展示出亲近和关爱。艾萨克开始与家人建立亲密的叙事连接，修复与管家小姐之间的纵向关系。艾萨克一改总是称呼为自己服务了 40 年的管家阿格达小姐（Miss Agda）为"讨人嫌的老东西"的做法，转变成"我们不能直呼对方姓名吗"的示好，与儿媳打破藩篱，对儿子提出让他陪自己坐坐的要求。通过回忆，他也顿悟到儿子人生失败的深层次原因——儿子知道父亲不爱自己的妈妈，觉得自己的出生是一次错误，影响到他不愿有后代。

艾萨克医生意识到之前的人生是病态的、孤寂的，活着跟死去没有什么区别。而激发他意识和改变的是一个关于临终体验的梦境，从这个梦开始，艾萨克医生走向了生命健康之路。这个影片告诉我们，即使人至暮年，依然可以获得情感和智力的成长。临终体验则是人们试图与自己的一生达成最终和解的尝试。统整生命故事才有机会与自我和解，艾萨克医生在这一天实现了成功的和解。影片最后，老医生悠然入睡，在梦境中引领我们回到那片明媚的夏日湖边，仿佛他的安详将永远持续下去。

事实上，人突然罹患疾病就像艾萨克医生经历的死亡噩梦，如果疾病不能带给自己反思和改变生命意义的契机，那么，这场病我们可能就白得了。作为医者，我们应专注聆听患者对其梦境的描述，运用叙事知识，引领他们将反复的梦境或者非常特别的梦境作为人生叙事统整的契机，根据梦境所揭示的信号采取积极的、具体的改变行动，那么，他们的人生很可能从此大不相同，不仅成功度过健康危机，还可能收获更幸福的人生。

（四）叙事统整中的"物"契机

上文提到，除了时间契机或者"梦"契机之外，叙事统整往往还需要一个"实体"的"物"作为契机。叙事统整很多时候也需要一个实体的"物"引导主体从"物叙事"出发统整自己人生故事的整个叙事弧线。这时，医者的文本细读能力和叙事介入能力就显得非常重要。我们要以这个重要的物件为契机，有效地引导患者开启叙事统整之旅。

有些"物"是陪伴在患者身边、被患者用心保存着的。南方医院老年病科医生邹艳平在新冠肺炎疫情援港期间，不但通过文本细读与原本对内地医护人员抗拒的香港市民建立良好的叙事连接和互信关系，而且通过"物叙事"引导患者在叙事统整之后，更好地配合治疗。下面是她讲述的故事。

香港第五波新冠肺炎疫情爆发时，97岁的老太太淑珍不幸确诊新冠肺炎，出现呼吸困难及咯血痰的情况，被送到内地援港医护人员所在的隔离病房进行治疗。陌生的环境，到处都是被防护服包裹得很严实的"大白"，这些都让淑珍感到更加焦虑不安。

我发现这位老太太的焦虑之后，主动上前交流。我快速地观察到这位老太太的几个特征，一是头戴一顶黑色手工毛绒帽，二是手指上戴着一枚祖母绿戒指，三是她的一只手习惯护着胸口，碎花毛衣下面似乎有什么对她而言非常重要的东西。我首先夸老太太的帽子很精致，老太太说，那是女儿给她织的。我问她女儿在哪里，老太太告诉我，女儿在美国，但是她没有跟自己的女儿去国外生活，而是选择独自在香港居住。

我问她为什么不跟女儿一起生活，老太太叹了口气，没有回答。

我看到她的名字叫淑珍，就问她，我能不能叫她"淑珍"。

老太太眼神里突然有了一丝变化，我继续说："淑珍，你的戒指很漂亮哦，是结婚纪念戒指吧！"

淑珍摸了摸戒指，说："很久没有人叫我淑珍了。我的老公华生才这么叫我。十年前，我们外出旅游遭了车祸，他为保护我身受重伤后离开了，这是他从手上摘下来给我的。"

等到晚上，老太太一直没有入睡。我在床边坐下来，跟她聊天。

淑珍从碎花毛衣里摸出一块老怀表，表盖上有一张风华绝代的照片。

"这是我先生周华生！"

"淑珍，您能给我讲讲您和周老之间的故事吗？"

淑珍说，很久都没有人愿意听她讲故事了。她讲起了他们战乱时期辗转而凄美的爱情、相濡以沫的婚姻，那是她心里一直念念不忘的故事……

从那天开始，淑珍见到我们少了很多焦虑，多了几分亲切与关怀。

有些"物"是萦绕在患者心头或脑海中挥之不去的某个记忆中的。这时，医护人员就要在与患者的叙事性沟通中主动去了解。然后以此为契机，与其展开深入的交流，引发适时的叙事统整。尤其是对于临终患者而言，叙事统整的时机一旦失去，就再也没有可能重新获得。这个故事充分阐释了通过"物叙事"进行生命统整对末期患者安宁疗护的重要意义。

62岁的汪伯伯肝癌末期，他觉得人生无可留恋，反复询问医护人员："能不能帮我想些办法，让我没有痛苦地早点走？"

一天，我问他："有没有什么你想做、做了会觉得很开心的事？"

"有！如果能再吃到小时候我家附近那个卖大肠面线的路边摊，不知会有多开心，我一直很怀念那个味道。"

我们了解到汪伯伯的这个愿望之后，到汪伯伯以前住的家的附近去找。路边摊早已搬离，我们锲而不舍地寻找，终于打听出路边摊早已发展为店面。原来的路边摊老板已经老了，面店是由他的儿子经营的。老板听了汪伯伯的故事既惋惜又感动，"这是真的吗？实在太感人了，你们要几碗，我们全部招待！"

结果，当天搬回20碗面线，医护人员和汪伯伯一起吃面线，回忆儿时时光，汪伯伯很自然地聊起了他的故事。我问他："为什么你这么喜欢吃面线？"

"小时候家里穷，只要能吃到这碗面线，就非常满足了。这个回忆让我觉得：大肠面线味道特别好。"他娓娓道来，"那时候不能好好受教育，很小就得工作赚钱。娶妻生子后，我更加努力工作，想尽办法要让孩子受教育，希望孩子们不要过跟我一样的童年，长大后，可以做不一样的事。"

"那么，您的儿子、女儿现在情况如何？您还满意吗？"

"我觉得很满意了！虽然人总有不足，我也盼望他们能更好，但是，至少他们都已大学毕业、成家立业，不像当年我们那般穷困，可以稳稳当当地生活……"

讲到这里，我对他说："您这一生处处为下一代设想，很不容易，为他们的未来做了很大的贡献呢！"

"真的吗？"他似乎希望得到进一步肯定。

"真的！要不是您的努力，把原来的家庭状况整个扭转了，不仅脱离贫穷，也给了儿女很好的机会，下一代就不一定有这么好的机会、这么好的生活条件，未来也就不一定能给自己的后代好的生活基础。"我说。

"你真的这样认为？"可以明显感觉出，他的语调已有不同，充满兴奋。

"真的，要不，你问问其他人的看法。"

这时，同仁们纷纷加入："是啊，叔叔，你真的很了不起呢。"

接下来几天，他都过得很快乐，因为他发现自己做了一件非常有意义而重要的事：他这一生已扭转原生家庭的赤贫，而有了迥然不同的家境与发展；他找到的是他这一生生存的价值。

很多时候，当一个人想起某个物件，看重的并非物本身，而是背后凝结的情感、回忆和牵挂。当医护人员了解这个特别的物对于患者的重要价值，与患者之间就建立了生命叙事共同体关系。

四、医者叙事统整赋能医者职业发展

在《中国叙事医学与医者职业素养》一书中，我们提到中国叙事医学体系的框架定义，叙事医学最重要的是帮助医者提升职业叙事能力，让叙事在医者的职业身份认同和职业成长、在医者自我的心身调节与健康管理、在人际沟通和自我危机化解等方面起到积极动态作用，唯其如此，医者才懂得随时统整自己的职业和人生故事，才能将其蓄积的叙事能量和叙事智慧化作"暖实力"传递给患者及其家人、普通民众。

叙事统整可以分为不同人生阶段和重要事件发生之后的小统整和生命末期对全跨度人生故事的大统整两种类型。有思想的医者善于在职业发展过程中展开及时的小统整，实现成长。

（一）医者职业叙事统整的意义

很多人误以为著名的超验主义者亨利·戴维·梭罗（Henry David Thoreau，1817—1862）隐居瓦尔登湖（Walden Pond）是因为陷入第一人称叙事闭锁思维，不懂得与人相处，借此逃避人际关系。而实际上，他认为在人群中生活太久，太多的第二人称视角思维会让生命主体只看见别人眼里的碎片式的自我，久而久之迷失自我，失去对自己生命叙事的统整能力。梭罗在小木屋里摆放三把椅子。他说，这三把椅子，一把是为了方便独处，两把供与亲友促膝谈心，三把则为更广泛的社交需要准备 [①]。

中国叙事医学学者杨晓霖教授将美国麻省理工学院社会学者雪莉·特尔克（Sherry Turkle）在其著作《重启对话》（*Reclaiming Conversation：The Power of Talk in a Digital Age*，2015）中的观点用生命叙事术语稍加改变，提出：一把椅子指的是对"自我内心故事的聆听"（self narrative reflection），两把椅子代表的是"与密友、家庭成员和浪漫伴侣的一对一叙事关系"（conversations in friendships，families and romances），三把则是"职场等公众社交场合一对多的人际叙事关系"（interpersonal communication）。这三把椅子构成的是一种良性循环，把自我对话和同理心及自省力连成一个良性的循环。

个体从独处中找到自我，和自己展开真诚对话。当个体内心感到静谧安稳时，就能打开自己的内心去接纳他人、聆听他人和回应他人的故事。在与他人对话后，个体也获得了拉开与自我的距离，以更客观的视角审视自己的视域，最终更加懂得如何与自我展开更深层次的内心对话。换一句话说，独处让生命主体的自我意识更加沉稳，进而增强同理心；与他人的故事分享则为自我的客观视角提供更高、更宽的认知出发点。这样一来，我们在独处和跳出自我视角的同时，实际上也是在蓄积与他人对话的能量，从更广泛的社会交往对话中获得的反思议题反过来又可以有效提升独处的成长力。

对于医者而言，职业叙事统整一般发生在以下重要事件发生的前后：

> 决定成为一名医者，做出职业方向选择
> 成为一名医者，需要形成职业身份认同
> 犯下职业生涯的第一个重大失误
> 职业生涯中遭遇第一个患者死亡
> 直系亲属诊断为重疾并面临死亡
> 自己罹患重疾或自己变成照护者
> 其他职业发展的重要或过渡阶段
> 退休前后

[①] 梭罗在《瓦尔登湖》提到这三把椅子："I had three chairs in my house; one for solitude, two for friendship, three for society." 引自 THOREAU H D. Walden［M］. Boston：Ticknor and Fields，1854。

日本预防医学第一人、安宁疗护之父日野原重明是一位懂得适时进行叙事统整的人文主义医生。日野原重明的叙事统整能力源自年幼时的经历以及主动的叙事性阅读习惯。日野原重明对人生旅途中所发生的偶然事件进行积极的叙事统整之后，能以积极正面且充满感恩的心去面对。于是，对于意外或苦难，他都能看到光明和希望。年幼时家庭的贫困与母亲的病重，没有被日野重明原当成磨难，在之后的叙事统整中，日野原重明将其看作让他立志从医的第一个"幸福的偶然"（serendipity）；年轻时因为肾炎无法进行室外运动，日野原重明将其统整为让其静心理解音乐的另一个幸福的偶然。

第一个在他面前离世的 16 岁女孩的临终话语，对日野原重明的冲击很大，使他反思了医学对于生命末期患者的局限性和终极关怀的可能性。日野原重明在《推荐平稳死》一书的序中写道："人应该活出死亡，在生命的最后，我们不必过度医疗，延长无谓的死亡过程，而是创设一个温馨的氛围，让濒死者能够安稳离世。"年轻的日野原重明开始在职业上走出一条与众不同的道路，以自己的叙事统整作为出发点，大力推广及实践全人医疗与末期安宁医疗，设立日本第一个独立型安宁照护系统。日野原重明也在人生最后一程立下平稳死和安宁死的典范。他没有在他担任名誉院长的圣路加国际医院走向人生终点，而是在家里拒绝所有延命医疗，安详辞世。

在电影《医生》（The Doctor，1991）里，耳鼻喉科医生麦克奇（Jack McKee）突然有一天被告知罹患了喉癌。在经历了医生到患者的身份转变之后，这位医生开始进行生命故事的统整，开启对医生职业的深刻反思。在罹患癌症之前，麦克奇经常警告自己的住院医师说："不要与患者走得太近，外科医生的使命不是与患者交朋友，而是用手术刀切除他们的病灶：打开他们的身体部位，尽快修理好，然后尽快开溜。"[①] 过于冷静理性的麦克奇医生不仅与患者保持距离，而且与自己的妻子、儿子都无法维系亲密连接。

而当自己成为患者，被医生如此冷漠地对待之后，麦克奇终于意识到医学实践不只是外科技术。顿悟的麦克奇医生开始要求每一个参与他的培训计划的住院医生扮演 72 小时病人，穿着病号服，吃病号餐，去接受医学实验和治疗，通过这种一手经历来更好地理解患者。麦克奇医生在现实生活中的原型是外科医生爱德华·罗森伯姆（Edward E. Rosenbaum，1915—2009）。爱德华医生于 70 岁罹患喉癌之后，经过三年多的治疗，也有赖于他积极的叙事统整和职业反思，积极修复与周围人的关系，最终治愈，一直活到 94 岁。

---

① 原文是：The mission of the surgeon is not to make friends with their patients but to cut them up with their scalpel：you go in，fix them and bugger off。

（二）医者叙事统整能力与个人发展

王淑贞（1899—1991）是我国著名的妇产科专家，中国现代妇产科学的奠基人，与林巧稚大夫并称"北林南王"。王淑贞的祖母谢长达是一位非常有叙事智慧的长者。作为家族的精神领袖，她通过自己独有的方式让家族成员之间形成良好的叙事连接，教导家族成员常态化地开展叙事统整，因而，家族成员们身体健康，家庭幸福，其中多人为中国科学院院士，大多数成为中国各领域的开创者和先驱，几乎每一个都活到100岁左右，儿女孝顺，尽享天年。

王淑贞出身于清末的王颂蔚家族，是中国苏州的一个大家族。祖母谢长达是苏州振华女中创办人，苏州女权运动先驱者。

王淑贞考取"庚子赔款"奖学金赴美留学，先后入读巴尔的摩高氏女子大学和芝加哥大学并获理学学士学位。1921年，王淑贞考入约翰·霍普金斯大学医学院，仅用四年时间获得了医学博士学位。1926年，学业有成的王淑贞回到上海，进入上海西门妇孺医院，也就是著名的红房子医院，担任医师工作。王淑贞很快在医院建立妇产科，并于1932年出任妇科主任，成为这家医院第一个担任科主任的中国人。王淑贞将在美国所学的医疗技术和教学方法全部引进于医疗实践中，很快使妇产科得到长足发展，其社会美誉很快传遍上海滩及江浙沪地区。

1928年，王淑贞与倪葆春（1899—1997）结为伉俪，夫妻二人同是约翰·霍普金斯大学医学院校友，倪葆春回国后曾出任上海圣约翰大学校医、教授及医学院院长等职，并曾一度代理圣约翰大学校长，是中国整形外科创始人之一。1932年，33岁的王淑贞出任上海女子医学院院长。1951年7月，王淑贞出任上海西门妇孺医院副院长，当年底西门妇孺医院、华山医院妇产科及中山医院妇产科合并组建上海第一医学院附属妇产科医院，王淑贞被任命为院长，同时兼任上海第一医学院教授兼妇产科教研室主任。

王淑贞在"文革"初期受到迫害，后期被下放到"五七干校"劳动。"文革"结束之后，王淑贞没有倾诉自己的委屈，没有控诉身心遭受的痛楚，而是重新展开妇产科工作。最终在妇产领域产出丰硕成果，个人也收获了幸福人生和健康晚年，这一切离不开家族灵魂人物祖母谢长达的言传身教。

王淑贞祖屋的客厅上方悬挂着其祖母谢长达的照片（见图1-1）。照片采用特效技术呈现出两个谢长达的形象，其中一人坐在椅子上，另一人跪在椅子面前。在那个照相技术相对落后的年代，谢长达懂得使用特效将照片进行编辑，可谓想象力非凡。更重要的是，谢长达希冀借助这张照片，告诫子孙后人，要懂得跳出自己的视角，与自己对话，对周遭人际关系或得或失进行及时反思；遇到问题，多从自身找问题；遇到棘手问题，先主动向自己救助，进而获取叙事主动权，积极找到解决问题的方案，赢得发展和获取成功的先机。

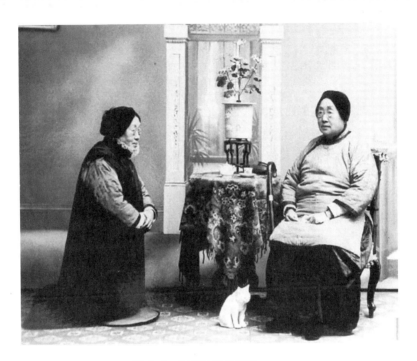

图 1-1　谢长达特效照片

　　谢长达透过这幅照片告诫我们，人生最重要的人际关系是与自我之间的关系。通过与自己对话，讲述发生在自己身上的故事来"认识自我"是每个人必须经历、无法回避的永恒问题。个体需要一个不受人打扰的时间与空间，去听见自己的声音，听见自己对过去所经历事情的想法，以及未来即将做出的行动。只有明确当下自我所处的位置，才能找到实现梦想和抵达目的地的起始点。当个体感到痛苦或愤怒时，就是个体审视内心、统整自我的时候。每一个新的人生阶段的自我都是前一个阶段的自我统整的结果，叙事统整就是不断重新定义自我，不断成长出"新的自我"的过程。

　　叙事统整的过程也是一种内求的过程。谢长达的照片中蕴藏着"诸事内求、慎终如始"的非凡智慧，也彰显着王阳明心学中"吾性自足，不假外求"的圣人之道。古人云："圣人内求，世人外求。内求者乐得其性，外求者乐得其欲。"内求在心，外求在境。内求境随心转，外求则心随境转。面对任何境遇，若只会挑剔他人的过错、检讨别人，而不能反省、转念，那么不论到哪里都会处处碰壁，在烦恼中打转，不得自在。内求是安心的最大法门。懂得内求，就不会产生怨恨、恼怒、烦躁，不会产生忧愁、悲恐，不会产生焦虑、失眠。反之，若心向外求，就容易影响心境，导致烦躁、忧虑、不安，影响生活质量，也会影响身心健康。

不懂得叙事统整和内求于己的人容易陷入固执主观的窠臼思维中。人类的两个眼睛长在脸的同一面，视域只能看向同一方向。人类如果不懂得突破这个客观局限，只懂得从自己固有的视角出发看待问题，就容易看不到视域盲区里的事情。谢长达想让子孙后代都能够拥有昆虫的"复眼视域"。昆虫的球形复眼几乎可以 360 度转动，不但能够借由不同角度看同一件事物，还可以从外部角度来反观自己。也就是说，"复眼视域"可以让自己暂时"出窍"，脱离自我中心的习惯，站在自己的对面，客观地看自己的处境。

除此之外，谢长达的特效照片也是在用形象的方式演绎孟子为人处世的理念，通过这幅照片教导后代如何与自我、与家人、与同事、与周围人、与社会和谐相处。正如孟子所言："爱人不亲反其仁，治人不治反其智，礼人不答反其敬。行有不得者，皆反求诸己，其身正而天下归之。""爱人不亲反其仁"，当个体很爱一个人并对其付出很多，却得不到这个人的亲近，这时不要急着责怪和生气，而是统整一下相关的人的视角，因为爱是两个人（"仁"）之间的事情，而非单方面的，个体应该回过头看看是不是给予对方的爱并非对方想要的，调整爱的方式，最终获得想要的亲近。"治人不治反其智"，当个体管理一个家或一个部门（公司或者单位）时，管理对象却不服从管理，这时不要气恼，而是回顾一下是不是不懂得用人性智慧去管理，当管理者真正走入管理对象的内心，对方才能配合。"行有不得者，皆反求诸己"，贤圣之人唯恐自己还有过失没能改正，所以时时检视自己、反求诸己，从内在出发求得改变现状的驱动力。当一个家族的所有成员都具备这样的叙事素养和为人处世境界，相处一定非常愉悦。遇到事情，也能全盘统整，齐心应对，高效解决。在职场上，关系和睦，互相体谅，也能获得大家的尊重和认可。当个体具备这样的叙事素养，个体在日常的叙事统整中不断成长，变得积极、年轻、健康。

（三）医者叙事统整能力与职业成长

叙事统整思维是一种"成长心态"（growth mindset），反过来，没有叙事统整思维的人受限于"固化心态"（fixed mindset）。具备成长性思维的人在所做的事情没有得到想要的结果时，会及时进行叙事统整，在统整中实现成长，而非一味地气馁和愤怒，损害自己的健康。职业叙事统整指的是在职场中遇到困境和危机时对事件进行时间轴上的纵向统整，走出困境，实现职业成长的一种方法。

由尼古拉·斯史派克（Nicholas Sparks）的同名畅销小说改编的电影《罗丹萨的夜晚》（*Nights in Rodanthe*）讲述了外科医生保罗在发生医疗事故之后进行职业叙事生涯统整的故事。

《罗丹萨的夜晚》的主人公 54 岁的保罗·弗兰纳医生（Paul Flanner）将自己的每一天都安排来做各种手术。表面看起来，保罗是一位成功的外科医生，技术精湛，受人尊重。然而，在接近退休的年龄，他却遭遇了职业生涯的滑铁卢，自认为没有任何过失的保罗陷入困境，被在麻醉中死去的患者吉尔（Jill）的家属告上了法庭。

而这起医疗诉讼让他感到莫名其妙，明明自己在术前已经跟吉尔以及她的丈夫孩子都说得很清楚，患者有 1/50 000 的可能性在麻醉时会出现严重问题，但是，吉尔的丈夫却抓住他不放，一定要将他告上法庭。保罗认为自己没有责任，因而，并不是特别担心，但是正常的医疗工作却被打乱了，这让他心烦意乱。在医院的建议下，他开始旅行休假。即使在旅行时，保罗也将医学专业书带在身边，似乎职业成为他生命中的一切，职业是他一切生命意义的源泉。

在旅途中认识的女性的引导下，保罗回顾了自己的人生故事。保罗逐渐意识到，他与患者及其家人之间建立的只是疾病关系，而非人际关系。而这是导致医患矛盾的重要原因。当吉尔在麻醉中不幸过世，吉尔的丈夫要与保罗交谈，而保罗却认为该说的早已说清楚，直接去做下一台手术。保罗拒绝了当面与吉尔的丈夫沟通并向其表达遗憾的机会。

即使再次在律师的安排下见面，不懂得亲密关系的丧失意味着什么，不懂得换视角想象对方丧亲之痛，不懂得与患者家属建立同理叙事关系的保罗，仍然只会反复用职业化的语言和技术性的话语向吉尔的丈夫进行各种科学解释——"我早就告知过你们，手术失败的可能性，1/50 000 的人会因对麻醉过敏而死亡"。这进一步加剧了医患之间的矛盾，坚定了吉尔的丈夫诉讼的决心。

当展开深刻反思的保罗最终突破自己原有的科学思维的限制，来到吉尔家里，真诚地听取吉尔丈夫讲述故事之后，一切纠纷就此化解了。原来，60 多岁的罗伯特（Robert Torrelson）是一个渔民，年轻时对吉尔一见钟情，尽管吉尔面部有一个血管瘤，但是，这并没有影响罗伯特对她的感情。一年年过去，吉尔的血管瘤变得更大，罗伯特发现吉尔经常独自对着镜子叹息，所以，暗下决心要积累财富，让她有机会通过手术消除面部的不完美。做这一个不威胁生命的择期手术，在美国需要高昂的医疗费用，而且要等很长时间才有机会。尽管家里经济条件不好，罗伯特仍省吃俭用地将一部分钱存起来。终于有一天，钱也存够了，手术也排上了，没想到还没有做手术的吉尔却在麻醉中去世。失去妻子的罗伯特陷入了无尽的痛苦与无限的自责中……

这个影片中讲述的患者在麻醉过程去世的故事很容易让人联想起耶鲁大学著名外科教授赛尔泽（Richard Selzer）的一则故事：接受唇腭裂修补手术的 14 岁女孩伊曼尔德（Imelda）因麻醉过程失误而在手术台上去世。医生为了安慰女孩的母亲而跟她说，女孩去世时，唇腭已经修补好，她在天堂不用再为这个缺陷感到遗憾了。为了兑现所说的，医生在医院太平间里为已经死去的女孩做了这场特别的手术。

在这部影片中，当保罗听了罗伯特讲述的故事，终于明白亲密关系的丧失对一个人而言意味着什么，终于理解原来在医学中的客观死亡，对于一个家庭而言是怎样一种深切的伤痛。听完故事后，保罗真诚地跟罗伯特说了声"对不起"。罗伯特终于长舒了一口气，他与医生之间的恩怨从此也消解了。至此，保罗终于明白，原来与患者及其家属建立人际叙事连接具有如此重要的意义。患者家属有时并非想要寻衅滋事，也并非真的想要告倒医生，他们只是想从医生那里听几句跟人打交道应该会讲的安慰性的话语，或者表达遗憾和歉意的话语。

保罗从这件事情中进一步反思，在统整了自己职业生涯中的许多事件之后，他意识到技术至上主义蒙蔽了他洞悉人性的眼睛，科学思维淤塞了他感受幸福的心。他逐步意识到自己必须从职业闭锁状态中走出来，即使他已经临近退休，但这样的职业成长仍然非常有价值。保罗去了儿子马克参与医疗援助的厄瓜多尔，在那里用自己的行动，将自己转化为一位充满人性光辉的人文主义医者，与马克一起全身心投入服务中。最终保罗与儿子修复关系，开始真正体验亲密叙事关系对幸福人生和健康人生的非凡意义。

结语：展开积极叙事统整，实现幸福健康人生

人的生命故事（life stories）内容越丰富，越统整，生命主体的健康状况就会越好，寿命也会越长。英国哲学家阿拉斯代尔·麦金太尔（Alasdair MacIntyre，1929—　）说，"人类生活的统一就是叙事追寻的统一"，人类生命整合通过叙事整合得以实现。人的一生的故事是由前面的篇章、当前的篇章和后来的篇章共同组成。人生的后一个篇章一定是建立在前一个篇章的基础上的故事延续。透过生命故事的自我述说，重新建构真实的自我；透过一次次回忆，重新整理过去的印记；透过人生的一个个片段，看到整体；透过连接过去，看到自己内心的抗拒；透过生命故事的统整，更加确立自己的位置。

荣格分析师、诗人、作家马里昂·伍德曼（Marion Woodman，1928—2018）说，"讲述故事处于人生的核心位置"[①]，"没有了故事，我们在个人的世界瓦解时，就无法回想起我们自己的身份"。如果一个生命主体的叙事统整持续不发生变化，重复基本相同的故事，那么，主体很可能出现叙事闭锁或者生命叙事进程趋于绝对稳定状态，就

---

① 原文是：Storytelling is at the heart of life。

无法实现叙事进程的开放性。具有生命健康叙事意识的主体就会警觉这种状况隐含的危机而及时进行统整和调节，让不同生命阶段应该出现的新情节加入原有的生命叙事进程中。关于如何判断主体是否陷入叙事闭锁影响生命叙事进程的平衡，隐含健康危机，可详细阅读本书第三章阐述的多种类型的叙事闭锁及其叙事调解方式。

延 伸 阅 读 推 荐

张文亮．我是旷野的小花．中国轻工业出版社，2005．

邓加荣．林巧稚．吉林文史出版社，2016．

狄更斯．圣诞颂歌．吴钧陶，郭少波，项星耀等译．浙江文艺出版社，2001．

维尔纳·锡费（Werner Siefer）．叙事本能：为什么大脑爱编故事．

乔纳森·海特．象与骑象人．李静瑶译．中国人民大学出版社，2008．

凯斯勒（David Kessler）．其实，那个世界很美：医护人员想对大家说的临终故事（*Visions，Trips，and Crowded Rooms：Who and What You See Before You Die*），2012．

课后思考题 1

阅读美国心脏病学家、基因组学家、"世纪医生"领导者、转化医学研究院创办人暨所长埃里克·托普（Eric Topol）经历的真实故事。托普教授以自身就医经历带我们了解"即使身为医师也未必能得到最佳的医疗诊治"，请结合这个故事谈一谈你对医生成为患者之后，通过写作展开医学职业反思的看法。

　　我从青少年时膝盖就不好，因为我患了罕见的剥离性骨软骨炎。这种疾病成因至今依旧不明，但其影响困扰了我一辈子——等到我20岁进医学院时，我两边膝盖都切除过坏死的骨骼和做过修复手术。接下来40年，我的膝盖痛到迫使我放弃越来越多的运动项目：跑步、打网球、健行和走滑步机。就算直接对膝盖注射类固醇和关节液，走起路来也痛到像活受罪。

　　于是，我62岁那年决定加入超过80万名美国患者的行列，动手术换掉左膝盖——膝盖手术是美国骨科手术中最普遍的项目。我的骨科医生说我是绝佳的手术候选人：够年轻、不胖又体格健康。他说手术唯一的显著不利条件是有1%~2%的感染概率，除此以外安全无虞。手术后第二天，我开始做标准康复锻炼。康复锻炼过程非常激烈，得用力弯曲和伸展膝盖，免得关节形成疤痕组织。

我没办法有效收缩膝盖，只好调高脚踏车健身机的座位，结果就是每次踩轮子的头几下会痛不欲生、得用吼的方法才撑得过去。那种痛远远超出了oxycodone（鸦片类止痛剂）能压过的程度。一个月后，我的膝盖就发紫并整个肿起来、完全弯不下去。我痛到每天没法一次睡超过一个半小时，还常哭个不停。回诊时，我的骨科医生看到我这副模样，居然对我说："你应该叫你的内科医生开抗忧郁药给你。"我跟我太太面面相觑，瞪大眼睛不敢置信。

幸运的是，我太太找到一本叫《关节纤维化》（*Arthrofibrosis*）的书。我没听过什么是关节纤维化，但后来发现这正是我所患的病。我从书上得知，动膝关节置换手术的患者只有2％~3％会产生"关节纤维化"并发症——所以这种病算罕见。手术两个月后二度回诊时，我问我的骨科医师，我是否得了关节纤维化。他这才说毫无疑问是这个问题造成的，但他也表示在手术的第一年，他对此完全无能为力。

课后思考题2

阅读以下医者叙事统整故事，结合本节中的叙事统整理念，分享你阅读或者经历的叙事统整故事。

新加坡美容医生张庆祥（Richard Teo）于40岁罹患肺癌晚期。诊断初期，张庆祥情绪低落，甚至陷入抑郁。在这个最艰难的时刻，友人推荐他阅读了一些叙事性作品，让他对人生有新的阐释。张庆祥医生开始反思和统整自己的人生。

他坦诚告诉大家，自己之所以选择医科，就是看重了这个职业能够赚钱。他透露自己在医院肿瘤科当实习医生时，对患者没有半点爱心，对癌症患者遭受的痛苦，完全不懂得感同身受。患者在他眼里只是工作对象，他每天都希望尽快完成眼前工作，快点回家。

张庆祥说，为了赚取更多的钱，他中途改行，成为美容医生，因为美容生意非常好做，能够引诱女性心甘情愿地大手笔花钱。他赚了很多钱，30多岁已拥有跑车、洋房，出入顶级餐馆，交往的都是有钱人和名人。

直到自己成为末期疾病患者，张庆祥才有机会积极统整职业生涯故事。在反思和统整之后，张庆祥开始积极面对人生，到各大校园、教堂等分享经验，尽自己能力帮助其他癌症患者。

一生中总有一段时光，某本书成为我们的路标，并在生命路途中一直存在着。小说的情节提供心理和道德的旅程，途中有僵局，也会柳暗花明，有许多决定要做，也有许多目标要达成。

——小儿科医师科尔斯（Robert Coles）《故事的呼唤》

第二节　叙事阅读调节：叙事想象与生命健康素养提升

与语言习得具有相似之处，叙事能力的培养要从阅读故事和聆听故事开始。倾听和阅读，是扩大我们有限的视野的重要习惯。这两种习惯都需要专注力。阅读不仅是拿起一本书，而且可以改变一个人的生命。一个人的阅读史就是他的精神发育史。一个人如果离开了自主阅读，离开了对于人类经典的阅读，就不可能走远，精神发育也一定不会健全。大多数人都喜欢阅读和聆听故事，因为那是人类互动、获取知识的基本方式，也是人类思考的主要模式。叙事也是社会世界的仿真模拟，透过阅读和聆听他人的故事，我们能够收集到不同维度的社会经验。

有创作能力的人将自己的故事或想象的故事讲述出来或写下来，而人们像咀嚼食物一样阅读这些故事，将故事变成自己的精神食粮。在别人的故事里，个体同时也看见了自己。故事不只连接个体与他人，更连接了个体与自己。借由阅读而创设的生命连接让生命不会感到孤单。在阅读中遭遇某个篇章或某个故事，从而找到改变现况的诀窍，能让我们从中顿悟并累积成长智慧，这就是阅读的力量。当个体与某个自己得以在灵魂的深处相逢时，此刻的个体就已经创造出一种神秘的亲密时刻。

一、叙事阅读调节的历史与现实价值

具有叙事阅读素养的生命主体，首先具备将自己作为一个故事文本进行阅读的意识。自我生命叙事的阅读能够帮助生命主体诊察和静观到自我生命进程中的细微变化，及时进行主动的自我调节。"静观"是指从忙忙碌碌的生命模式中解放出来，清晰全面地观察自己当下的身体、思想、情绪、心境及行为的状态，并积极与之互动的一种内观状态。通过自我叙事的阅读和内观，个体抱着好奇心和关怀意识，不加批判地留意当下，生发出一种强大的觉知力。这种觉知力可以给个体提供更多的自由，让个体处理问题时有更多的选择，而不再是无意识地盲目反应。医者首先要做好自己的文本细读者，运用叙事阅读调节法调节自己的健康状态。

此外，具备叙事阅读素养的生命主体对他人的故事保持着强烈的好奇心。如果个体不去阅读别人的故事，只会活在受自己生命长度局限的人生故事中，个体将无法成长和超越自己。随着整个世界的叙事风格从宏大叙事转向微小叙事，更多的小人物叙事出现在图书馆和阅览室里。故事最吸引人和最具魅力之处不在于讲述的是大江大海大人物的大格局叙事，反而是对不同人物的生活日常细节的描述更具启发性，因为这才是更真实的生命常态。透过深入的挖掘，找出表象之下的内涵，在别人的故事中反观自我，才能创造更多的可能。

（一）从阅读疗法到叙事阅读调节

著名的拉美作家豪尔赫·路易斯·博尔赫斯（Jorge Luis Borges，1899—1986）曾说："我一直在心中暗暗想象，假如世界有天堂，就应该是图书馆的模样。"[①] 倘若天堂就是图书馆的模样，我们对死亡的恐惧感也许就消除了多半了。"library"一词在历史上曾被喻为"灵魂的疗愈所"（healing place of the soul）。阅读疗法（bibliotherapy）一词由希腊词根 biblio（图书）和 therapia（疗法）组成，又称书目疗愈或读书治疗，是一种"将图书作为疗愈之用"的辅助治疗方式。

"阅读疗法"一词最早出现在发表于 1916 年的《大西洋月报》（The Atlantic）上的题为《一间文学诊所》（"A Literary Clinic"）的文章里。在这篇文章里，美国散文家、牧师塞缪尔·麦克霍尔德·克罗瑟斯（Samuel McChord Crothers，1857—1927）提到他无意中撞见的一家"阅读治疗机构"（bibliopathic institute）。这家机构由他认识的一位绅士巴格斯特医生（Bagster）在教堂的地下室里经营，巴格斯特医生具备为有需要的人推荐具有治疗效果的阅读材料的能力。巴格斯特医生说："阅读治疗是一门新科学。一本书可能本身就是舒缓人病痛的糖浆。"

也就是说，故事是最安全无添加的"镇静剂"。据称，英国维多利亚时期著名现实主义小说家乔治·艾略特（George Eliot，1880—1819）与一名后来成为她丈夫的年轻人参加阅读项目，克服了失去伴侣的悲痛，她相信"艺术是最接近生活的事物；它能拓展和延伸我们与他人交往，使其超出了我们个人命运的局限"。1862 年，美国南北战争期间，后来成为小说家的路易莎·梅·阿尔科特（Louisa May Alcott，1832—1888）来到华盛顿特区的一家军事医院做护士。梅会为伤员们默诵狄更斯的幽默段落，有些伤员离开的时候甚至说："我从来不知道在医院待着会这么有意思。真想快点再次受伤，再来接受阿尔科特护士的照料。"

1925 年，罗伯特·黑文·肖夫勒（Robert Haven Schauffler，1879—1964）撰写《诗歌诊疗：袖珍的诗歌药箱》（The Poetry Cure：A Pocket Medicine Chest of Verse）。这本书以"开处方"的方式为来访者不同的情绪问题提供不同的"诗歌药方"，并根据 14 位患者的治疗经验对治疗性诗歌进行了处方分类。肖夫勒还认为，那些真正能起

[①] 原文是：I have always imagined that paradise will be a kind of library。

到疗效的诗，其实在诗人构思酝酿之时就已经开始它的"诊疗事业"了，它的第一个诊疗对象就是诗人自己。1931 年，肖夫勒又基于为青少年服务的经验出版了《诗歌诊疗：青少年的诗歌急救箱》(*The Junior Poetry Cure*：*A first-aid Kit of Verse for the Young of All Ages*) 一书。

许多作家都深信阅读具有一定疗效。著有《橘子不是唯一的水果》和《写在身体上》的英国女作家温特森（Jeanette Winterson，1959—　）强烈推荐人们阅读虚构作品与诗歌，她认为这些小说和诗歌作品"是良药，它们通过想象治愈断裂的现实"[①]。就像诺贝尔文学奖获得者、法国作家安德烈·纪德（André Gide，1869—1951）所言："阅读虚构作品不仅是理解文句的意义，而且是与故事中的人物一同启程，并肩游历。"旅程之后，归来的旅人在心理上与之前早已不同。

阅读疗法在 19 世纪末和 20 世纪初被一些医院和图书馆采用，"提灯女神"南丁格尔在克里米亚战场上鼓励伤兵展开狄更斯文学作品的阅读，以减轻他们的疼痛；现代精神分析之父弗洛伊德（Sigmund Freud，1856—1939）也为从"一战"退下来、饱受战争创伤之苦的士兵推荐书籍。21 世纪初，在实践阅读疗法工作上功劳最大的当属著有《小说药丸》(*The Novel Cure*，2013) 的苏珊·埃尔德金（Susan Elderkin）和埃拉·伯绍德（Ella Berthoud）。

在美国，有公共图书馆在馆内展示与死亡、哀伤相关的主题书籍及小册子，并将书单公布于网站上，疗愈经历创伤和暴力事件的读者；英国公共图书馆与健康医疗行业的专业人员合作，积极展开临床性书目疗法服务，广泛运用心理自助图书（self-help books）作为心灵"处方书"，协助陷入情绪困境以及受轻微心理疾病困扰的民众，维护并促进民众心身全人健康；以色列的图书馆通过书目疗法，提供处理社会问题时所需的支援，并教导民众如何预防问题，了解社会议题与生活之间的密切联结，借以提升成瘾和暴力的预防意识。

中国传统生命智慧中，叙事性阅读是日常调节心境和困苦的一剂良药。清代文人张潮（1650—？）以书喻药，仿《神农本草经》体例，作《书本草》，以中药药性为譬喻，详细论述中国典籍"五经"、史书、诸子、文集、佛经、小说、传奇的药用价值及其副作用。张潮在其著作《幽梦影》中说："读书最乐，若读史书，则喜少怒多，究之，怒处亦乐处也。"根据古今大家的论述，叙事性阅读能够起到疾病预防的功能，通过故事引发的情绪调节，预防心理问题或因情绪导致的心身疾病的产生。

21 世纪第二个十年开始，随着中国叙事医学体系的稳步构建以及生命健康叙事师资的分批培养，中国深圳、广州、西安、佛山、湛江、东莞、珠海、雄安等诸多城市或区域在医科院校、社康中心、医疗机构、疾控中心、老年干部大学和其他大型事业单位逐步设立生命健康叙事分享中心，在那里展示与生老病死和各种人生困境相关

---

① 原文是：Fiction and poetry are doses，medicines. What they heal is the rupture reality makes on the imagination。

的叙事处方，普通民众能够进入中心进行主动的身心阅读疗愈，也能主动讲述自己的人生困境，在受过相关训练的医护人员和叙事医学专家的指引下开展有针对性的阅读疗愈。

2020年开始，在南方医科大学的倡导下，国内许多心理学家、社工、志愿者、老年照护工作者和医护人员开始将"叙事阅读调节"用于职业实践中，为陷入叙事闭锁和生命困境的民众推荐"叙事阅读处方"。叙事阅读处方强调具有叙事智慧和叙事资本的医者或其他主体向处于危机和困境中的主体在适当的时间（the right time）开具适当的叙事处方（the right narrative prescription）。作为生命健康叙事体系中的一种重要调节方式，"叙事阅读调节"与"阅读疗法"有一定相似之处，但也具有一些不一样的特征。

第一，叙事阅读调节具有针对性，针对不同的生命困境，主动寻找对应的独特叙事处方；第二，叙事阅读处方为叙事性作品，可以是戏剧、小说、影片等，但不包括非叙事性诗歌和散文；第三，阅读主体具备一定叙事理念，懂得在阅读中运用叙事理念引导自己进行反思和自我调整。

"叙事阅读处方"指的是由生命健康叙事专家开具的能够帮助生命主体走出某个人生困境的某个具体故事。叙事阅读处方可以是某部叙事性作品，也可以是某个神话故事，甚至一个简单的日常故事。这个特定的故事是经过生命健康叙事专家对主体的细致观察和关注聆听之后开具的"对症药物"，因而具有一定的疗效。医院是见证生老病死和各种人生故事上演的场所，而医者则近距离地参与到这些故事中，体验各种人间疾苦，因而医者只要稍加培养，就能成为非常睿智的生命健康叙事专家，获得"叙事处方权"。

（二）叙事阅读调节的类型和价值

阅读与叙事阅读调节不同，有一些人经常阅读，却不懂通过阅读来进行调节。调节的基础是个体在阅读某个叙事性作品的过程中，与其中的人物产生连接，引发反思和心绪的调整。如果没有产生连接，个体所阅读的内容只会变成跟个体没有关联的资讯，最终随着时间的推移逐步忘掉。阅读调节是以调节为目的的阅读，因而最重要的是找对适合阅读的叙事性文本，与其建立连接，从中看到自己，利用阅读经历将自己从不良状况中调节出来。

叙事阅读调节可以分为"主动叙事阅读调节"和"被动叙事阅读调节"两种。

"主动叙事阅读调节"指的是一种个体意识到已经遭遇某种困境，主动去图书馆、书店或者书架上寻找适合当下阅读的叙事性作品进行阅读和调整的调节方式。每个生命主体总能找到与自己当下人生历程相匹配的叙事作品。平时有阅读习惯，阅读面比较广的生命主体能够较快找到阅读资源和匹配故事。比如，遭遇丧子之痛的日本纪实文学作家、新闻记者柳田邦男去书店寻找疗愈自己的书，偶然间看到儿子小时候读过的绘本，在重温绘本的过程中，他发现自己的心灵创伤在平静中愈合。从此之后，他开始探索绘本叙事的疗愈力量。

"被动叙事阅读调节"指的是一种在不经意的阅读当中偶遇能解开自己当下心结的叙事作品或者在具有生命健康叙事智慧的专家的指引下，获得疗愈内心的"叙事处方"，受故事触动，做出重要的生命调整的调节方式。比如，中国著名诗词研究者叶嘉莹先生在整理阅读古诗词时读到与自己境遇相近的诗句之后，走出困境；日本的经营之神稻盛和夫在少年时期罹患肺结核，正处于对疾病的恐慌与死亡的恐惧中时，邻居送给他一本书《生命的实相》，阅读完这本书之后，稻盛和夫原本的恐慌消失了，因为他了解到恐惧是一切疾病的根源。

阅读听起来是一项孤独的活动，却是与他人建立叙事连接的最好方式。按照哈佛医学院小儿科教授罗伯特·科尔斯在《故事的呼唤》（*The Call of Stories*，1994）里的说法，"故事是生活的写照；它们不仅给予我们需要的陪伴，还警诫我们的人生，为我们指明新的方向，或者给我们坚持既定的人生路线的勇气。它们像我们的家人和人生顾问一样——为我们提供另一双眼睛，让我们得以透过不同的视角看到更广阔的景象"[1]。

对于医者而言，在选择职业方向之前，阅读往往能够起到关键作用。中国医学科学院北京协和医院名医连利娟（1925—　）曾谈到阅读以医生为主角的叙事作品对其职业生涯规划产生的重大影响。连利娟说："我在中学时代就爱看小说，当时有一本名为《乡村医生》的小说，我看了以后非常敬佩乡村医生，就立志将来也要做医生，所以中学毕业以后就考进了医学院。"

丰富生命的历程必须奠基在成长的事件之上，进而累积成生命智慧。然而，生命有限，我们不可能无限复制时间与空间，交往不同的人物，游历感受不同的世界，因而阅读和聆听他人的故事，就成了最美好的成长方式。聆听他人述说生活经验，能借由情感投射和自我对照，看见不同历程产生的启发。但是，聆听故事往往需要机缘，也会受制于主体社交的网络范围，属于较被动的生命阅历拓展途径。而阅读就没有这样的限制。可以随意选取自己想要理解的经验智慧，或是因随兴游逛接触一本书而进入出其不意的领域，刺激、满足并增添不一样的眼界。

"叙事阅读调节"是借着读者与叙事性作品的互动来达到情绪纾解的目的，涉及痛苦的承受者或者哀伤主体的注意力转移、感情触动、共鸣与投射，以及透过叙事性作品与医护人员的支持关怀，来使痛苦承受者建立克服当下痛苦的自信。换一句话说，"叙事阅读调节"能在阅读过程中让疾病和痛苦的承受者的负面情绪得以释放，"生命复原力"（resilience）得以提升，从而能勇敢地面对困扰个人的挫折事件或逆境，重新恢复"心身安适"的状态。

相对于被动的故事聆听经历，从叙事性阅读书目或处方中阅读各种故事，是一个

---

① 原文是：Stories are renderings of life; they cannot only keep us company, but admonish us, point us in new directions, or give us the courage to stay a given course. They can offer us kinsmen, kinswomen, comrades, advisors — offer us other eyes through which we might see...

更加具有主动参与性与时空互动性的体验过程。聆听故事时，故事的内容转瞬即逝，可能来不及展开深入的思考。而阅读故事时，可以根据需要反复读其中的某些细节，更容易进入故事的内核。以阅读来增加阅历的厚度和丰沛度，启动的是内在的追寻之旅，而非单向的外在接收。一千个读者眼中就有一千个哈姆雷特，在阅读一部叙事性作品时，每个人可以对照自己的生活历程，思考产生出不同的意义。在这个过程中，故事就升华为一个量身定制的处方笺，适时化解当下的困顿与心情，引领个体进入不同生命层次的蜕变。

一篇好的故事能让人在愁云惨雾的日子里打起精神，因为它蕴含了深埋人心的深刻感受，当这些感受得到滋养，将转化成消除痛苦的解方。与阅读疗法一样，"叙事阅读调节"能够实现"认同"（identification）、"宣泄"（catharsis）和"顿悟"（insight）情绪疗愈三阶段。"认同"指的是在阅读过程中联想自身经历并产生共鸣；"宣泄"指释放压抑已久的情绪并释怀，净化自己的精神；"顿悟"则指将叙事性阅读过程中所习得的新观念或获得的新启发运用在自身的困境并提升自我价值的过程。

美国童话作家霍尔姆斯（Roger Holmes）说，阅读像是乘着作者的翅膀飞翔，让你看到从没看过的风景，体验从未有过的自由。文学叙事和童话叙事大多属于隐喻性叙事，它们也能起到照顾人的身心健康的作用，帮助前神话叙事阶段的未成年人形成健康的身份认同，我们将之称作"叙事照顾"（narrative care-giving）。个体在进入童话叙事空间，通往幻想王国的途径中，经由自己的内心，发现自己的渴望，最终与自己的悲伤与矛盾达成和解。一部幻想文学作品表面上是治愈，实质却是与自我灵魂的磨合过程。

传说、神话和文学经典叙事作品中的故事阅读也能促进未成年人的社会化进程和成长进程，是叙事资本积累的一种重要方式，能成为生命进程的重要精神食粮。这些故事具有微妙且强大的潜在"药效"，可以化身对应治疗不同情形的"叙事处方"。这就是隐喻性叙事所具有的"反身性"（reflexive quality），它们不仅扩大了个体对外在世界的认知，也扩大了个体对自我的认知：投射就像一面镜子，可以让人看见自己，并借以了解发生在自己身上的事情。

（三）医者叙事阅读赋能职业认同与成长

医者主动形成叙事性阅读的习惯对职业的可持续发展具有重要意义。许多医生在回顾自己的职业生涯时发现，自己的家族医者生涯故事或某个前辈医生的传记，甚至虚构文学作品中的医生形象奠定了自己的生涯选择。

近代许多病理科医生是在阅读了病理解剖学之父、意大利名医乔瓦尼·巴蒂什·莫尔加尼（Giovanni Battista Morgagni，1682—1771）和苏格兰病理学家约瑟夫·贝尔（Joseph Bell，1837—1911）等人的故事而选择做病理研究与临床实践的。当代则有医生在阅读刘易斯·托马斯（Lewis Thomas，1913—1993）的自传叙事《细胞生命的礼赞》（*The Lives of a Cell*: *Notes of a Biology Watcher*，1974）和《最年轻的科学：一个医学观察者的手记》(*The Youngest Science*：*Notes of a Medicine Watcher*，1983）之后，开启病理学人生之旅。

许多前几个世代都为医的家族，其成员在家族医学职业叙事的影响下，继承家族传统，大多选择医疗行业，如著名的侯氏家族。侯氏家族的核心人物侯宝璋教授（1893—1967）是中国近代病理学先驱，曾任香港大学病理系主任，后接受周恩来总理邀请出任中国医科大学副校长。侯宝璋的爱国情怀、科学探索精神和对中国传统文化的热爱对其家人、同事和学生影响甚深。在其职业精神的引领下，一个杏林世家被培育起来。其次子侯健存与四子侯励存均为杰出的病理学家，三子侯竞存为外科教授，女儿侯慧存为生理学家，女婿彭文伟为著名传染病学专家。对病理学感兴趣的医学生还可以阅读刘智鹏和刘蜀永创作的《侯宝璋家族史》（2012）来坚定自己的职业理想。

除了职业规划之外，叙事性阅读活动对于枯燥艰深的医学专业知识学习也具有良好的调节作用。威廉·奥斯勒（Willam Osler，1849—1919）认为，培养医生和善内心的唯一途径是文学阅读，从列夫·托尔斯泰（Leo Tolstoy，1828—1910）、马可·奥勒留（Marcus Aurelius，121—180）、普鲁塔克（Lucius Plutarch，约46—120）、威廉·莎士比亚（William Shakespeare，1564—1616）和蒙田（Michel de Montaigne，1533—1592）的文学作品及医生作家塞尔苏斯（Aulus Cornelius Celsus，前25—50）、托马斯·利纳克雷（Thomas Linacre，1460—1524）和帕雷（Ambroise Paré，1510—1590）等的经典叙事作品中，我们更能感受到人性和道德的力量。因而，威廉·奥斯勒提倡医学生每天花费半小时阅读和讨论文学作品，并用心良苦地列出"医学生必读书单"——《医学生枕边书》（"Bed-side Library for Medical Students"）。

奥斯勒认为，对医学生来说，没有什么比保持在文学方面的兴趣更简单了。为你的每一门医学课程找一名相对应的文学家：当你厌倦了解剖学，就去奥利弗·霍姆斯（Oliver Holmes，1809—1894）那儿呼吸呼吸新鲜空气；当你因生理学而殚精竭虑，就找雪莱（Percy Shelley，1792—1822）和约翰·济慈（John Keats，1795—1821）这些理想主义者给你开导；当化学使你精疲力竭，就请莎士比亚先生来抚慰你；当你马上要被药理学压垮，只需十分钟，蒙田先生就能让你重整旗鼓。在这些文学医生中，托马斯·布朗（Thomas Browne，1605—1682）尤其出众，他的《医生的信仰》（*Religio Medici*）是最伟大的经典著作，值得每个医学生阅读。

"对于一颗疲倦的心来说，没有什么比阅读一个好故事、欣赏一部好戏剧更能得到放松。它之于心灵，就像海边的微风和乡村的阳光之于身体一样——在场景的转换中力图使精神焕发并聊以慰藉。"[①]以上所述能启发叙事医学领域的专家学者通过向医学生及医务人员推荐阅读好的叙事作品，来帮助他们在生活和工作中战胜困难，使他们为弱者带去安慰，并在悲伤时收获慰藉。

---

① JONATHAN K，MARK W. An interfaith dialogue with Sir William Osler：crossing the divide of COVID-19 pandemic［J］. Journal of community hospital internal medicine perspectives，2020，10（5）：391-395.

威廉·奥斯勒在各大医科院校的演讲中，坦言自己在刚进入麦吉尔大学（McGill University）医学院的一段日子里，也像所有年轻人一样，感到茫然，不知何去何从，加上无法适应麦吉尔大学的新环境，天天情绪低落，浑浑噩噩，这让他对未来和前程产生了怀疑，心理和学业面临双重危机。繁重的学业让他怀疑自己无法通过期末考试；不知道自己未来该做什么，会在什么地方，能否创立自己的事业基础，明天该怎么生活。也就是说，年轻的奥斯勒陷入了疑虑叙事闭锁中。

迷惘之中，导师推荐他阅读哲学家托马斯·卡莱里（Thomas Carlyle，1795—1881）的一本书。漫不经心的阅读中，一句话点亮了他内心的火焰，成为他后来出类拔萃的奠基石："我们的首要之务，并不是遥望模糊的远方，而是专心处理眼前的事务。"奥斯勒意识到，人不应当活在昨日的错误与失意中，也不需要担忧明天可能带来的不安与恐惧，而应该使出自己全部的心力来承担今日。集中所有热情，尽力把今天的工作做得完美，就是迎接未来的最好方式。

奥斯勒推崇托马斯·卡莱里关于大学的看法——"书籍是当代真正的大学"，积极推动大学的图书馆建设，在所任教的各所大学担任图书委员会成员。在牛津大学时，奥斯勒成为欧洲最古老图书馆之一博德莱安图书馆"馆委会"成员（Board of Curators of the Bodleian Library），不断促使图书馆增加馆藏量并积极指导图书馆的书籍选用。奥斯勒捐献的大量古籍成为加拿大麦吉尔大学奥斯勒医学史图书馆的核心书目。此外，奥斯勒还认为每个图书馆都应该有一群善于指导医学生阅读的良师，愿意付出时间与爱心，教导新人。在奥斯勒看来，图书馆是医学职业教育进程的催化剂和营养剂①。

二、叙事阅读调节使主体走出人生困境

个人的见证终究有限，放眼茫茫人海，那些素不相识的人通过写作和分享透露出的人生经历及生命智慧可以说是无穷无尽的。在阅读和聆听他人的故事中，我们的生命叙事智慧得以积累，心智获得启迪，灵魂得以擢升。当代新生代小说家伊格言说，阅读的世界与你所习惯存在的世界不同，阅读的世界里，那些"别人的看法"很可能不同于你自己原本的看法。于是，当几种异质元素彼此激荡，你会开始思索，而深刻的思考必然带来力量。阅读的力量，并非仅由文字所挟带，而是其所承载的世界、编织的故事，强迫我们思考，表面如大海般宁静，但深处的暗流却在汹涌不休。

圣人先哲们的文学佳作在一定程度上反映了人类的反思，有助于个体更好地成长。而阅读文学作品，可以从中经历另一个自己的人生，虽不会完全相同，但总能寻到与自己人生相似的境遇，从而实现对自我人生更多的深入关照和思考，并在深刻的检视中认识困境产生的原因和机制，最终达到破解困境、走出困境的目的。高明、智

---

① 原文是：A library … is a great catalyser，accelerating the nutrition and rate of progress in a profession。

慧的医生会引导患者从文学阅读中学会自我调整，有效化解压力，排除纷扰。

（一）叙事阅读调节指明人生方向

大多数人是从童话故事中开始了解挫折、勇气、宽容与嫉妒，这些故事性阅读将会成为个体成长过程中观看世间万象的基础。随着年岁渐长，青少年又透过更多故事经历形形色色的人生，洞悉生命的脆弱，也形塑自己的人生价值观。拉丁语中的"读"（legere），原本的意义是要将所读到的文字聚集起来，形成一致的意义。真正的阅读，不仅是知道如何把握词汇的意义，而且能够在故事的阅读中回应自己的故事，读出内在的人与事。故事阅读的过程如同与作者交友谈心。同一个故事在不同人的阅读中会产生不一样的化学反应。读者的人生故事及其想象力因人而异，因而经典的故事总是生生不息的，并非一成不变的。

古往今来的文学家不受时空约束，把自己对生命及人生的真知灼见谱写成不朽之作，为后世点灯，照亮前程。阅读叙事性作品能让心灵自由。德国诗人、作家赫尔曼·黑塞（Hermann Hesse，1877 — 1962）说："命是弱者的借口，运是强者的谦词。"而根据日本教育学家、哲学家池田大作（1928 —　　）的说法，"阅读是一种自我反省，它能培养深刻的人性。阅读就像一颗种子，久而久之就会发芽，长出许多盛开的枝条，从而扩展和丰富个性"。阅读给予人生提灯的指引，找到谷底反弹的力量，若能在智者的肩膀上，洞悉世事，安顿身心，就能改变事情的结局和自己的命运。

我们之所以选择某些故事来进行阅读，是因为故事存在超越我们有限的心智，引发我们各种联想的内容。随着年龄与心智的增长，我们能够逐一体认曾经阅读的故事，像一颗深埋在土壤里的种子一样，这些认知种子将于何时生根、成长和结果，我们无法预料。因而阅读就像一种看不见的隐形投资。澳大利亚作家迈克尔·麦吉尔（Michael McGirr，1961—　　）在《救赎我的书籍：为智慧、慰藉与快乐阅读》（*Books That Saved My Life：Reading for Wisdom，Solace and Pleasure*，2018）中写道："阅读也是投资于你自己的一部分，就像健身、理财和人际交往一样。"

《小说药丸》的作者埃拉和苏珊是剑桥大学本科阶段文学课程的同学。她们经常会根据对方的处境和需要，比如伤心、职业生涯的不确定性造成的焦虑等小毛病，为彼此推荐阅读书籍。当苏珊面临职业危机，不确定自己是否适合成为一名作家，是否能够应对不断被退稿的情形时，埃拉推荐苏珊阅读美国幽默诗人唐·马奎斯（Don Marquis）100多年前创作的诗歌《阿奇与米茶宝》（*Archy and Mehitabel*）。这本诗集以野猫和昆虫的视角审视社会文明。阿奇是一只有着哲学家和艺术家气质的蟑螂，米茶宝是一只堂吉诃德式的野猫，在荒寒的世界中保持着自己的风格。随着时间的推移和两位主人公的各种经历，阿奇从遁世渐渐倾于入世，米茶宝也开始思考自己的人生之路。埃拉告诉苏珊，如果蟑螂阿奇能够全心地投入它的艺术，每天在纽约的文学杂志办公室的打字机键盘上不停地跳动，敲出它的自由诗，那么，苏珊也应该为这种选择做出受苦的准备。后来，苏珊坚定地选择了作家职业，创作出《日落巧克力山》

（*Sunset Over Chocolate Mountains*）与《声音》（*The Voices*）等知名作品，2003 年被英国知名文学杂志《格兰塔》（*Granta*）评为最杰出的年轻英国小说家之一。

而多年以后，当埃拉无法在画家和母亲两个身份中找到平衡点时，苏珊推荐埃拉阅读当代作家帕特里克·盖尔（Patrick Gale）的小说《最后一场画展》（*Notes from an Exhibition*，2008）。小说讲述一位成功但是命运坎坷的女艺术家的人生故事。患有躁郁症的女艺术家脆弱敏感，在躁郁症与创作天才间徘徊，家人是她最温暖平静的港湾。因而，女艺术家的最后一系列画作，以给她力量和勇气、保护她不让她疯狂的家人为主题，最后平静地离去。苏珊和埃拉多年来一直坚持为彼此、为朋友、为许多家庭推荐阅读疗法的书目。

2007 年，当另一位剑桥大学同学、随笔作家、哲学家阿兰·德波顿（Alain de Botton，1969—　）考虑创建"生活学校"（the school of life）时，她们向他提出创办阅读诊所的想法。她们坚信虚构作品能够产生深刻的转变体验。比如一位刚刚做了爸爸的纽约男人向她们求助如何调整自己的身份，学会为人父。埃拉向他推荐被英国《卫报》评为死前必读的一千部小说之一的尼古拉斯·贝克（Nicholson Baker）的《室温：一部小说》（*Room Temperature：A Novel*，1984）。这部小说讲述一位年轻父亲在用奶瓶喂养婴儿时所陷入的回忆与沉思，主要涉及对为人父的深刻思考。埃拉还跟他探讨了《杀死一只知更鸟》（*To Kill a Mockingbird*，1960）中代表文学作品中的理想父亲形象的芬奇（Atticus Finch）。

埃拉还帮助一名祸不单行的女士走出灾难阴影。在失去丈夫之后，这名女士突发心脏病。她觉得自己是一个失败的女人，生活不再有目标和意义。埃拉给她开了一个书单药方，其中包括约翰·欧文（John Irving，1942—　）关于失去至爱的小说《新汉普夏饭店》（*The Hotel New Hampshire*，1981）。实际上，约翰·欧文也是这名女士已故丈夫最喜爱的一位作家，但是由于伤感，她一直不敢去碰书架上丈夫读过的书，所以当埃拉推荐这本书给她时，她很惊讶，也很感动。在阅读的过程中，她发现一种非常有益的情感经历，帮助她驱走了内心的恶魔和执念。她也非常感激埃拉指引她阅读汤姆·罗宾斯（Tom Robbins，1932—　）关于衰老的小说《吉特巴香水》（*Jitterbug Perfume*，1985）。

（二）借由叙事阅读调节走出愤恨与抑郁

波士顿哲学家、心理学家提姆·戴斯蒙德（Tim Desmond）借由叙事性阅读走出人生至暗时刻。在戴斯蒙德的生命里，父亲是缺席的，童年时期深受母亲酗酒之苦，十几岁时曾一度流落街头，成为无家可归者。19 岁时幸运地拿到体育保送生名额才得以顺利上大学。即使上了大学，戴斯蒙德内心充满对父亲强烈的恨意以及父爱缺失的自卑。当时政治学教授介绍了一本一行禅师（Thích Nhất Hạnh，1926—2022）的作品。借由这部作品的阅读，戴斯蒙德学会如何面对自己内心的愤怒，改变自己的生命状态。

戴斯蒙德感受到对自我身份的抗拒，而这种抗拒很大程度源自于不负责任的父亲的故事。而这些内在的恨意，其实也不是来自于父亲这个人，而是来自于父亲生命过程中所承载的痛苦。父亲的痛苦并非凭空出现，而是其他人加于他的。一切现实都有其缘由，每一个主体都是凭空被抛到一个已经存在的大故事空间里的人，没有人能够完全自主地选择进入什么样的大故事。当戴斯蒙德意识到这一点，他对父亲多年怀有的恨意终于释然。戴斯蒙德的故事说明个体不能改变过去所发生的一切，但可以改变它对个体的影响。

阅读是改变过去人生故事对个体的影响的重要媒介。中国著名诗词大家叶嘉莹先生在人生最艰难的时刻也是在阅读别人的故事的过程中，接纳了自己的苦难，通过换视角思维，走出了愤恨和抑郁。叶嘉莹先生曾任美国哈佛大学等世界顶级名校教授；她执教诗词 70 年，2016 年获"影响世界华人大奖"终身成就奖。她将自己的毕生积蓄 3 568 万元全部捐给南开大学教育基金会。

阅读能把不同时空世界的人们连接起来，其中最重要的成分就是人物的互照与情感的连接。在《红蕖留梦：叶嘉莹谈诗忆往》一书中，叶嘉莹说："诗词的研读并不是我追求的目标，而是支持我走过忧患的一种力量……真正伟大的诗人是用自己的生命来写作自己的诗篇的，是用自己的生活来实践自己的诗篇的。在他们的诗篇中，蓄积了古代伟大诗人的所有的心灵、智慧、品格、襟抱和修养。而我们讲诗的人所要做的，就正是透过诗人的作品，使这些诗人的生命心魂，得到又一次再生的机会。而且在这个再生的活动中，将会带着一种强大的感发作用，使我们这些讲者与听者或作者与读者，都得到一种生生不已的力量。"

天以百凶成就一词人，叶嘉莹先生经历半生忧患，婚姻不幸，中年丧女。将她从痛苦中拯救出来的唯有她用心阐释的古诗词。古诗词给予她生命的精华，让她的生命永远停留在那么高的层次。叶嘉莹通过诗词叙事阅读和诗词叙事创作溶解了她的一切苦痛，正如中国南朝文学批评家钟嵘所谓"使穷贱易安，幽居靡闷，莫尚于诗"。这位传奇的中国女性以诗词淬砺出坚韧不拔的意志，用生命倾注融会，将一个个诗词的故事传递给每一位读者，使读者在她指引的诗词情境中鉴照自己的内心，折射出美好的天光云影。

（三）叙事阅读调节提升人生幸福力

每一个生命主体在人生的不同阶段都可能遇到不同的困境。文学即人学，文学创作是人类的精神活动的轨迹，是一种内在心灵感受的述说。文学叙事阅读具有帮助个体应对各种人生困境的疗愈和调节功能。人是具有文化属性和叙事属性的高级动物，文学叙事是人类独有的符号世界和精神家园，文学叙事的阅读对于调节情感、意志和理性之间的张力，消解内心的困境、疑虑和障碍，维持身与心、个人与社会之间的健康关系，培育和滋养健全完满的人性，均具有不可替代的作用①。

曾经亲身经历 YODO 号劫机事件的日本医生日野原重明之所以能够成功度过劫难，与其形成的主动阅读习惯直接相关。日野原重明在从事医学行业之后，非常注重阅读世界著名的人文主义医生的传记故事和散文作品。在劫机事件发生的那一刻，日野原重明脑海中浮现的第一句话是现代医学之父奥斯勒在其演讲和著作《生活之道》（*A Way of Life*）中提到的"常保宁静之心"（aequanimitas），这让日野原重明在长达四天的劫机事件中十分冷静，甚至因为想到"在这种极度紧张的情况下，不知道自己的脉搏会有什么改变"，而测起自己的脉搏。事后，日野原重明也进行了积极的叙事统整，从此人生观有了彻底的改变，"无常随时会来"的想法使他从追逐名利的医生，成为懂得站在患者立场思考实践人文医学的改革先锋。

对于遭受过校园暴力的人而言，俄罗斯女作家叶甫盖尼娅·涅克拉索娃（Евгения Максимовна Тарасова）的《卡列奇娜 – 马列奇娜》（*Калечина-Малечина*）是一部非常适合阅读的作品。作品中 11 岁的卡佳家境贫寒，饱受校园暴力之苦。处于生之绝境的她与厨房里的女妖结盟，开启了一段冒险之旅。这个颇具奇幻色彩的故事实际上是一部极具现实意义的教育小说。这个借由古老神话而衍生的当代故事，将原生家庭、校园霸凌等关涉儿童成长的普遍社会问题引入虚拟的想象世界，是对现实关切度的另一种提升，也是对虚构的现实指向性的探索。

养成阅读的习惯，可以让人从贫穷中崛起。本·卡森博士（Ben Carson）从贫民窟的落后环境中成长为耶鲁大学的高才生，最后成为世界上最有名的神经外科医生之一。阅读不仅拓宽了卡森的视野，而且让他懂得在困境中调节自己。根据卡森的自述，他年幼时脾气暴躁，成绩非常差，在学校遭同学霸凌。这一时期的性格主要是父母离异造成的。幸运的是，卡森的母亲引导他开始阅读。虽然没有钱买书，但是母亲经常带他去底特律公共图书馆。卡森从故事阅读与故事读后心得撰写过程中积累了能量和智慧，激发出无限潜能。阅读让他的人生发生了深刻的变化，从一个差生变成优等生，被耶鲁大学授予奖学金，成为著名的肿瘤医学及小儿科教授和约翰·霍普金斯医院小儿神经外科主任，并出版多部作品，如《逆转人生八大关键力》等。

为了鼓励更多困境中的人积极展开阅读，在取得成功后，卡森投身教育和阅读慈善事业中。20 年来，他与妻子经营着一个全国性的慈善机构——卡森奖学金，为有志于服务社区的优秀学生提供大学奖学金，并资助缺少图书馆的小学设立阅览室。此外，本·卡森阅读工程（Ben Carson Reading Project）在美国资助设立 88 个阅览室。2008 年，美国总统布什授予卡森"总统自由勋章"。2009 年，他的传记电视电影《恩赐妙手——本·卡森的故事》上映。卡森还参加过美国总统竞选，并曾被委任为美国住房和城市发展部部长。

忙碌枯燥的城市生活能消磨一个人的生命，对于已经产生城市生活疲劳综合征的

---

① 叶舒宪. 文学与治疗［M］. 北京：社会科学文献出版社，1999：273.

患者，建议阅读柴纳·米耶维（China Miéville）的《城与城》（*The City and the City*），这部小说以立体视角重新审视习以为常的人和事物，让人对城市生活有新的认识。

压力和焦虑如影相随，是现代人的通病，是直接导致现代人精神衰弱或者情绪低落的根源。诺贝尔生理学或医学奖获得者法国外科医生亚历克西·卡雷尔（Alexis Carrel）曾说："不知道如何抗拒焦虑的人都会短命。在浮躁的现代城市中生活，只有能保持内心平静的人才不会变成神经病。"为现代人的压力和焦虑开药方的是农民诗人让·纪沃诺（Jean Giono）的《种树的牧羊人》（*The Man Who Planted Trees*，1953）和查理·麦克斯（Charlie Mackesy）的《男孩，鼹鼠，狐狸与马》（*The Boy, the Mole, the Fox and the Horse*）。

对于失眠患者，叙事处方是国际知名律师塞缪尔·安特梅尔（Sam Untermyer）的故事。安特梅尔上大学时就患有严重的气喘病和失眠症，反复治疗无效。于是他接受这个事实，决定退而求其次，失眠时不在床上翻来覆去，而是下床读书。结果，他每门功课成绩都名列前茅，成为大学的奇才。他当上律师以后，失眠症仍困扰着他。但他一点也不焦虑。他虽然每天睡眠很少，健康状况却一直良好，工作业绩超过同事，因为别人睡觉时，他是清醒的。他晚上有一半时间用于阅读，清晨五点就起床。当大多数人刚开始工作，他一天的工作已经做完多半。他一直活到81岁。

研究发现，不同的人遵循不一样的睡眠规律。遵循所谓"Uberman睡眠周期"[①]的"交流电之父"尼古拉·特斯拉和意大利前总理贝卢斯科尼每天睡眠时间从不超过两小时。达·芬奇也是，只不过达·芬奇不是连着睡几个小时，而是每四小时进行20分钟的小憩。著名的美国未来主义建筑师、"可持续发展之父"理查德·富勒（Richard Fuller，1895—1983）每六小时睡30分钟，终其一生都保持着年轻人的心态，活到88岁。因而，这种睡眠方式又被称作"Dymaxion周期"[②]。著名指挥家托斯卡尼尼（Arturo Toscanini，1867—1957）每晚睡眠不超过五小时，活到90岁。

夫妻之间产生矛盾时，建议阅读达妮拉·库洛特（Daniela Kulot）的《鳄鱼爱上长颈鹿》（*Crocodile Loves Giraffe*）。学会与"有差异"的人相处，是一辈子的功课，看鳄鱼和长颈鹿如何运用智慧，跨越横亘彼此的障碍，为对方带来真正的幸福。这本书告诉读者，爱就是互相尊重，彼此珍惜，夫妻之间以及亲子之间相处，除了爱，还需要许多的适应和调整。

---

① Uberman睡眠周期是一个流行的多相睡眠。这一睡眠方式把一天按4小时平分，就可以有6次打盹，每次20～30分钟，每天只睡2～3个小时。

② Dymaxion一词来自富勒的未来主义建筑设计理念，是活力（dynamic）、最大化（maximum）和张力（tension）三个英文单词的拼缀，意为最小能耗获得最大回报，可直译为高效能。比如，富勒设计的最大限度利用能源的住宅被称作Dymaxion House，富勒式的睡眠也就被称作Dymaxion schedule。

延伸阅读推荐

丧夫：李毓昭．以爱之名说再见：失去丈夫后重启人生的方法．

丧父：琳达·纽伯瑞（Linda Newbery）．雪山男孩与幻影巨怪（*The Brocken Spectre*），2016.

丧子：哈洛德·库希纳（Harold S. Kushner）．当好人遇上坏事（*When Bad Things Happen to Good People*），1981.

丧亲：阿涅伊丝·马丹–吕岗（Agnès Martin-Lugand）．快乐的人看书并喝咖啡（*Les Gens Heureux Lisent et Boivent du Café*），2014.

自杀：麦特·海格（Matt Haig）．午夜图书馆（*The Midnight Library*），2020.

尼克·霍恩比．自杀俱乐部．张坤译．人民文学出版社，2007.

詹妮弗·尼文．所有明亮的地方．枣泥译．北京联合出版公司，2017.

保罗·科埃略．维罗妮卡决定去死．闵雪飞译．海南出版社，2013.

弗雷德里克·贝克曼（Fredrik Backman）．明天别再来敲门（*A Man Called Ove*），2015.

失恋：苏菲·卡尔（Sophie Calle）．极度疼痛（*Douleur Exquise*），2014.

自然灾难或人为灾祸失去家园：维拉·威廉斯．妈妈的红沙发．柯倩华译．河北教育出版社，2007.

口吃：汤姆·胡珀（Tom Hooper）．国王的演讲（*The King's Speech*），2010.

重度肢体残障或问题少年：艾柯．穿过指缝的阳光．天津教育出版社，2006.

霸凌：凯西·卡瑟迪（Cathy Cassidy）．别告诉爱丽丝（*Looking Glass Girl*），2017.

意外截瘫或受伤：洁宁·夏合德（Janine Shepherd）．永不服输（*Never Tell Me Never*），1998.

洁宁·夏合德（Janine Shepherd）．振翅高飞（*Dare to Fly*），1997.

丹·米尔曼．深夜加油站遇到苏格拉底．韩良忆译，中国人民大学出版社，2007.

囊状纤维化症：贾斯汀·贝尔杜尼（Justin Baldoni）．爱上触不到的你（*Five Feet Apart*），2019.

先天性痛觉不敏感症合并无汗症（congenital insensitivity to pain with anhidrosis，CIPA）：跳痛先生，2019.

自闭症与小儿麻痹症：查尔斯·莱维特（Charles Leavitt）．真爱奇迹（*The Mighty*），1929.

三、叙事阅读调节赋能生老病死认知

好故事带有一个火花、一种力量，能够安抚、联结、摧毁、改变，从而丰沛人的心灵。阅读经典文学中关于生老病死的故事是一种通过文学文本讨论健康问题的方法，不仅能够进入医疗状况的深层次探讨之中，也能够引发读者对患者和医护人员的态度、情绪和文化价值的深度思考。文学作品潜移默化地传递着伦理道德观念，引发读者对生老病死的哲学思考，为临床医疗和医学教育带来新颖视角，也为"人的完整性"问题提供了独特的解答路径。

（一）叙事阅读调节赋能疾病认知

1984年诺贝尔和平奖得奖者德斯蒙德·图图（Desmond Tutu，1931—2021）从出生开始就体弱多病，脊髓灰质炎使他右手萎缩，还曾因严重烧伤住院治疗。但他从小培养了阅读欧洲童话故事和经典小说的兴趣。1947年，图图感染结核病，并住院18个月。在此期间图图几乎被隔离起来，除了医护人员，没有其他人能够交流，他没有陷入单一病人身份叙事闭锁，而是花费大量时间阅读。在阅读过程中，图图与小说中的人物建立了深厚的叙事连接。在某种程度上而言，这一年半的叙事阅读经历不仅陪伴他走出困境，还为他未来投身服务老弱病残的事业打下了良好的认知基础。

拥有良好的人际叙事关系是获得生命复原力的重要基础。图图在经历了多次疾病的治疗和康复之后，警醒世人，没有一个人能够在孤立中治愈疾病。只有当个体愿意与周围人建立连接时，也就是当个体讲述故事、说出伤害、给予宽恕、修复或结束某种人际关系时——个体的痛苦才开始转变①，个体的疾病才可能治愈。

日本经营之圣、京瓷创办人及名誉会长稻盛和夫65岁查出胃癌后，胃被切掉了2/3，79岁时还任日航首席执行官。在稻盛和夫看来，疾病来了，接纳它，从容面对即可。他面对疾病的从容心态源自少年的患病经历。

> 当时在我鹿儿岛的老家，两位叔叔、一位婶婶相继死于结核病，整个家仿佛被结核病附身一样，我也害怕被传染，所以每当经过染病叔叔的卧榻，虽然隔有一段距离，我还是忍不住屏住呼吸，快步经过。
>
> 我父亲的态度恰恰相反。或许是因为有照顾亲人舍我其谁的觉悟吧，所以他完全不怕被传染，认真地照顾病人。我哥哥也是，觉得没有这么容易被传染，对这个病完全不以为意。只有我对亲戚患病特别敏感，特别忌讳，避之唯恐不及。

---

① 原文是：We do not heal in isolation. When we reach out and connect with one another—when we tell the story, name the hurt, grant forgiveness, and renew or release the relationship—our suffering begins to transform。

父亲与哥哥没被传染，反而只有我被病魔盯上。那时的我每天能做的，只有忧郁地趴在病床上，恐惧地面对步步逼近的死亡。"不久我也会吐血而死吧。"——我幼小的心灵经不起这可怕疾病的打击，抱着持续低烧的疲惫身躯，我的情绪极度低落，躺在病床上，十分绝望。

隔壁的阿姨可能看不惯我这副灰心丧志的模样，借了一本书给我，是"长生之家"的创始人谷口雅春写的《生命的实相》。我似懂非懂，却贪婪地阅读起来。书中写道："在我们的心中有吸引灾难的磁石，我们生病是因为我们有一颗吸引病菌的脆弱的心。""任何灾难都起于招惹灾难的心。自心不主动呼唤灾难，就不会有任何灾难能靠近你。"

一切皆为"心"的造化——当时得到的这个教训、这个重大的发现，大大影响了他今后的人生。人生的模样皆源于自心的编织勾勒，眼前出现的一切事物皆来自心的吸引召唤。当个体面对人生的困境，心不能胆怯，一旦心弱了，疾病以及周遭的境遇都会变差。强大的心智是人生变好的根基。正是借由对《生命的实相》一书的感悟，即使再经疾病，稻盛和夫仍然拥有了健康长寿的一生。

（二）叙事阅读调节赋能死亡认知

死亡是世上最好的医生，它将个体带回当下，全身心体验当下的美好，接近死亡的体验可助人走上自我和生命的认知之路。所谓"蚌病成珠"，当个体通过疾病领悟人生的意义时，疾病就像蚌壳里的砂粒，它折磨个体，让个体受苦，但也让生命长出一颗美丽的珍珠。

在生命健康叙事语境下，死亡有小死和大死的区别。衰老和死亡并非一种需要治疗的疾病状态，只要保持对衰老和死亡的正确认知，践行生命健康理念，个体可以实现健康老化和善终优逝。蛇皮的褪去是一种死亡的过程，不蜕皮的蛇只能等死。人也一样，正如尼采在《曙光》中所言，总是抓着旧皮囊不肯更新的人，会从内部开始腐败，停止生长，然后死亡。因而，只有让生命故事进程不断向前更新并推进，生命的主体才能继续健康成长。

每一个人每一天都在一点点死亡，每一天都处于死亡的过程之中，但有些死亡是积极的、正面的。每个生命主体每天都要"小死一番"，唯其如此主体才能够突破命定的限制，拥有一个永恒而当下的生命。这种死亡意味着生命主体不断脱离小我、转向大我。沈从文在其文章《抽象的抒情》中写道："生命在发展中，变化是常态，矛盾是常态，毁灭是常态。生命本身不能凝固，凝固即近于死亡或真正死亡。唯转化为文字，为形象，为音符，为节奏，可望将生命的某一种形式、某一种状态，凝固下来，形成生命另外一种存在和延续，通过长长的时间，通过遥遥的空间，让另外一时另一地生存的人，彼此生命流注，无有阻隔。"

如果不让每天该死去的故事死去，总有一天迂腐陈旧、该死未死的东西就会堆积太多，进而占据整个生命，个体最终将迎来无法逆转的终极死亡。反过来，如果每天都在去腐生新，身体就会拥有一个良好的叙事生态，因为生命的复原力就在于叙事。当身体处于生命力十足的状态，个体就不用过多担心健康问题。正如美国作家及励志演说家史蒂夫·马拉博利（Steve Maraboli）所言："真理是，除非你愿意放下，除非你已经说服自己，那个故事已成为过去。否则，你的人生无法向前推进。"为了健康，必须让今天成为不被昨天的阴魂困住的这一天。

在尼采的生命健康哲学形成之前，哲学家和医学家常采用的是林奈式二分法，将死亡视为黑暗、邪恶和悲伤的，将生和死视为对立的双方，不公平地将死亡驱赶到黑暗中去。而人们对于死亡的恐惧，就是来自这种"生死二元对立"的思考模式。在生命健康叙事语境下，疾病与健康都是生命的一部分。健康的人生不是不生病、不死亡，更不是害怕生病、害怕死亡，而是拥有活出健康人生意义的能力。所以，疾病和死亡不是健康的对立面或简单归结为人体的某种缺陷，而是组成生命健康的重要因素。

越来越多的学者提出，人们应该从无休止的生命延续的执念中清醒过来，真正需要面对的是死亡——死亡不是失败，而是正常的、自然的生命秩序。"生命的有限"其实是一种祝福，如果每个人都长生不老的话，那么就不会再有人珍惜时间，每个人都会无止境地把真正重要的事情拖延下去。当个体对生老病死自然进程获得的是正确的认知，就能够不断将自我稳定且开放的生命叙事稳定向前推进，生命就获得了生生不息的原动力。在死亡面前，身体也许无法愈合，但是个体的人生故事可以得到统合。当个体愿意花一些时间与临终者平静地待在一起，深入他的生命故事，就能创设一个可能实现生命愈合的空间。个体在完成生命故事的回顾和人生意义的统整之后，对死亡的恐惧会自然消失，才能在安宁的氛围中坦然接纳死亡、拥抱死亡。

（三）死亡恐惧的叙事阅读调节

每个人都厌恶死亡，但阅读和分享死亡故事，思考和直面死亡，却是通往认知死亡和开启真实生命旅程的最佳捷径（见图 1 - 2）。对害怕衰老、期望永生的"患者"，他们的病名是人类"必有一死"病，以及由此引发的并发症——"对死亡的恐惧"与对丧失名利追求机会的"焦虑"。对这类患者可以开具加里·施特恩加特（Gary Shteyngart）的《超级悲伤真爱故事》（*Super-Sad True Love Story*，2018）以及史蒂芬·卡夫（Stephen Cave）的《长生不老：对永生的追求如何推动人类文明》（*Immortality：The Quest to Live Forever and How It Drives Civilization*，2012）等书作为叙事处方。

此外，还可以推荐患者阅读西蒙娜·德·波伏娃（Simone de Beauvoir，1908—1986）的《人都是要死的》（*Tous Les Hommes Sont Mortels*，1946）、博尔赫斯的《永生》（"The Immortal"，1947）、朱利安·巴恩斯（Julian Barnes）的《没什么可怕的》（*Nothing to Be Frightened of*，2008）、芬德利（Timothy Findley）的《朝圣者》

（*Pilgrim*）、格雷厄姆·斯威夫特（Graham Swift）的《神表》（"The Watch"）、雅纳切克（Leoš Janáček，1854—1928）的歌剧《马克罗普洛斯案件》（*The Makropulos Affair*，1925）等叙事作品。

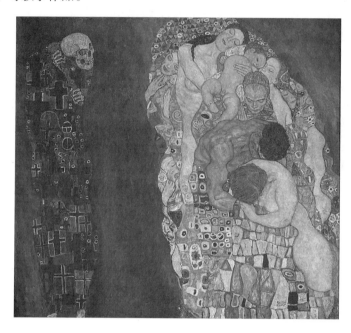

图1-2　古斯塔夫·克里姆特（Gustav Klimt，1862—1918）的画作《死与生》
（*Death and Life*，1916）

乔纳森·斯威夫特（Jonathan Swift，1667—1745）曾经在《格列佛游记》（1726）的一个精彩篇章里提出过"永生"的思想实验。在这个永生国岛屿上，卢格纳格（Luggnagg）的斯特鲁德布鲁格人（Struldbrugs）出生后，前额上就留下奇怪的标记，说明他们将永生。这些永生人并不像我们想象那样是最幸福的人，他们的衰老过程永远持续，不会停止，这让他们陷入日益衰老和精神错乱的境地，却无法死去。他们是正常人避之不及的令人讨厌的畜生（见图1-3）。他们嫉妒所有会死去的人，因为那些人终将安息。用斯威夫特的话说，"那是我见过的最令人痛心的景象"。蒙田也提出过类似的论点，认为死亡是人类的福气，因为死亡能够终结我们老年所遭受的种种不适与痛苦。

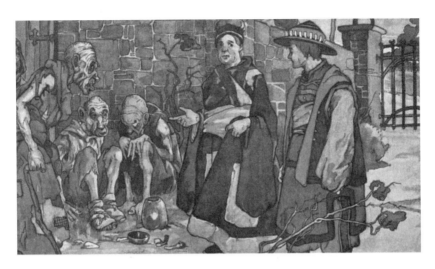

图1-3　《格列佛游记》插图

在《人都是要死的》这部长篇小说中，主人公福斯卡因一种神奇药水而长生不老，见证欧洲千年变迁。在某种意义上，福斯卡患了不死病（athanasia）。女主人公雷吉娜在精神病院邂逅了福斯卡，福斯卡不是真的疯了，但也许他希望自己疯掉，他向雷吉娜证明自己的不死，然后开始对她讲故事。福斯卡经历过一切人生的大场面，做过国王，振兴城邦，治理国家，纵横征战，深感人生须臾，从老乞丐手里取得不死药之后，福斯卡获得永生。

在活过几千岁，见证了人类的兴衰存亡之后，他穷极无聊，只能以扫地板和擦玻璃来打发时间，世上一切对他不再有吸引力，在无限的时间里，他所遇到的各种各样的吉凶祸福都不再有意义。福斯卡逐渐意识到，永生的煎熬使得他离真理越来越远，死亡才是将他解脱出来的捷径。女主人公雷吉娜原本是一个非常自恋的个人主义女性，跟常人的想法一样，渴望长生不老。遇到福斯卡之后，她才明白自然地接受死亡也是一种幸福。

捷克作曲家雅纳切克以捷克作家卡雷尔·卡皮克（Karel Capek）的剧本为基础创作了歌剧《马克罗普洛斯案件》。女主角埃琳娜（Elina Makropulos）喝了可活三百年的长生不老药。在第一个三百年后，她放弃服此药再活三百年而选择了正常人的生活。哲学家伯纳德·威廉姆斯（Bernard Williams，1929—2003）在一篇著名的文章中引用了这部歌剧。他指出，在永生的过程中，哲学家所说的欲望都会被满足，生活也将失去动力。永生者不可避免地会变得无聊和冷漠，就像埃琳娜一样。永生不死如果是这样，那么死亡反倒是福气。死亡是一件好事，能够使我们免于永生的可怕命运。

小说《神表》围绕一个波兰裔钟表世家的祖孙四代展开，小说叙述者克雷普斯基（Adam Krepski）的曾祖父斯坦尼斯瓦夫在一次偶然中制造出了一只"神表"，故事就此开始。在这个无须上发条便可永远运转的钟表诞生一周年后，斯坦尼斯瓦夫于日记中预示性地写道："我们将永生。"他的儿子，亦即"我"的祖父菲利克斯后来继承了这只表，并且如同自己父亲那样简单地生活。因为永生，这个家族不再热衷于生儿育女，"不再热衷于其他人用于延长生命的方法"。小说叙述者看透了这一点："我的先辈们寿命越长，他们就越没有生机。他们越沉醉于时间，就越在行动上陷入了机械单调的生活之中，他们的人生就像这块滴答作响的神表一样也在滴答声中虚耗殆尽。"这就是永生的代价。

《永生》是博尔赫斯叙事创作生涯中的巅峰之作。博尔赫斯说，死亡是活过的生命，生活是在路上的死亡。小说中的主人公约瑟夫生于古罗马时期，参加过埃及战争。主人公最初为摆脱世俗平庸而寻找生命的不朽，在看到永生河时，他已是一个饱受煎熬的将死之人，甚至为了摆脱煎熬产生了对死的渴望。后来，他到达了永生之城，一瞬的狂喜之后剩下的满是恐惧、惊异和荒诞，眼前到处都是迷宫般的死路。约瑟夫回到永生河旁，无意中得知原来河边面目可怖的"野蛮人"都是永生人，时间的无限使得一切因人生苦短而弥足珍贵的情感都不再有价值，有人甚至从来都没有站起来过，鸟在他们胸前都筑起了窝。他们经历过死亡，并将永远承担永生的痛苦，"精神或者智力的长处"不复存在。在主人公参透一切之后，欣喜地发现自己回到到了人间，成为"终有一死者"。经历过永生的境界的约瑟夫内心平静地既超越了生，也超越了死。

博尔赫斯的《永生》给我们演习了死亡。在我们未曾真正经历死亡之前，每个人心中都设定了一个天堂的模样，作为永生的寄所，来淡化我们对死亡的恐惧。然而，理论物理学家史蒂芬·霍金（Stephen Hawking，1942—2018）认为："人脑其实就像一部计算机，零件失效后就停止运作，人死后并没有任何事情发生，只是停止运作而已。没听过坏掉的计算机还有来生或去到天堂，天堂只是害怕黑暗的人想出来的童话故事。"对于个体而言，真正的天堂就是当下的生活状态。当个体认真地对待生命，过有意义的人生，个体就生活在天堂，死时无惧，就是天堂。

著名作家娜塔莉·巴比特（Natalie Babbitt）曾创作一部关于死亡的魔幻小说《不老泉》(*Tuck Everlasting*, 1975)。小说讲述一个早熟的小女孩温妮被魔法迷惑的故事。温妮向往着一种不受母亲控制的生活，当她在离家不远的森林里迷路时，偶然遇上一个叫杰西·塔克的少年，发现了塔克一家拥有永恒生命的秘密——因为喝了林中一处泉水。那眼泉水就在温妮家林子里的一棵白蜡树下；但除了杰西，塔克一家极力阻止温妮去喝它。他们告诉她："人如果只活不死，就和路边的石头没有什么两样，不能算真正地活着。"永生不朽成为一种于他们而言永无止境的折磨，他们必须不断地迁徙以避开常人异样的眼光。只有永远17岁的杰西，热切地希望温妮过几年就去喝那泉水，然后去找他……然而随着温妮发现永生的秘密，他们的危机也从此开始，神秘黄衣人伺机夺取泉水并从中获得暴利。神秘黄衣人的贪婪和阴险让温妮明白，一旦更多人知道泉水的秘密，这个世界就毁了。温妮可以随时去喝这个不老泉里的水，但最后她终于明白了永恒的生命实际意味着生命离你而去。

但凡为人，不管个体拥有的是教授、法官、公务员、消费者、父亲、女儿、患者、医生或者帝王、总统、主席、将军中的任何一种身份，都拥有唯一的共同身份，那就是"终有一死者"。因而，面对死亡，个体更多的是思考活着的意义，"死亡使人们变得聪明而忧伤"。个体只有意识到死亡是悬在每个人头顶的达摩克利斯之剑，才能珍惜依然存在于世的每一刻。个体越是回避死亡，离生命健康就越远。《孙子·九地》中说："陷之死地而后生。"存在主义哲学家马丁·海德格尔（Martin Heidegger，1889—1976）也说："每个人都必须正面迎接、诚实面对那场永远只属于自己的死，才能寻回自我的本真。"

其他死亡叙事作品推荐

米奇·阿尔博姆. 相约星期二. 吴洪译. 上海译文出版社，1998.

威尔·施瓦尔贝. 生命最后的读书会. 王兰英译. 长江文艺出版社，2019.

毕淑敏. 预约死亡. 中国文联出版社，2009.

史蒂芬·雷文. 生死之歌. 汪芸，于而彦译. 东方出版社，1998.

法兰克·奥斯塔萨斯基（Frank Ostaseski）. 死亡可以教我们什么：圆满生命的五个邀请（*The Five Invitations*：*What Death Can Teach Us About Living*），2017.

佐野洋子. 活了一百万次的猫. 唐亚明译. 接力出版社，2004.

四、叙事绘本阅读促进健康科普传播

绘本是儿童进入阅读世界的领航员，它并非在既有的文本中补上插画，而是运用一组具有故事脉络的图画来展开故事的文体类别，也就是说，绘本是一种即使把文字都拿掉，照着画作顺序翻阅也能看懂的故事书。阅读绘本叙事作品能够对患者的生命态度产生积极影响，如借由绘本的阅读，分享心中真正的想法，修复与医者及家人的叙事连接；能更积极地看待周围的人和事，减少对死亡的恐惧并增强对生命的肯定；感受到"活好每一天"是最有价值的事；更乐于助人，个性变得开朗；对其他患者产生同理心，愿意参与活动并主动关怀别人。

（一）绘本叙事阅读与疾病科普

绘本是文字与图像合奏的作品，在合奏之中表现说故事的艺术。绘本和童话故事阅读也是一种重要的调节情绪和促进成长的方式。爱因斯坦提出，如果我们想要孩子更加睿智，遇到困境具备更好的应对智慧的话，我们就应该跟他们一起阅读童话故事[1]。绘本叙事是对儿童开展疾病科普的重要媒介，以故事为框架，儿童能够更深入、全面地了解疾病以及疾病给家人带来的痛苦，也能为生病中的家人带去温暖。

---

[1] 原文是：If you want your children to be intelligent, read them fairy-tales。

2019 年暑假的某一天，当笔者去一家医院做叙事照护师资培养时，在医院手术室门口遇见一个年轻父亲带着 5 岁左右的孩子。孩子只要见到穿白大褂的医护人员就会跑过去很愤怒地对他们拳打脚踢。笔者观察到，第一个医护人员对着焦躁的年轻爸爸吼道，为什么不管好自己的孩子。孩子爸爸只好训斥并打骂孩子，孩子大哭，爸爸无奈抱住孩子，一脸的愤怒、焦急和无助。但是，当孩子见到第二个医护人员，立刻挣脱爸爸，继续上前推搡医护人员，还愤怒地说着："你们为什么要伤害妈妈，为什么把我妈妈关进去，还我妈妈，把妈妈放出来。"医护人员感到莫名其妙，只好说"你要是再不乖，就叫保安叔叔把你抓起来"这类话语。而孩子却不太理会，似乎失去理性和控制，哭喊着"你们都是坏人……"

经笔者与孩子爸爸交流后得知：原来孩子妈妈罹患乳腺癌，正在做切除手术。现在正值暑假，孩子没人带，就在医院与爸爸一起等妈妈做手术。他们没有将患癌的事情告知孩子，认为孩子年龄太小什么也不懂，关键是年轻的父母也不知道如何与孩子谈论这个话题。因此孩子便将要给母亲实施手术的医护人员当作想要伤害妈妈的"坏蛋"。当时，笔者恰好在整理"癌症沟通的绘本叙事处方"，里面有罹患乳腺癌的年轻妈妈如何跟孩子沟通癌症话题的绘本。因而笔者与孩子爸爸沟通后，打开随身携带的 iPad，与孩子一起阅读《妈妈的肿块》（*Mom's Lump*）和海泽尔·巴纳德（Heather Barnard）与汉娜·理查德森（Hannah Richardson）合著的《为什么妈妈好好的却要做手术》（*Why is Mommy Having Surgery, She Looks OK to Me*, 2017），孩子若有所思地看着绘本，耐心地听笔者讲解，后来平静下来，不再踢打医护人员。

好奇心是建立人际叙事连接的驱策力。对世界和周围人的行为举止充满好奇心的人，个性通常较为弹性圆融，能包容与自身不同的相异性。当个体对事物好奇时，会渴望探索、发掘和寻求答案。好奇心可以帮助个体更加全面立体地认识他人。好奇心是生命主体面对陌生、差异与不确定时主动展开探索的引擎。当个体习惯稳定、周而复始的生活模式后，反而失去了对人和事物的好奇心和探究力。因此，只有重新拥抱未知与不确定，找出熟悉规律中的新奇点，持续充满好奇心，才能感受当下，不断发现人生的意义与目标。

许多医护人员在忙忙碌碌的模式中丧失了对外界、对其他人，尤其是对患者及其家属保持好奇心的能力。医护人员没有思考为什么孩子见到白大褂如此激动，是不是背后有什么故事。所有人都没有真正去倾听和回应，因而，错过了对孩子进行情绪调节的机会。这个故事让笔者想起了《邦迪的故事》，听医护人员说只有上帝才能救他的叔叔之后，6 岁的患者家属拿着 1 美元去商店购买上帝，问了 68 家店，没有人去问孩子为什么要买上帝，直到第 69 家店的店主才问他这个问题，并认真倾听，予以回应。

回到开头的故事，笔者通过绘本的阅读，以自然不说教的方式向孩子解释在母亲身上所发生的一切，并以符合孩童认知的解说方式让孩子将自己的情感自然投射到绘本人物身上，了解母亲为什么需要进行手术及医护工作者所扮演的角色等，这无疑起到了正向引导的作用。绘本所塑造的人物世界可以极大抚慰孩童幼小的心灵，同时又可以消除因母亲生病而父亲又无暇照护、置身于完全陌生情境中（医院手术室外）的不安全感。借由绘本叙事，孩子消解了对医护工作者的负面认知，也间接了解到母亲要与疾病斗争的过程，同时也做好了一定的心理准备——配合医护人员救治并陪伴母亲，直至母亲有康复的可能和出院。

（二）绘本叙事阅读与儿童焦虑缓解

每个年龄阶段的儿童的心智发展和生活经验都不相同，因此在面对突如其来的分离与失去时，无法用成人的方式跟儿童解释。这时，一个简单、独特的"故事"比起严肃的道理与话语，更容易让儿童理解。因图片内容的生动形象和语言描述的浅显易懂，绘本通常被儿童所广泛接纳和喜爱，因此被视作拓展儿童生活经验和缓解儿童焦虑困扰的有力工具，并对提升儿童的自我开导能力和社会化助益良多。

苏珊·佩罗（Susan Perrow）在《每当孩子伤心时，故事是最好的陪伴》（*Stories to Light the Night：A Grief and Loss Collection for Children，Families，and Communities，2022*）中提到，故事并不是为了转移儿童对分离、失去和哀伤的注意力，而是用他们能够理解的语言来认识生命中必经的体验。故事中的想象与画面能深入儿童的内心，用他们能够理解的方式诉说深奥的经验，回应他们难以理解的哀伤。而成人也能在故事蕴含的意义里找到疗愈之光，与儿童一同面对失去的伤感。

在许多设有叙事中心的医院，经过叙事医学团队培养的医护人员运用绘本成功帮助许多主体走出苦难境遇。

我们借用"故事医生"苏珊·佩罗的绘本叙事处方帮助一个丧父之后不睡觉的小女孩走出困境。在佩罗的叙事赋能案例里，小女孩的爸爸突然在睡梦中死去，之后的一个月，女孩害怕睡觉，也害怕她的妈妈入睡。她尽一切努力让自己保持清醒，围着房子奔跑、哭泣。被外婆和妈妈带到中心的4岁女孩也有类似表现。她的爸爸在睡眠中突发心梗去世。还无法理解死亡的女孩反复听家人提起爸爸是睡觉去世的，因而认定睡觉带走了爸爸，同样也会带走自己、妈妈和其他亲人。

我们采用佩罗的"芭蕾女孩的故事"作为"隐喻叙事处方"。在这个故事里，喜欢跳芭蕾舞的女孩住在音乐盒里，盒盖一打开，芭蕾舞女孩就会一圈又一圈地跳芭蕾。当她跳累了，音乐盒会合上，她就可以得到休息。生活这样日复一日地继续着。有一天夜里，正当她在音乐盒里休息时，一场可怕的暴风雨降临。房子猛烈晃动，音乐盒飞了出去，盒盖摔开，再也合不上了。疲惫的女孩开始跳舞，一圈又一圈，她跳啊跳啊，一刻也停不下。

某个夜晚，梦精灵从窗旁经过时看见女孩早已疲惫不堪，却仍在无休止地、不受控制地跳着芭蕾舞，梦精灵感觉自己必须帮助女孩。于是梦精灵唱了一首催眠曲，音乐盒盖神奇般地重新合上。那晚女孩安心地入睡。第二天早晨，梦精灵又来了，这次她唱着另一首歌——《觉醒歌》。伴随着音乐，盖子缓缓打开，芭蕾舞女孩再次一圈又一圈地跳起舞来。在梦精灵的帮助下，女孩恢复了正常的生活，日复一日，女孩开心地跳舞、安静地休息，享受着跳舞的乐趣。

绘本叙事讲的不是"你"的故事，而是"他"的故事，可以让"你"跳出自己的故事，从第三人称视角凝视绘本故事中的人物，更好地看待自身的处境和问题。这就是绘本中的隐喻性叙事所具备的"反身性"，它们不仅扩大了主体对外在世界的认知，也扩大了主体对自我的认知。从这个故事可以看到，这个由芭蕾舞女孩、音乐盒、暴风雨、梦精灵构成的叙事性隐喻很好地回应了女孩的焦虑，产生了强大的疗愈效果。

遭受丧父之痛的女孩可以看作所有丧失苦难表达能力的受苦者。苦难让他们一直处于躁动不安的状态，睡眠是一种折磨，他们努力让自己保持清醒，以为这样就能不被苦难抓住，不被死亡带走。然而，这无异于陷入生命叙事进程的停滞或闭锁状态，除了悲伤、焦虑和恐惧，无法感受当下生活。每一个生命都不可避免地会经历痛苦，成为苦难者。深谙生命叙事智慧的人可以运用隐喻智慧和叙事赋能为闭锁者及时开展叙事调节，帮助他们启动重新体验和阐释人生故事的按钮，赋予他们由内而外突破闭锁的能量，恢复完整的心身全人健康状态。因此于医护工作者和生命健康叙事照护者而言，儿童绘本、疾病叙事绘本和漫画无疑是健康教育和疾病科普的首选阅读介质。

（三）绘本叙事调节与成人伤痛疗愈

事实上，成人也可以通过阅读绘本来调节情绪，走出困境。成人阅读绘本可以抚平伤痛，充实想象力，发现生活之美，找到真正的自己，让童年的自己与现在的自己展开深度对话。绘本和童书是大人思考人生、调适心态和关爱儿童的滋养品。柳田邦男通过绘本叙事阅读调节走出丧子之痛后，与临床心理学者河合隼雄以及儿童文学家松居直合著《绘本之力》一书，引导更多人从绘本叙事阅读中获得疗愈。

柳田邦男说，人一生有三次读绘本的机会，第一次是孩子的时候；第二次是为人父母，抚育孩子的时候；第三次是人生过半，面对危机、衰老、疾苦、死亡的时候。每一次阅读都能从绘本中读出许多可以称为新发现的深刻意义。到人生后半段的人，更应该重拾绘本，并仔细阅读。那些因为汲汲营营于工作而被遗忘的事物——幽默、悲伤、孤独、相互扶持、别离、死亡、生命，将会像烙画般再次浮现。

成人阅读绘本也能起到意想不到的效果。捧起一本绘本进行阅读的那一刻，个体能暂时逃脱成人世界的法则，放下威权、焦虑、疑虑、压力、功利心等包袱，以最纯真、直观的视角去重审各种人生的课题。绘本叙事阅读所带来的好处中，最显而易见的就是放松心灵、获得良好的睡眠质量。尤其是个体因工作或生活压力过大而难以入眠时，可以借由绘本中的插画及文字创设出来的叙事想象空间，让焦虑不安的内心得到安适。

在《心灵病房》（*Wit*）这部电影中，当处于卵巢癌晚期、临近生命末期的薇薇安接受导师艾斯福德教授（Evelyn Ashford）的探访时，导师为她读的绘本勾起了她对亲情的美好回忆，疗愈了她对死亡充满恐惧和抗拒的内心。生病的成人跟儿童一样，最渴望的也是情感的抚触与内心的抚慰。导师给她读的是儿童绘本大师玛格丽特·布朗（Margaret Brown，1910—1952）为表达母爱而创作的绘本《逃家小兔》（*The Runaway Bunny*）。

> 从前有一只小兔子，他很想要离家出走。
> 有一天，小兔对妈妈说："我要跑走啦！"
> 妈妈说："如果你跑走了，我就去追你，因为你是我的小宝贝呀！"
> 小兔说："如果你来追我，我就要变成溪里的小鳟鱼，游得远远的。"
> 妈妈说："如果你变成溪里的小鳟鱼，我就变成捕鱼的人去抓你。"
> 小兔说："如果你变成渔夫，我将会变成小鸟，飞得远远的。"
> 妈妈说："如果你变成小鸟，飞得远远的，我就变成树，好让你飞回家。"
> 小兔说："哇，那我就待在这里，当你的小宝贝吧。"……

德国插画作家埃尔夫·埃尔布鲁赫（Wolf Erlbruch）的作品《鸭子、死亡与郁金香》（*Duck Death and the Tulip*，2007）看上去只是一本儿童读物。然而，实际上，它除了是一本为儿童设计的简单易懂的死亡教育读物之外，还是一个能够引发成人对死亡进行深层次思考的暖心故事。

> 有一天，一只鸭子意识到与之共生的死神的存在之后，克服心中恐惧，与死神成为好友。他们一起玩水、爬树，默默坐在草地上；他们一起讨论生活的意义和死后的景象，还用自己的体温为对方取暖。直到有一天鸭子在一个雪花纷飞的冬夜平静逝去。死神庄重地送走鸭子：不但整理了它身上的羽毛，还在它的身体上摆上了一支黑色郁金香，怅然若失地目送着它随水流飘向远方。

随着绘本叙事进程的推进，死神的形象并没有想象的那么可怕。死神并不是肩扛一把收割时间的镰刀，身着黑袍、整张脸都隐藏在尖帽阴影中的样子。"死神看起来挺和蔼的——如果能忘记她的身份，我们会发现她其实很友善。"死神的任务不是在生命之火行将熄灭之时残酷地将人带走，她的任务是陪伴：自鸭子生下来就在它身边，并陪它走完一生，还在生命终结时让它有尊严地离开。埃尔布鲁赫巧妙地通过颠覆性的人物设定和情节安排，让人读完这本书后可以用平常心看待死亡——至少不刻意回避死亡这个话题，甚至能够坦然地把"死"看作生的一部分。

其他绘本叙事作品推荐

李贞慧. 绘本给你教养力：在故事里和孩子一起成长，2018.

李贞慧. 不要小看我：33本给大人的疗愈暖心英文绘本，2016.

奥利佛·杰法（Oliver Jeffers），山姆·温斯顿（Sam Winston）. 书之子（*A Child of Books*），2017.

结语：积极推进叙事阅读，促进医患共情连接

《希波克拉底誓言》中提到："……共情与理解有时比外科医生的手术刀和药剂师的药物还重要。"作家医生，如阿图·葛文德（Atul Gawande）、亨利·马什（Henry Marsh）、丹尼尔·奥弗里（Danielle Ofri）、悉达多·穆克吉（Siddhartha Mukherjee）、保罗·卡拉尼什（Paul Kalanithi）、加文·弗兰西斯（Gavin Francis）和哈罗德·克罗文（Harold Klawans）等都认为只有将医生叙事和患者叙事并置起来研读，才能走上通向医学和生命真相的正确路径。通过阅读疾病自传叙事作品，未经历过疾病世界的人可以从中得到启发，珍惜健康世界的美好；经历过疾病世界的人，在阅读和写作疾病叙事时，思想能够从中得以升华；正在经历疾病世界的人，能够从中获得面对疾病、征服疾病的信心。

全国各地的叙事中心都收录了患者及其照护者视角的叙事作品。通过阅读患者的疾病回忆录或疾病虚构叙事，医者可以更好地了解患者的视角，聆听感知患者的心声，更好地实现医患之间的视域融合。总体而言，西方健康医疗界在近30年的叙事革命中，具有创作能力的医护患都开始出版各自视角的叙事性作品。近十年来，国内这类叙事作品也不断出版，但是相对于14多亿人的人口基数，数量还远远不够。只有更多人愿意将自己的故事分享出来，我们才可能形成更和谐、更多元的生命健康与医疗叙事生态。

叙事阅读调节书目推荐

埃拉·伯绍德（Ella Berthoud），苏珊·埃尔德金（Susan Elderkin）. 小说药丸. 上海人民出版社，2016.

妮娜·桑科维奇. 托尔斯泰与紫绒椅：一年阅读好时光. 苏西译. 浙江大学出版社，2014.

迈克尔·麦吉尔. 救赎我的书籍：为智慧、慰藉与快乐阅读，2018.

苏珊·古芭（Susan Gubar）. 阅读和写作癌症：文字的治愈（*Reading and Writing Cancer：How Words Heal*），2016.

赫黑·布卡依（Jorge Bucay）. 人生难题的简单答案：赫黑医师的 50 个故事处方，2023.

赛门·梅耶（Simon Mayo），马克·柯蒙（Mark Kermode）. 欢迎光临电影医院：看电影，解决你的人生百病（*The Movie Doctors*），2017.

课后思考题 1

阅读下面这个短篇故事，理解文学叙事阅读对等待检查结果的患者的调节作用，并思考：在医院的等待区域是否可以放置一些叙事性作品，尤其是与生老病死相关的绘本和故事，帮助患者及其家属提升健康认知，调整心态。

　　爱尔兰作家伯纳德·麦克拉弗提（Bernard MacLaverty）曾经创作短篇小说《诊所》（"The Clinic"，2006）。这个故事讲述一个老年人第一次到糖尿病诊所进行诊断测试的经历。老人在等候室里焦虑地等待测试结果，担心自己成为糖尿病患者的过程中，通过阅读医生作家契诃夫的短篇小说《美女》（"The Beauties"）获得慰藉。

　　漫长的测试和等待之后，医生告诉他，他是糖耐量受损，只需要调节饮食与运动，还未真正发展为糖尿病，这让老人和焦急等待结果的妻子如释重负。麦克拉弗提通过这个小故事告诉我们，文学能够将读者带到另一个时空的故事里，让他暂时忘却眼前的纷扰与纠结，因而，在医生办公室里能起到很好的作用。

课后思考题 2

阅读下面这个故事，理解在叙事阅读调节的基础上，将叙事智慧化为亲身体验的经验资本的重要意义。结合这个故事，谈谈为什么说结合自己生命体验展开的阅读才是真正的阅读。

　　奥地利畅销诗人和小说家赖内·马利亚·里尔克（Rainer Maria Rilke，1875—1926）曾收到一个彷徨年轻人的来信，刚开始他毫不吝啬地花费很长的时间回复，信中有鼓励和批评，也有生命故事的分享。通信一段时间后，里尔克觉察到这个年轻人太崇拜他，以至于开始将里尔克用自己的生命进程获得的人生智慧来取代体验生活、寻求人生智慧的基本功夫。于是里尔克给年轻人回了一封重要的信，信中说："我还有一件非说不可的事：不要以为眼前这个试图安慰你的人，一向无忧无虑地活在那时而带给你喜悦的纯净话语中。他的生活有好多问题和悲哀，远比不上你的生活。若非如此，他也绝不可能找到那些话语啊。"

第二章　叙事高阶调节赋能生命持续发展

> 我们因故事而存在，我们活在故事里。改变一个人的故事，就是改变一个人的人生意义。①
>
> ——北美作家托马斯·金（Thomas King）

第一节　叙事创作调节：叙事反思激发个体内在生长力

2006年诺贝尔文学奖得主奥尔罕·帕慕克（Orhan Pamuk，1952—　）说："写作，就是把内省的经验变成文字。"② 如果说倾诉是求助于外来的力量的话，写作则是将内在力量外化为文字，再借由创作出来的文字发现内心力量的过程。书写曾经是每个人的本能，就像呼吸一般。但是随着时间推移，社会逐渐功利化和浮躁化，现代人更多地受困于对"作家"的狭隘定义中，陷入对写作的错误思维中。

事实上，每个人都是自己人生故事的讲述者和写作者，都有能力创作和改写自己的生命故事。叙事医学框架下的叙事创作调节并非简单地将经历的事情写在纸上，而应适时运用叙事理论，引导患者进行疾病书写，引导医护人员进行换视角的医疗事件再现，以患者或者患者家属的视角来展现故事，借此缩小主体之间的视域差距。同时，运用可读性强的文字帮助医生将医疗上的复杂事件解释清楚，并将诊疗和救治过程中与患者及其家属产生的情感连接和矛盾冲突进行梳理排解。这些讲述出来和写作出来的疾病故事将成为医护人员进行深刻反思的有利载体。

---

① 原文是：If we change the stories we live by，quite possibly we change our lives。

② 原文是：To write is to turn this inward gaze into words。

一、叙事创作调节赋能生命层次提升

《逝物录》的作者、德国作家茱迪思·夏朗斯基（Judith Schalansky）说，被记录下来的，才算是真正发生过。[①] 如果个体能用自己的人生和独特的感情，写出自己才能写下的故事，那么，创作过程就是个体在这个世界上印下生命痕迹的过程。通过叙事创作，每一个人的自我故事都有机会与更大世界中的叙事——家庭故事、职场故事、民族故事、地域故事、国家故事等交织互动，许多自我的故事共同组成更大的故事，自我的叙事创作就能为更大的叙事生态构建贡献力量。

（一）叙事创作调节的定义和意义

每个个体都有自己的独特生命故事，有些已被诉说，有些仍闭锁在内心深处。生命故事内含巨大能量，通过创作的形式，回顾、审视并创作出不同媒介的生命故事，不但可以回答重要问题——我是谁、从哪来、为何在此，还可以帮助生命主体找到生命的主轴意义，思考今后要如何活。个人生命故事的艺术创作价值已获得哲学家、教育学者和社会心理学家等的高度肯定。创作出来的叙事作品借由他人的倾听和阅读，能够在自我之外，与他人产生深层次的连接，从而使自己融入更广阔的叙事网络和社会群体中。

叙事创作调节可以通过音乐叙事、绘画叙事和文字叙事等不同媒介，用故事来连接人性和人的精神性。文字叙事创作调节指的是主体以创作日记、诗歌、自传/回忆录的叙事形式或者创作基于人生故事的半虚构或虚构叙事的形式，将自己从困境、危机或疾病带来的严重情绪问题之中离析出来的一种调节模式。苏轼人生中多次遭遇困境，但他一直通过创作诗词，与古人对话，与自我对话，与兄弟家人对话，与黎民百姓对话，与自然中的江河湖海、星辰明月对话，抱着乐观豁达的人生态度，在诗词创作中开解自己，积极面对失意，在文学史上留下千古美名。

苏轼21岁考取进士，然而一生仕途不顺。王安石变法期间，他因批评新法而遭贬谪。宋神宗元丰二年（1079），又因诗作被弹劾为诽谤朝廷而下狱，差一点被赐死，最终贬谪黄州。他一度回朝，却又再度遭贬。一次又一次的失意并没有让苏轼自暴自弃，反而写下《念奴娇·赤壁怀古》这首词。在词中，苏轼描写赤壁大浪磅礴气势，亦塑造出周瑜的英雄形象，借此引出"人生如梦"的感慨，认为即使人生在世建立丰功伟业，最后也只会烟消云散，淹没在时间的洪流中，因此明白即使自己仕途失意也不足介怀。

生命主体在生命进程中的蜕变往往需要媒介，而创作自我的生命叙事作品是最佳媒介。法国哲学家保罗·利科（Paul Ricoeur，1913—2005）提出，自我叙事（自我故事的讲述或创作）的目的不是要客观地描述人生事件，而是要解释（interpret）这些事

---

① 原文是：Scribere necesse est, vivere non est。

件，为这些事件赋予意义。没有经过叙述，生命只是一个生物性现象。英国移民小说家三杰之一萨尔曼·拉什迪（Salman Rushdie）说："只要是人，都需要让自己讲出来的故事被听到。他是一个人，但是如果死之前都没有讲述自己的故事，那么他就还称不上是人，只是一只白化蟑螂，一只虱子。"①

写作就是一种倾诉。叙事创作调节可以修复主体自我与世界之间的断裂，甚至能通过书写情绪变动的故事来改善身心健康。创作回忆录、自传等形式的人生故事，是认清真实自我，梳理生命意义，进而自我疗愈的一场精神救赎。《管子·内业》中提到："暴傲生怨，忧郁生疾，疾困乃死。"叙事创作能够调节忧郁，使其不至于"生疾"，并受疾困而死。生命主体在创作自己的故事过程中建构属于自己和世界的故事，诠释存在的意义。创作的过程既能寄托情感，同时，挫折的愤懑和彷徨的痛苦又可转化为创作动力而使心灵得到净化，这就是叙事创作主体的自我调节和疗愈效果。

如果说阅读看起来是一种孤独的行动，却是与他人建立叙事连接的重要方式，那么，写作看起来也是一种孤独的行为，却是与自我建立叙事连接的重要途径。倾诉让压力得到排解，写作与分享故事不同，写作是不需要听众的文字倾诉。

在创作自己的生命故事的过程中，个体可以成为自己故事的主笔者，重新构建自己的世界，重新认识自己的理想世界与现实世界之间的差距。这里的叙事创作包括"故事讲述"和"故事创作"两种方式。叙事创作与自我以及自我身份建构关系密切。

参与故事创作可以帮助减轻焦虑，促进睡眠质量的提高，增加整体幸福感。美国心理学家詹姆斯·彭尼贝克（James Pennebaker）和桑德拉·贝尔（Sandra Beall）的研究表明，叙事性表达写作（expressive writing）可以提高免疫功能，减少就诊和住院次数，降低血压、心率和缓解哮喘症状，还可以减轻焦虑、沉思和抑郁症状。研究显示，在感受到忧郁、绝望、愤怒等负面情绪时，将其书写出来，压抑的情绪就能获得释放，内心也会因而感到放松，效果就如同获得心理医生的协助，进行了一场深度心灵疗愈一般。1999 年，《美国医学会杂志》（*Journal of the American Medical Association*）刊出的一篇研究得出结论，表达性写作可大幅减轻许多关节炎与气喘患者的痛苦。

通过将自己的人生故事的主笔权抓在自己手里，人的健康状况能够得以改善。相关研究还包括参与写作训练可以改善哮喘患者的肺功能（Bray, et al, 2003）；书写日记可以改变生理机制，促使白细胞生成，降低压力激素与血压，大幅改善主要身体系统的功能，以及强化心肺肾等重要器官（Jackson, 2018）；囊性纤维化、艾滋病感染甚至各种癌症患者，在参与表达性写作活动后，病情全都有了好转。此外，在等待诊疗的同时进行 20 分钟的写作训练能够改善肿瘤患者的生活质量（Morgan, et al, 2008）。

---

① 原文是：All men needed to hear their stories told. He was a man, but if he died without telling the story he would be something less than that, an albino cockroach, a louse。

（二）叙事创作需要阅读输入和叙事策略

明代著名医家吴昆（1552—1620）在《医方考》中提到："情志过极，非药可愈，须以情胜，《内经》一言，百代宗之，是无形之药也。"①《内经》所谓的以情胜情，在某种意义上而言与中国叙事医学中的各种叙事调节方式之间有着千丝万缕的关联。其中，叙事创作是中国古代文人墨客最为尊崇的一种情绪调节方式。写作，其实是在自我、感受和情绪之间拉开一段距离，让自己可以更加客观地看到真实的自我，也让自我在被困住的时候，生成一道借由写作打通的逃生之门。

当一个生命主体在长期压抑自己的真实情绪之后，会遗失自己。人所经历的故事，都会在生命中留下痕迹，有些痕迹比较深刻，会成为内心的疤痕；有些痕迹比较浅，会随着时间的逝去而被逐渐遗忘。如果没有刻意强化那些记忆，随着时间过去，大多数记忆会沉入很深的地方，就像藏在上锁的盒子里，如果没有特定的记忆钥匙，就会被尘封起来。这些记忆深处的故事唯有通过自我的写作或者具备良好叙事调节能力的他人对自己展开叙事介入才能重新挖掘出来。

透过文字袒露自我，不是一件容易的事情，但只要开始试着表达，个体就会发现自己与情绪之间存在一个可以彼此冷却的空间，也会发现动笔写下的细节可以让个体沉淀下来，领略生命给予的特别滋味。当个体愿意把一件事情的前因后果像一个充满耐心的侦探一样统统写下来，包括那些觉得不高兴或不舒服的部分，在仔细摸索、抽丝剥茧的写作过程中，会发现所有的细节都带着个体走向答案，而答案本身就是原因，也是让个体摆脱痛苦的解药。

只有生命，才可以抵达另一个人的生命。医者对自我生命故事的理解和觉察，对于进入病人的生命故事世界而言是非常重要的。医者要培养书写和创作自我生命故事的能力。叙事创作调节从自由书写可以逐步发展为有特定修辞意图和逻辑框架的创造性书写。自由书写很简单，其实就是拿起纸和笔，如实地把此刻想到的任何东西都写下来，不管是想法、感受，还是某个人说过的话、突然想起的回忆。通过书写，除了可以整理自我外，心里的想法也有机会以故事的外视角形式"被看见"，而不是反复停留在大脑的定式化思维中出不来。

写作其实是一种倾听。倾听日常琐事、烦恼与杂念，能为内在带来巨大的能量。只要提笔开始写，就等于跟内在的自我展开一场深层次的对话。然而，有特定修辞意图和逻辑框架的创作性书写需要大量的素材与构思，灵感的来源即需以广泛阅读为基础。美国学者苏珊·桑塔格（Susan Sontag，1933—2004）曾言："阅读往往先于写作，写作的冲动几乎总是由阅读引起的。是阅读的经历和对阅读的热爱，驱动我们去创作，使我们梦想成为作家。"

叶圣陶先生曾说："阅读是吸收的事情，从阅读，我们可以领受人家的经验，接触

---

① 吴昆. 医方考［M］. 北京：人民卫生出版社，2007：160.

人家的心情；写作是发表的事情，从写作，我们可以显示自己的经验，吐露自己的心情。"借由阅读的经验，医者能更好地表述自己的故事和情感。有故事，没有叙事策略和叙事理念，就像只有食材，未经大厨的巧思妙手，绝不可能烹饪成一盘色、香、味俱全的佳肴。如果医者学会在阅读中运用叙事理念对故事进行深层次的解读和阐释，学习一些叙事策略，就能更好地把握叙事创作的基本技巧，更懂得运用叙事创作方式调节自我和患者的情绪。

（三）医者叙事创作调节的价值

叙事性阅读能给个体以启发、慰藉和激励，也是开展叙事性创作的必要基础。如果说医者的叙事性阅读是一种人际关系输入的话，那么医者的叙事性写作则是一种人际关系输出。医者叙事创作是一种在叙事医学理论框架指引下，开展职业反思，构建职业身份和职业人际关系的重要媒介。对于医者而言，与讲述故事相比，叙事性写作是一个更深入的分享通道，也是一种能将问题和困境思考得更透彻的媒介。

医者的叙事创作能够让自己真正走入自己和患者的内心。正如阿纳托尔·布洛雅德（Anatole Broyard）所言，走入患者内心能让医者重新爱上自己的工作，这样做不会带来任何损失，而是带来更多收获。医者的叙事创作可分为三个层次，一是写给自己的日记型叙事，二是用于日常分享的平行病历叙事或医疗背景下的其他关系叙事，三是用于公开出版的平行病历故事集、医学教育成长叙事、医生元病理叙事、医学机构回忆录叙事等。第一个层次指向医者与自我的对话；第二个层次指向医者与患者及其他医者的对话；第三个层次更大程度影响医者与社会关系这一层面。

除了以上提到的叙事创作对所有人的健康的重要调节作用之外，医者的创作还可以有以下意义：

叙事创作可以帮助医者获得内驱力。现代社会的工作节奏与情绪压力，让医者没有时间停下来思考人生真谛和职业本心。早在 90 多年前，弗朗西斯·皮博迪（Francis Peabody，1881—1927）就已经预言，医者容易退化成没有人性的机器。像机器一样运作的日常护理工作让护理人员在陀螺的惯性作用下不停旋转，直到人的身体在连轴转动中出现各种问题——倦怠、眩晕、头痛、胃痛、失眠、抑郁甚至癌症。而恢复自身健康和职业信仰的最根本方式，就是走出这个惯性的旋转模式。然而，没有外力制止陀螺转动，陀螺很难自己停止转动。如果护理人员能够在叙事医学理念的引导下保持阅读和写作生老病死、职业成长以及日常照护为主题的叙事性作品的习惯，就能不断审视自己的生命进程，获得内在的驱动力，而非陀螺般的生命。

叙事创作与叙事分享可以减少医生个体的孤立感。在一天的漫长紧凑的工作结束之后，写作是一种有效的减压媒介，尤其对经历了创伤性事件的医护人员而言，写作以及叙事性分享交流是最有效的解决方式。也就是说，只有既超然又关怀，才能使医护人员不至于卷入患者的情感漩涡中，久而陷入情感耗竭（emotional exhaustion）或共情疲乏（compassion fatigue）的状态；才能使医护人员不至于将自己看作客观冷静的专家，落入职业倦怠（professional burnout）的泥潭。

叙事创作调节能够让新入职医生快速形成正向的医者职业身份认同。对于医学教育成长而言非常重要的实习期是一个叙事者对医生身份认同感到焦虑的时期。由于个体病例与普遍的医学理论体系不一致，实习医生在实习期间往往对他／她的自我感到陌生。同时，在与患者的接触过程中，这种陌生感也会出现。患者对医生专家身份的认同是接受其进行治疗的前提条件，作为新入职／受训者的年轻医者对于还不能履行专家角色感到焦虑。实习医生通过叙事创作可以很好地梳理记录职业生涯初期的困惑，并在逐步的叙事日记中发现自身的成长，从而收获职业认同感和成就感。

二、叙事创作调节赋能生命质量提升

谈到创作时，著名诗人里尔克说："写下你的痛苦与欲望、你偶然闪过的想法，还有对某些形式之美的信仰——写下所有衷心的、平静的、谦逊的真挚情感；并且用以表达你身边的事物、你梦中的图像和你记忆中的物件。如果你的日常生活看似匮乏，不要责怪生活；要责怪自己，告诉自己，是你还不够诗人，不足以唤出生活的丰饶。"通过叙事创作，个体不再是被命运捉弄的受害者；通过叙事创作，个体也不再是随波逐流的盲目生存者。

（一）叙事创作领悟人生真谛

叙事创作能够引导个体领悟人生真谛。疾病使个体的生活变得不再匮乏，让个体的创作有了方向和深度。当个体无法调整自己的生命节奏，严重的疾病就会变成一种调节节奏的外力。李开复在罹患淋巴癌四期之后，一次次地质问自己：脱去虚名与成就，人生还剩下些什么。从某种意义上而言，疾病是上帝为这位职业叙事闭锁者踩下的一脚急刹车，淋巴癌的诊断和死亡的逼近让他意识到生命还有许多深刻的领域未曾触及。李开复说：

> 我在创作《向死而生：我修的死亡学分》过程中，顿悟到，原来健康并不是人生运转的基本常数，而恰恰是需要我们感恩的部分。如果不是癌症，我可能会循着过去的惯性继续走下去，也许我可以获取更优渥的名利地位、创造更多成功的故事。而癌症把我硬生生推倒，这场生死大病开启了我的智慧，让我更真切地知道，生命该怎么过才是最圆满的。这么多年来，我忽视了陪伴在身边最亲近的人，忽视了与他们分享爱的过程。我开始花更多的时间陪伴妻女，搬到离我年迈母亲更近的地方居住。我请求那些被我错误对待过的人原谅我，并力求成为更友善、更理解同事的人。

李开复真诚地向人们披露，对于他这样的成功人士，最难的其实不是走向下一个成功，而是学会停下脚步，开启人生故事的统整，思考人生真谛。或许唯有疾病才能暂缓人们的脚步，而这可能正是疾病存在的价值之一。但是，如果只是纯粹让自己变成一个被动地接受疾病治疗的病人，却没有主动反思和改变，就白病了。一个生命主体若能通过疾病进行叙事性反思，重新定位生命方向与人生价值，其疾病恢复的过程反而会充满生命的复原力。

李开复在创作的过程中，真诚地忏悔自己对家人的亏欠——对于父亲，他后悔没有趁父亲在世时表达对他的爱；对母亲，在其失忆前陪伴的时间也很有限，总觉得还有时间，一直到自己面临死亡的时候才知道自己有多么冷漠。李开复领悟到"所有的荣耀与骄傲、难堪与恐惧，都会在死亡面前消失，只留下真正重要的东西。如果觉察到自己沉溺于担心会失去某些东西时，'记住你即将死去'会是最好的解药"。

（二）叙事创作直面死亡恐惧

真正的人生旅程不是看见不同的风景，而是用不同的视角看到同样的风景中以前没有看到的独特风景。叙事创作就能让个体获得这样一个独特视角。见证过很多医学奇迹的约翰·迪马提尼医师（John F. Demartini，1954—　）常说所谓的"绝"症，就是指用外在手段，如药物和手术刀已经无法治疗的，必须从内心触发进行内在调适的疾病（incurable means curable from within）。

易卜生说："创作即自我调适。"诺贝尔文学奖获奖作家亚历山大·索尔仁尼琴（Alexander Solzhenitsyn，1918—2008）在遭遇人生重大创伤和末期疾病之后，通过叙事创作方式，将自己从创伤和疾病中调节出来。

> 索尔仁尼琴年轻时因政治原因入狱 8 年。在这一创伤经历的折磨下，狱中的索尔仁尼琴被诊断为胃癌晚期，医生预言他只能活三个星期。然而，索尔仁尼琴通过不断的创作，最终竟然完全康复，活到 90 岁高龄。索尔仁尼琴创作的《癌症楼》（*Cancer Ward*，1968）讲述的是癌症患者在 13 号癌症住院楼里治疗过程中所发生的各种故事。
>
> 小说中，一栋破旧不堪的癌症住院楼里，住着带着各自经历和故事的癌症患者。当中有共和国高级官员帕维尔，有被流放的负伤士兵奥列格，有看起来老实巴交的哈萨克士兵艾哈迈占，有图书馆管理员舒卢宾，有怀抱梦想的年轻地理学家瓦季姆，有一心求学却身体残疾的焦姆卡。每个人的故事都不相同，但都遭受共同命运——"都患了癌"。这部癌症叙事作品聚焦的主人公科斯托格洛托夫（Oleg Kostoglotov）的经历大多基于作者索尔仁尼琴在监狱中的患癌经历。也就是说，索尔仁尼琴通过自传式虚构叙事的创作疗愈了自己，成了例外的患者。

格雷格·安德森（Greg Anderson，1947—　）通过对超出生命预期的患者进行叙事探究，顿悟生命的本质。格雷格 37 岁罹患末期肺癌，被判只能活 30 天，但他通过对例外的患者的生命叙事进行不断的探究，深刻顿悟生命本质之后，超出医学对其作的生命预期。他探访癌症生存者的生命故事，创作了《抗癌无惧·活得更好》（*The Cancer Conqueror*）等叙事性作品。他说："对于有思想的人，癌症的旅程很快演变成一种心灵的追求。战胜癌症是实现个人心灵成长的过程。"①

在这个世界上，每一个人在不同的生命阶段既可能成为患者，又可能成为患者家属，也可能成为疾病的治疗者和照护者，也必将成为临终者。在临终阶段，美国黑色幽默文学代表人物库尔特·冯尼古特（Kurt Vonnegut，1922—2007）为让自己更好地接受死亡，创作了《上帝保佑你，死亡医生》（*God Bless You, Dr. Kevorkian*，2000）。在这部从死亡角度赞颂生命的时空穿越叙事作品里，冯尼古特虚构了自己的 21 次濒死体验，采访"那个世界"的牛顿、克拉伦斯·达罗、尤金·戴布斯、约翰·布朗、希特勒、莎士比亚等人，展开关于生命和死亡的对话。

（三）叙事创作调节走出人生危机

分享生命中至关重要的颠覆性事件能够引发之后生活欲望的转移和生命核心价值的重建。吉娜·卡罗尔（Gina Carroll）说："无论你是谁，你的故事都是宏大故事的一部分，属于人类历史与经验的一部分。而写下你的故事并分享，这个故事很可能改变某个人——那个人最有可能就是你自己。"②叙事创作就像一个编辑软件，能够让创作者在编辑过程中，呈现一个更好的故事。

美国神学家、小说家、诗人、散文家弗雷德里克·布赫纳（Frederick Buechner，1926—2022）通过创作回忆录，走出人生危机。布赫纳的父亲在他 10 岁时自杀过世，后来他的叔叔也自杀身亡，这是一段家人不愿提及的伤痛和秘密。为了直面伤痛，布赫纳将无法忘记的回忆写成《讲秘密》（*Telling Secrets*）一书。布赫纳认为人类回忆的目的，就是为了让我们可以回到过去的时间里，弥补曾经的错误。但透过叙事创作的力量，我们得以重新思考、感觉和推想过去的人生，借此挪除一切对我们产生伤害的力量，也挪除阻止我们成长的障碍。无论如何，至少可以让"过去"不再阴魂不散地影响自己当下的生命体验。

法国著名摄影家、作家苏菲·卡尔在失恋后通过创作《极度疼痛》（*Douleur Exquise*）这部作品，成功驱除失恋带来的痛苦，调整自己进入新的生命阶段。"douleur exquise"一词在医学上，指局部剧烈疼痛。在情感上，指失去一个人，或明知爱一个

---

① ANDERSON G. 50 essential things to do when the doctor says it's cancer [M]. New York: Plume/Penguin Book, 1993: 127.

② 原文是: No matter who you are, your story is a part of something big-the fabric of history and the human experience. Once written and shared, your story will change someone. And that someone is most likely you。

人而不可得，却仍无法割舍，无时无刻不渴望待在对方身旁的锥心之痛。把这个无法善终的爱情故事以日记的方式重述 36 遍（中间穿插了许多影像叙事元素），同时邀请 36 个人分享他们生命中最痛苦的时刻。苏菲没有回避失恋带来的伤痛，而是主动书写，邀请其他人分享失恋故事，最终通过三个月时间，把自己从"人生的痛苦深渊"中拯救出来。

1998 年 3 月 2 日，奥地利 10 岁女童娜塔莎·坎普许（Natascha Kampusch）于上学途中被掳走，从此人间蒸发。在接下来的 8 年里，娜塔莎遭 36 岁的沃夫冈·普里克洛普尔绑架，被囚禁在一个空间极小的黑暗地牢里。绑匪不断殴打（甚至打裂她的骨头）、羞辱她，逼她剃光头、半裸着身体做像奴隶般的粗工，心情不好时甚至好几天都不给她食物。2006 年 8 月 23 日，被折磨得不成人形的娜塔莎幸运逃脱。这个骇人听闻的消息吸引了全球媒体，关于她的报道铺天盖地。

面对记者，当时 18 岁的娜塔莎选择勇敢接受电视专访。尽管她身边的人都劝她不要露脸，就此忘了那段地狱的岁月，但她还是决定为自己的经历发声。2010 年，娜塔莎出版她受囚岁月的故事《3096 天：囚室少女娜塔莎·坎普许》（3096 Days）。这是一份非常引人注目的创伤书写。娜塔莎在最后几年不断与自杀念头搏斗时，写日记成为她唯一可以感受自己存在的方式。她在日记里写下绑匪对她的凌虐与殴打，也写下一些简短的话语为自己加油打气，让自己平静下来。

当她书写自己的痛苦时，反而可以抽身观看那些痛苦，并感觉到除了痛苦的自己之外，还有另一个有能力抽离且比她更有力量的自己存在着。娜塔莎借由书写感受自己的力量，这个难得的力量陪她度过最痛苦的时光，克服了不断涌上的自杀念头。娜塔莎在《3096 天》中把结语的标题定为《真正的自由》，每个受创者下定决心书写自己最不堪的记忆时，最大的目的往往都是为了真正地从过去中解脱，发现"创伤虽然是我的一部分印记，但并不是我生命中的一切"。当我们越有能力辨识出创伤经验的有限性，我们就越有能力挥别过往的鬼魂，获得真正的自由。

叙事反思（narrative reflection）带来的是生命主体的顿悟与内在成长。没有借由叙事反思引发内在生命深刻的转变，外在的改变（change）毫无意义。转变（transition）经由故事形成，也经由故事表现出来。叙事反思往往让主体转换到第三人称思维模式。在"第三人称叙事反思"过程中，主体可以远离负面情绪，在亲密叙事关系、家庭叙事关系、职业叙事关系和社会叙事关系等各个层面找到一个适合自己的位置（niche），实现"心理—社会安适性"（psyco-social well-being），进而能掌控下一步的生命叙事进程。

三、患者叙事创作调节赋能疾病疗愈

《幼学琼林·疾病死丧》中云："福寿康宁，固人之所同欲；死亡疾病，亦人所不能无。"陆游在《病起杂言》中提到："国不可以无菑眚，身不可以无疢疾。无菑之国乱或更速，无疾之身死或无日。"《孟子·尽心上》言"人之有德、慧、术、知者，恒存乎疢疾"，意思是有德行、智慧、谋略、见识的人，往往是在疾病和患难等不甚安定的环境中磨炼出来的。但是，如果个体不懂得正视疾病，就很可能在疾病中走向深渊。叙事创作调节是在这个过程中帮助个体从深渊中爬出来的重要力量。

司马迁在《报任少卿书》中不仅提出写作对心身疗愈有积极作用，还将解其困顿之作推荐给有相同遭遇的读者阅读。在中国戏曲史上，蒋士铨的剧作素来享有盛名，据其自述，撰写《桂林霜》这部戏剧治愈了他的疟疾。写作能帮助人们从混乱、无助的情绪状态逐步转化至认同、净化和领悟的状态，从而释放负面情绪，提高心身健康复原力。从他人或自己创作的故事中习得新观念或新视角，用以解决自身面临的现实问题。

（一）患者叙事创作调节的意义

突然罹患慢性疾病或者终末期疾病，患者会遭遇"生命故事的断裂"（disruption of life story）。这种叙事人生地图的消失和生活意义的断裂就像但丁（Dante，1265—1321）在《神曲》里提到的——"在人生的中途，我发现我已迷失了正路，走进了一座幽暗的森林，笔直的康庄大道已然消失"。丧失地图使患者不得不学会用另一种方式思考自己的人生，这个过程往往必须通过故事讲述和故事创作的方式实现。患者通过听自己讲述或写作故事，观察别人对这些故事的反应，经历这些正在分享的故事才能学会用另一种方式思考自己的人生。

叙事是生病的主体找到他们患病前后生活间的精神连接的共同方式。在临床语境下，患者需要通过敞开心扉讲述自己的故事，与自我或他人交流精神层面的想法。患者自我疾病叙事往往包含疾病的起始、疾病引起的情感起伏和恐惧（恐惧某种不利的诊断、手术和治疗过程、副作用、疼痛、身体变化、疾病再发）、疾病带来的损失（失去自由活动的能力、以前不疼痛的身体、朋友、已经计划好的当下、可靠确定的未来、生活本身）、疾病引起的对人生意义和自我重新认识的思考等四个层面的戏剧性叙事进程。

一个人从苏珊·桑塔格所谓的"健康国度"突然进入"疾病国度"，这一状态变化隐含着患者主体身份的变化。从重病的发生，经历身体症状的变化，到生命逐渐步向临终，患者一方面不得不将自我的社会角色一样样卸除；另一方面，他惯有的社会价值观也依着疾病的变化，逐渐蜕变为所谓的生命价值观，即患者好像在疾病的带领下，进入另一个与之前的健康世界完全不同的世界，看见了在健康世界里完全看不到

的生命景致和心灵风光。

在罹患重病之前，生命主体生活在社会当中，不可避免地所有的思考都是"外向"的，整天思考的是如何去建立更大的事业，或是拥有更多的物质和资源。但重病的身体不容许主体的心智再像以往一般驰骋在社会场域之中。与社会脱钩之后，时间突然多了起来，带病的身体引导患者进入内心深处，惊讶地发现以往看不见的东西，现在却被看见了；以往听不见的声音，现在却被听见了。好像被丢到一个充满荆棘、寸步难行的疾病丛林，后来却发现了一条小径，顺着这条"通往内在"的小径，视野渐渐开阔了起来，逐渐嗅到生命最本源的气息。重病改变了患者看世界的角度，带来另外一种新的感知。这种顿悟需要通过叙事媒介阐述出来。

癌症之类的疾病其实是一种警讯，提醒主体生命中一直忽略的深层部分，比如内心的呼唤与需求。如果主体能够重视和反思这个警讯，改变生命故事的讲述方式和生命的方向，不仅能治疗主体的身心，还能治愈整个生命。

只有通过恢复主体与他人断裂的叙事连接，主体才能够被治愈。人际叙事连接就是一种健康的状态。罹患癌症之后，如果能利用叙事创作的机会，意识到这样一种人生病态，积极主动修复人际叙事，与自己和周围人和解，再次建立美好的社交网络之后，这样的癌症患者很可能成为例外的患者，疾病借由叙事创作过程中的反思和生命状态的调整而痊愈。

叙事创作是患者将自己所能感知到的不健康身体状态和现象表述出来的重要途径，是医生和患者之间建立共情联系、增进互相信任和理解的必要形式，能够提供分析疾病构成并做出诊断的有价值线索。心身疾病很大程度上在于生命主体没有拥有一个稳定一致的生命故事，或者生命故事被打乱，无法实现自我统整，以至于生命故事一直处于混乱状态。患者需要及时对其与自我以及他人关系做出积极的调整，而这一调整需要通过叙事创作和叙事分享来完成。

（二）患者叙事创作调节的相关故事

丹麦最具国际知名度的女诗人、作家及说故事者伊萨克·迪内森（Isak Dinesen，1885—1962）说："当你把哀伤放进一个故事里，这些哀伤也就有了生命。"西班牙著名编剧、作家、演员和导演阿尔伯特·埃斯皮诺萨（Albert Espinosa）曾与癌症斗争十余年，童年和青年时代都在医院度过。埃斯皮诺萨14岁时罹患骨肉瘤，第二年截去左腿，从此只剩一只脚。由于病灶转移，16岁时切除左肺，两年后切除部分肝脏，痛苦的经历让他体悟出许多人生的道理。痊愈之后，在医院度过十年人生的经历成为他戏剧、文学作品、电影和电视剧本的灵感来源，也成为调节自己曾经的伤痛的最佳媒介。

拥有诗人、作曲家、剧作家、语言学者和评论家等多重身份的英国著名作家安东尼·伯吉斯（Anthony Burgess，1917—1993）于1959年被诊断出不治之症，医生说最多还能活一年，于是他回国成了职业作家，一连出版了多部小说。之后他没有如医生预言那样死去，而是活到76岁，继续出版了30多部作品，包括融入自身疾病悲剧经验的《病医生》（*The Doctor Is Sick*，1960）。在某种意义上，两位作家都被写作治愈了。

加拿大知名动画艺术家谢尔登·科恩（Sheldon Cohen）于 2010 年突发心脏疾病，危在旦夕，紧急送到医院进行心脏支架和五重绕道手术后，才捡回一条命。柯恩手术后才发现，复原是另一条漫漫长路。在亲友鼓励下，科恩将这段经历变成动画《我的发病日记》（*My Heart Attack*）。这部动画的创作过程，其实也是科恩重新审视自己的心路历程。过去科恩的动画讲的都是别人的故事，这是他第一次讲述自己的故事。科恩将创伤化作文字和动画，直面曾经的恐惧，整合自己的生命故事。最终，科恩借由叙事性创作调节走出叙事闭锁，开始真正的疗愈。

畅销书作家、电影编剧、《世界报》（*Le Monde*）摄影版主编叶维·吉伯（Herve Guibert）曾经有一头金色卷发，身材英挺，笑起来如天使。然而，吉伯在罹患艾滋病后，不仅变得形销骨立、憔悴不堪，还因面临周围亲友和世界的疏离，而尝尽精神的孤绝与寂寞。在人生的至暗时刻，吉伯开始用写作应对突如其来的死亡恐惧与人际隔离带来的孤独，创作出《给那没有救我的朋友》一书。他说："写作，是为了有个伴，有个倾吐的对象。"

纽约时报畅销书作者、《洛杉矶书评》（*Los Angeles Review of Books*）编辑、医学院医学写作导师艾米莉·拉普·布莱克（Emily Rapp Black）是一名残疾人，她一直通过写作疗愈自己，没有陷入单一病人身份叙事闭锁。在回忆录《弗里达·卡罗和我的左腿》（*Frida Kahlo and My Left Leg*）中，拉普从自己的儿子罗南因戴萨克斯症（Tay-Sachs disease）过世的伤痛经历出发，讲述自己走出悲伤，生下女儿，并在阅读和写作中调节自己的情绪和人生方向，最终学会接受自己的身体的故事。

> 每当拉普感觉自己一无所有时，总能在弗里达·卡罗（Frida Kahlo，1907—1954）的故事激励下找到出路。艾米莉·拉普 4 岁的时候就被截肢了，在成长的过程中，拉普一副接着一副地换着义肢，以为一辈子都不该让世界发现自己的残疾。从青春期开始，她觉得自己和墨西哥女画家弗里达·卡罗有许多共同之处。从第一眼看到卡罗那幅差点让她丧命的车祸的画作，拉普就感觉自己和这位艺术家有一种亲近感。她们都经历了无数次手术；她们都或多或少隐藏和暴露了自己改变的身体；尽管都遭受了身体和精神上的痛苦，她们都以创作的方式应对自己生命中的沧桑与挫折。
>
> 弗里达·卡罗一直通过自画像创作讲述自己的故事来调节自己的情绪和健康。弗里达患有脊柱裂的先天疾病导致脊椎发育不良，6 岁时又感染小儿麻痹症，造成她的右腿比左腿短。18 岁那年的秋天，弗里达遭遇严重车祸，造成下半身行动不便，一生中经过多达 35 次手术，最终，右腿膝盖以下被截肢。弗里达毕生的画作中最著名的是那一幅幅支离破碎的自画像，这些作

品充满隐喻和具象的表征。在一次大型手术后，卡罗被迫穿着矫正撑架5个月。她将自己所承受的痛苦表现于《破碎的支柱》（1944）这幅画作中。画作描绘自己是一个裸身禁锢于矫正架中的灵魂。

事实上，自画像叙事就像自传和回忆录叙事，都是通过创作人生故事来调节情绪和健康的方式。艺术拥有强大的潜力，能够给患者提供一个合适的容器来处理那些深层且往往被隐藏的情绪。

吕素贞的《超越语言的力量》（2005）一书中第三个故事的主角潘妮是一个49岁的女性，从小生长于父亲酗酒与暴力阴影中的家庭，且一生经历三次失败的婚姻，独力抚养一个女儿长大，后因罹患全身性的恶性肿瘤而住进安宁病房。潘妮对自己患病而布满肿瘤感到自卑。然而，潘妮通过创作一系列的艺术作品，逐渐觉察到内心的真实感受，例如自身对于过去家庭与人际关系的创伤的恐惧、防卫与愤怒。经由长期艺术创作与自我觉察的过程，潘妮的内在逐渐发展出一种自主稳定的力量，不仅帮助她疗愈过往的伤痛，更让她打开心门，愿意接受更多人进入生命，彼此学习和分享。

第四个故事《袋鼠与阿雄》讲述的则是阿雄在陪伴癌症末期的妻子接受医院的安宁疗护时，透过画作叙事帮助妻子进行人生末期的终极叙事统整，也帮助自己在妻子去世后进行自我的哀伤调节的故事。在临终病房里，阿雄用画笔画出曾经的生活点滴，临终陪护师们以画作为线索，帮助阿雄的妻子做生命故事的回顾与分享；阿雄也借由画笔诉说着自己无法说出口的、对妻子的依恋与不舍。妻子弥留之际，阿雄画出迷路的袋鼠妈妈，呈现出他内心最深层的慌乱、悲伤、无助与迷失。妻子去世后，阿雄在等家人来帮忙的时候，花了两个半小时完成这幅画作，由心慌意乱转变为心定神安，找到生命的出口。

不同疾病的叙事创作调节作品推荐

淋巴癌：李开复. 向死而生：我修的死亡学分. 中信出版社，2015.

末期肺癌：凌志军. 重生手记. 湖南文艺出版社，2016.

　　凌志军. 成长比成功更重要. 陕西师范大学出版社，2006.

食道癌：玛丽莲·弗伦奇（Marilyn French）. 在地狱的日子（*Season in Hell：A Memoir*），1998.

胶质母细胞瘤：玛丽安·库茨. 练习告别：此生未完成，但爱永不凋零. 刘屈艳扬译. 天津人民出版社，2017.

胃癌晚期：金普通（Botong）. 我的第二次人生：癌后那些日子，2019.

　　尹智会. 只是哭没有用，2020.

乳腺癌：安妮·麦克纳尼（Anne McNerney）. 癌症的礼物：振聋发聩的呼唤（*The Gift of Cancer：A Call to Awakening*），2004.

肺癌晚期：台湾癌症纪录片. 生生.

尤文肉瘤（Ewing sarcoma）：特鲁迪·克里雪（Trudy Krisher）. 凯西的帽子：一个关于希望的故事（*Kathy's Hats：A Story of Hope*），1992.

阿尔茨海默病：格雷格·奥布莱. 一个阿尔茨海默病人的回忆录. 王晓波译. 中国轻工业出版社，2018.

脑瘤：尤金·奥凯利. 追逐日光. 蒋旭峰译. 中信出版社，2007.

渐冻症：苏珊·史宾塞－温德（Susan Spencer-Wendel），布雷·威特（Bret Witter）. 告别之前：我生命中最美好的一年（*Until I Say Good-Bye：My Year of Living with Joy*），2013.

裘馨氏肌肉失养症（Duchenne muscular syndrome）：张云成. 用指尖翱翔的男孩：力抗裘馨氏肌肉失养症的真实历程，2014.

罕见的、未被诊断的肌肉疾病：马内特·安赛（Manette A. Ansay）. 跛足：一部回忆录（*Limbo：A Memoir*），2002.

亨廷顿舞蹈症：爱丽丝·威克丝勒（Alice Wexler）. 走进大海中的女人（*The Woman Who Walked into the Sea*），2008.

爱丽丝·威克丝勒. 映射命运（*Mapping Fate：A Memoir of Family, Risk, and Genetic Research*）.

四、医者叙事创作调节促进职业反思

医者叙事创作调节主要有三种类型，一是围绕自己的职业成长和生涯进行的创作，二是当自己成为患者时的疾病叙事创作，三是当自己成为照护者时的照护者叙事创作。医护人员成为患者之后创作的与疾病经历相关的叙事作品，在叙事医学语境下被称作"元疾病叙事"（meta-autopathography）；而当医护人员成为照护者之后，创作的与照护主题相关的叙事作品可以称作"元照护叙事"（meta-narrative about caregiver）。无论哪种类型的叙事创作调节都有利于医者展开职业和生命的反思。

（一）医者的自传叙事创作与命运调节

英国戏剧教育学者加文·博尔顿医生（Gavin Bolton）曾给医师建议，要利用写作修补破碎的心。加文·博尔顿医生建议医者"写出悲伤的话，把满胸的未说出的悲伤，悄悄地说出，再令它成为碎片，写作特别有助于拣选出一个人的思想——这是您与纸之间的秘密"。而另一位作家医生阿图·葛文德在其叙事性著作《医生的精进：从仁心仁术到追求卓越》（*Better*：*A Surgeon's Notes on Performance*，2015）中则提出，借由写作过程以及之后的省思，我们得以使自己成为一个更大世界的一部分（participation in the larger world）。

提灯女神南丁格尔（Florence Nightingale，1820—1910）曾通过创作隐喻自己苦痛经历的故事，与故事中的主角形成生命共同体，从主角身上反射性地看到自己生命故事的可能走向，最终做出摆脱悲剧命运的选择。

> 南丁格尔从事护理职业的愿望没有得到家人认可，于30岁左右被家人拘禁在家，家人希望她尽快找一个门当户对的人嫁出去。南丁格尔陷入抑郁，身心健康都出现问题，卧床不起，一起来就头晕目眩。家境优渥，优质的医疗资源不能使她免于生病的苦痛。幸运的是，南丁格尔从小喜爱阅读，具有良好的叙事素养。病重的南丁格尔决定通过写作来调节自己的健康状况。这是她第一次通过叙事性写作艺术拯救自己。这篇名为《卡桑德拉》（"Cassandra"）的小说，讲述卡桑德拉受社会现实和家庭观念限制无法实现自己梦想的悲剧故事。南丁格尔在小说里放进了自己对女性生活的思考和感受。主角既不能在生活中找到快乐，又无法改变生活，最终抑郁而终。
>
> 《卡桑德拉》其实就是南丁格尔的自传叙事。写完《卡桑德拉》，南丁格尔清楚地统整了自己的故事，决心改变自己的命运。南丁格尔将书稿放在父母能够看到的地方。父母读完书稿后很惶恐，明白如果不做出改变的话，卡桑德拉故事的结局可能就是女儿的结局。为了不让女儿也像故事里的年轻女性一样死去，父母不再将南丁格尔禁足在家，也不再打压她的护理职业梦想，南丁格尔从此恢复了去护理机构照护贫病交加的患者的自由。身体虚弱的南丁格尔很快恢复健康状态，全身心地投入护理职业中。

因为亲身经历的这次苦痛，南丁格尔对心身健康和全人护理有了新的认识，提出"护理是使千差万别的人在最短的时间内达到治疗或者康复需求的最佳身心状态"；"护理不只是最精细的技术，而是最精细的艺术"等观点（见图2-1）。南丁格尔通过艺术创作改变了自己的命运，也通过卡桑德拉的隐喻，理解了患者更需要的是医者走进其内心，与其建立亲密的人际叙事关系，而非疾病关系。在创作这个故事之后，南丁格尔更懂得与患者建立生命共同体关系，引领患者走出生命的困境，成长为"护理之母"。

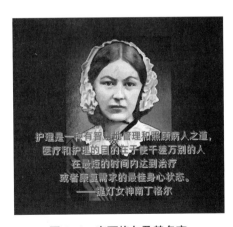

图2-1 南丁格尔及其名言

（二）医者的自传虚构叙事创作与青年危机调节

A. J. 克朗宁（Archibald Joseph Cronin，1896—1981）是世界著名医生作家。在踏入医学职业领域之前，克朗宁对自己的医生职业发展抱着简单又美好的想象，以为终于可以一展身手，却残酷地发现理想与现实之间有着巨大的落差。

刚刚出道的年轻医生克朗宁满心都是济世救人的理想，然而，在他的身边却充斥着各种医生，大多数医生汲汲于名利。有的年纪大了，对工作失掉热诚；有的人缺乏知识，只想医简单的病，把疑难杂症推给别人；有人抢功，利用职权，把下属和学生的医学发现据为己有；有的外科医生技术不好，竟敢草菅人命，为人开刀，手术不当，患者死在手术台上，却连一点羞愧之心都没有。克朗宁虽然想要有所作为，却发现面对形形色色的患者，他所接受的医学训练根本不够。在医学岗位上做了几次调整之后，克朗宁仍然无法形成职业认同，也无法确立生涯目标，并且饱受胃肠疾病困扰和折磨。

在妻子的强烈要求下，克朗宁选择到苏格兰高地一处小农舍中休养6个月，给自己一定的时间进行思考和调整。克朗宁每天除了喂养鸡牛外，无所事事。这时他想到了写作。在叙事创作调节和新的人际叙事连接的双重调节作用下，克朗宁走出青年危机和健康危机，成为世界著名的作家，出版了《帽商的城堡》《群星俯视》《王国的钥匙》《青春的岁月》等小说，被誉为"20世纪的狄更斯"。克朗宁的大部分叙事作品都与医生职业和疾病照护相关，蕴含了许多职业反思细节，可以说医生经历给他带来迷茫，但也给他带来灵感。

克朗宁创作的《卫城记》（*The Citadel*，1937）中的主人公安德鲁·曼森（Andrew Manson）就是年轻的克朗宁的真实写照。曼森也是一位初出校门、纯真善良、心怀崇高理想的年轻人。曼森的经历和思考是克朗宁的经历与思考。小说从医疗制度的层面对当时临床医疗中的各种怪象做了深刻的剖析。现实环境使曼森医生义愤满怀，他一而再，再而三地与不公正的制度抗争。时常感到心灰意冷，幸而同事丹尼医生一直支持他，还送他一副显微镜，供他做实验。曼森的妻子克丽丝汀也一直安慰、鼓励他。从曼森医生的故事里，我们发现，正是妻子和益友的叙事连接帮助其走出事业困境。

通过回忆自己的行医经历，创作与医生相关的叙事作品，克朗宁医生发现其实除了那些无知愚蠢、追名逐利的医生之外，还存在一些有才能、有道德、值得民众尊敬和信赖的医生。因而，他在《卫城记》中以这些医生为原型塑造了几个好医生，其中包括一位"身兼医德、医术和仁心"的"完美医生"的典范——丹尼医生。克朗宁通过刻画这样的医生形象，向品德高尚并具有人文爱心的医生致以崇高的敬意，也通过这一正面医者形象的塑造明确了自己的职业方向。

（三）医者成为患者后的疾病回忆录与职业反思

很多时候，医者的知识、身份使其变得傲慢和冷漠，纯粹的"科学脑"往往会成为他们的绊脚石。古语说，要想成为良医，自己必须先做病人。当自己经历过疾病带来的心身痛苦，医者才开始真正的职业生涯成长。所有的医者在一生中最大的挫折就是救不了亲人和自己的命。当医者成为患者，撰写并公开出版自己的疾病回忆录，统整自己的生命故事需要一定的勇气。医者关于自己的疾病自传或回忆录叙事一般会将自己的学医和行医经历与疾病故事交织在一起，通过写作来调节自己的心境，同时，借由疾病和患者的身份来反思自己的医生职业。

奥利弗·萨克斯在《看得见的盲人》（*The Mind's Eye*，2012）中的"眼癌日记"一章中详述了自己患上眼癌的经验。这位一生见尽各种罕见疾病的医生，坦言自己想不到灾难、变异会忽然降临。但他并未因此绝望，而选择将一切恐惧、焦虑都写下来。书写是经典式人文关怀的展现。书写自己的病历，可以是从疾病、从医患关系中夺回自己生命的方式。故事很可能无法减轻疾病的实际痛苦，却能让书写者得以看见、理解自己。可供分享的疾病回忆录、疾病日记、患者视角的病历叙事之所以重要，是因为患者可借此在疾病中、在医疗制度中重新看见一个完整的自己。

保罗·卡拉尼提（Paul Kalanithi）是一位深具文学与哲学情怀、弃文从医的"天才型"神经外科医生。保罗曾获美国斯坦福大学英语文学及人体生物学双学士学位，获英国剑桥大学科学史与哲学研究硕士学位，以优异成绩获得美国耶鲁大学医学博士学位，即将获得斯坦福医学院外科教授职位并主持自己的研究室。与现代医学之父威廉·奥斯勒一样，保罗最喜欢的书是托马斯·布朗的《医生的信仰》。

然而，在即将抵达人生巅峰的住培最后一年，保罗突然被诊断患有第四期肺癌。保罗说他选择医疗事业，部分原因是想追寻死神："抓住他，掀开他神秘的斗篷，与他坚定地四目相对……"然而这一次他却被死神死死抓住了，昨天还是穿白大褂的医生，今天却成了接受化疗的患者。据统计，全世界只有 0.0012% 的人在 36 岁就患上肺癌，保罗是其中之一。

保罗提到，虽然获知了罹患癌症的坏消息，但"好消息是，我已经比两位勃朗特姊妹（Emily and Charlotte Brontës）、济慈和斯蒂芬·克莱恩（Stephen Crane）活得都长了"，保罗觉得现在需要做的是将自己的故事创作出来。在人生的最后 22 个月里，保罗真的写出一本超乎寻常的精彩之作《当呼吸化为空气》（*When Breath Becomes Air*，2016）。

在这部疾病回忆录里，保罗以医生和患者的双重身份记录自己的余生，反思医疗与人性。《当呼吸化为空气》这个书名出自 16 世纪英国著名诗人福尔克·格莱维尔（Fulke Greville）十四行诗中的句子，也是这部作品的开篇：

你在死亡中探究生命的意义，

你见证生前的呼吸化作死后的空气。

新人尚不可知，故旧早已逝去：

躯体有尽时，灵魂无绝期。

读者啊，趁生之欢愉，快与时间同行，

共赴永恒生命！

回忆录用这句诗歌作为标题，意即当一个人过世了，他生前的呼吸如今已化为空气。接着，他在回忆录的开头提到："我翻看着 CT 扫描片子，诊断很清晰：肺部有无数肿瘤，脊柱变形，一片肝区已经遭到彻底破坏。癌症扩散面积很大。我是一个神经外科实习医师，眼下是培训期最后一年。过去六年里，我看过无数这样的片子，手术基本上已经无法帮助这样的患者。但是这回的片子可不一样：它是我自己的。"

在回忆录的前半部分，保罗医生讲述了很多他是如何从住院医生成长为熟练医生的趣闻轶事：第一次面对尸体（福尔马林的味道倒尽了他的胃口），第一次在同一天里面对生与死［他忍不住想起《等待戈多》（*Waiting for Godot*）里的台词"诞生横跨坟墓"（give birth astride a grave）］。保罗提出，医者的职责，不是延缓死亡或使患者回归过去的生活，而是在患者和家属的生活分崩离析时，给他们庇护和照护，直到他们可以重新站起来，面对挑战，并想清楚今后何去何从。

保罗说，虽然他作为医生和科学家的身份对他生病后读取各种检查的数据有所帮助，但除此之外，这样的身份并无其他帮助。这样的身份不能解答他面对死亡的许多问题。这个时候他才意识到以前自己抵制患者讲述故事是多么愚蠢的行为，那意味着他无形之中扮演的不是与患者一起对抗死神的盟军，而是死神的使者。保罗深刻地认识到科学所能发挥的作用如此非凡，又如此有限，科学确实能够为组织实验数据提供最有用的方法，但是在抓住人类生命最为核心的方面，如希望、恐惧、爱恨、嫉妒、虚弱、痛苦等认知性情感上却是无能为力的。

保罗被医生和患者的双重身份撕扯，想通过医学科学来帮助自己克服死亡的恐惧，却最终不得不回过头去文学中寻找答案。保罗自述，他在学校时，父母对他们功课的要求是考试一定要全班第一。而他在学校最拿手的是英国文学与人类生物学，后来如愿进入斯坦福大学双主修这两个科目。在求学过程中，他开始思考要过怎样的生活才会觉得人生活得有意义，而渐渐领悟到，文学不只可以帮助了解别人的经验，也能促使人们利用这些丰富的资料，激发道德反思。

保罗将自己深入的文学与哲学研读与自己的临床经历及患病经历结合起来，在《当呼吸化为空气》的创作过程中，不断追寻生命的终极意义。保罗领悟到，人类建立人际关系，而且从这个关系中才能找到个人的人生意义。在生命的最后阶段，保罗与夫人露西共同讨论生命末期的各种选择，决定不要插管，要有尊严、舒适地死亡。最后他在家人的围绕下，向大家道谢告别，而后以静脉注射药品缓解呼吸的急促、困难，在家人的祝福声中过世。

医生的叙事创作调节作品推荐

巴里·J.雅各布斯，茱莉亚·L.迈耶.面对久病家人的勇气.薛玮译.北京联合出版公司，2018.

结语：积极倡导叙事创作，赋能叙事智慧积累

写作就是一种能够极大地且又主动地创造幸福感的方式。因为不管个体身处何种现实困境，都能通过文字去创造一个属于自己的王国，去连接一个全新的世界。写作是一种感觉运动行为，通过这种行为，人们将看不见摸不着的非物质思想转化为看得见的物质性的文字，从而使写作者能够将感官无法理解的东西传达给自己和他人。写作时，写作者不仅在报道，还在创造。通过赋予以前的无形体验以有形的形式，使其可见，并首次将自己可能并没有意识到的体验暴露给自己。

叙事创作调节也是一种叙事统整的方式。医者在忙碌的日常工作之余，需要一个不受人打扰的时间与空间，去听见自己的声音，听见自己对过去所经历事情的想法，以及未来即将做出的行动。整理思维是认识自己过程中非常重要的一环，而写作则是整理想法最全面的方式，可以借由写作了解自己，以及自己的价值观。也就是说，反思性写作本身对写作者而言是一种自我密切关系构建的过程。写作过程可以高效地融合自我与自我、自我与他人的视角，增进对自我和他人的理解。

叙事创作调节阅读推荐

乔安娜·坎农（Joanna Cannon）.打破与缝合：一位实习医生的激情与倦怠故事（*Breaking and Mending：A Junior Doctor's Story of Compassion and Burnout*），2019.

南森·法勒.坠落之愕.刘晓骏译.重庆出版社，2015.

课后思考题 1

回顾你的生命故事，从令你深感困扰、痛苦的创伤事件中，选择一件你尚未妥善处理并且目前觉得可以／想要／应该处理的事件去创作。

课后思考题 2

阅读欧·亨利（O. Henry）的经典名篇《最后一片叶子》（"The Last Leaf"），结合临床实际，谈谈你对医者为患者创设充满希望的叙事空间的重要意义。在医疗语境下，医者是否可以像这位老画家一样，创设一个积极的叙事空间，改变患者的隐喻认知，达到引导患者主动走出痛苦境遇的目的。

> 贫穷的年轻女画家琼妮（Johnny）不幸在冬天染上肺炎，尽管有几位朋友的照料与一位医生的治疗，但病情一直不见好转。琼妮在痛苦的折磨下失去了活下去的信念，天天望着窗外的常春藤，数着藤上越来越少的叶子，将叶子的掉落隐喻为自己生命的衰亡过程，认为最后一片叶子落下就是生命结束之时。
>
> 老画家贝尔曼（Behrman）冒着生命危险在寒风冷雨中画下的一片叶子改变了琼妮对生命痛苦承受力的认知，这种匠心独运的隐喻力量，帮助琼妮重启战胜病魔的内驱力，最终恢复健康。这片叶子是老画家充满人性关怀的杰作，在创作这片树叶时，老画家超越了自己艺术创作力的限制。

> 治愈是一个人对自己人生故事的重新阐释，只有积极修复人际叙事连接，与自我和解，与亲友和解，我们才能真正恢复健康。
>
> ——生命健康叙事分享中心创始人杨晓霖

第二节　叙事介入调节：叙事互动与叙事进程的开放性

前面提到的叙事统整、叙事阅读和叙事创作这三种叙事调节方式都可以成为每一个生命主体在遇到困境或暂时陷入叙事闭锁时，主动调节自己的情绪，调整自己的人生方向的重要生存能力。然而，并非每一个生命主体都具备良好的自我叙事调节能力。在本书第一章的开头提到，叙事调节可以分为自我叙事调节和共同叙事调节两种方式。叙事介入调节是共同叙事调节的一种类型，也就是需要在生命健康叙事素养高的人的介入下展开的一种调节方式。在教育、管理和医疗等与人打交道的职业中，叙事介入能力为从业者的基本职业素养之一。

共同叙事调节成功的关键在于调节者与调节对象之间构建叙事共同体关系。故事既可以禁锢个体的灵魂，也可以解放个体的灵魂。医者善用叙事思维与患者构建叙事共同体关系，往往能够让患者意识到什么样的故事禁锢了他们的灵魂，破坏了他们生命叙事进程的稳定性和开放性，也可以让医者在与患者的叙事性互动中，自觉从自己的生命健康叙事库里找到恰当的故事予以回应，在最短的时间内，帮助千差万别的患者达到心身最佳状态。

一、叙事介入调节的概念及其意义

医者除自我具备前三种独立的叙事调节能力之外，还必须懂得适时展开对服务对象的叙事介入。在大健康语境下，职业叙事能力已逐渐成为评价健康领域从业者的一项重要指标。除了进行故事的倾听、讲述、阅读和写作调整自我的生命叙事进程，保障自我的全人健康之外，作为服务于人的医疗行业从业者，医者还必须具备在对他们的人生故事有深入的理解的前提下，为患者及其家属创设有利于其疾病康复和承受照护苦痛的积极故事空间，通过叙事性相伴和叙事性调节的方式，陪伴其一起走出生命困境的能力。

职业叙事能力强的医者能够和患者一起引出向前、向上的且更厚实、更丰润的故事。这是一种医患之间建立叙事共同体之后的共同叙事调节模式。对于处于生命至暗时期和最痛苦阶段的主体而言，外在的叙事介入能够帮助他们尽快调动内在资源和潜在能量，从创伤和困境中走出来。亚里士多德说，在生命的至暗时刻，就是集中心力去觅见光明的时刻[①]。陷在暗黑世界的人，需要的只是一丝微光的救赎。医护人员就是在患者生命的至暗时刻，运用叙事素养介入患者的生命故事中，引导他们看到光明的重要人物。

（一）叙事介入调节提升个体的生命复原力

事实上，后现代的叙事照护是一种不过多介入与干涉的生命陪伴，它是一种"存在性的相随"，一种灵魂与灵魂的相遇产生的疗愈效果。采用"介入"这个概念，主要是为了与前面三种主动的叙事调节模式相区分。在叙事介入调节中，仍然鼓励医者与患者建立横向的共融连接（communion），而非心理治疗中的专业治疗者与被治疗者二

---

① 原文是：It is during our darkest moments that we must focus to see the light。

元对立的纵向身份关系。叙事介入调节与治疗不同，不急着得出介入的结论或看到介入的效果，而是静静等待介入对象根据自己的节奏去故事里寻找适合自己的答案。

在叙事医学语境下，叙事介入调节指具有叙事智慧的长者、教师、医护人员等运用自己积累的叙事资本，为其他遭遇生命困境和健康危机的主体进行主动积极的介入，引导其走出闭锁和疾病的一种调节方式。叙事介入调节要求介入者具备良好的生命健康叙事素养，在生老病死和各种人生困境应对方面积累了丰富的叙事资本，能够从自己的叙事库中灵活高效地提取出适合叙事介入对象当前情况的最佳"叙事处方"，应用于调节叙事介入对象的复杂情绪，找到解开其心结的钥匙，全身心陪伴其一起突破闭锁，重新恢复心身安适的生命状态。

人类的生命境界一般可以分为三种："美好人生"（the good）、"坎坷人生"（the bad）和"地狱人生"（the hell）。从生命健康叙事理念的角度而言，拥有"美好人生"的生命主体大多具备良好的生命健康叙事素养以及亲密的人际叙事连接。因对生老病死有正确的认知，能跟自己和周围人和谐相处，这类人总是生活在"自我肯定"的丰盈状态，即使遇到挫折、失败与困境，短暂陷入危机中，都能及时运用叙事统整等方法将自己从中调节出来。这类人容易感受到喜悦与满足，身心舒畅与自由。他们也具备帮助后两类人的潜质。

"坎坷人生"是生命主体不能接受人生就是一个不断"失落"的过程这一事实，在面对自己或家人遇到挫折、失败或者生病甚至死亡的情况下，失去自信，不能面对生活的改变，时时感到低潮、焦虑、愤怒，最终导致忧郁症，身体健康状况亮起红灯。这类主体往往与家人和亲友叙事连接不紧密，或者因为伤痛和疾病将自我隔绝起来。他们在具备良好的叙事调节能力的亲友家人或健康医疗行业人员的帮助下，能够实现生命的蜕变，走向"美好人生"。

处于"地狱人生"状态的生命主体与周围人处于叙事断裂状态，完全不能接纳自己身体的疼痛与严重的残障，往往对生命抱着负面、悲观的看法。这种现象常发生在出生就有先天性障碍、后天罹患绝症、饱受严重精神疾病困扰、遭遇严重意外或者无家可归、被家人抛弃的人身上。这种人有如行尸走肉，过着没有明天、自我毁灭的生活，而且还拒绝周围人投来的叙事橄榄枝，不让任何人走进他们的内心。这种人内心积聚太多负能量，自杀率极高，是最需要有叙事智慧的人对其展开积极的关怀与救助的人。

无论是处于"坎坷人生"还是"地狱人生"，每个生命主体都有走出人生困局的悟性，只要引导他找到开启生命密码的那把钥匙，就有可能将其调节出来。生命叙事介入调节的过程对于介入者和被介入者而言，既是互动，也是互惠的过程。愿意主动运用叙事素养去帮助他人走出困境的人，具备更良好的自我叙事调节能力，遭遇人生困境和逆境时，能成为"高复原力者"。正如美国思想家、文学家拉尔夫·瓦尔多·爱默生（Ralph Waldo Emerson，1803—1882）所言，"一个真诚帮助他人的人是在帮助自己，这是生命给予的最美丽补偿"①。

叙事复原力的修复过程本身就是一场文本叙事交织的历程。罗兰·巴特（Roland Barthes，1915—1980）说："文本即织物，主体由于全身心地融入织物的过程中而获得解脱，就像蜘蛛在吐丝结网过程中获得解脱一样。"无论闭锁时间的长短和起因，叙事介入在某种程度上能够帮助他们积极面对并成功走出。闭锁者在阅读和分享故事中，获得认识自己和表达自己的机会，在赋予主体生命意义的同时，获取修复生命叙事的重要元素。

叙事介入调节与叙事阅读调节不同，叙事介入过程中，可能会使用叙事处方阅读推荐，但是，叙事处方只是叙事介入中的某个环节或者某种工具，并非全部。一般而言，需要叙事介入的主体陷入的往往是人生的绝境，单纯叙事阅读可能无法将其调节出来。叙事介入则是一种有智慧地综合运用生命健康叙事理念进行调节的方式，涵盖多个环节，如用介入者自己的故事换取介入对象的故事，从专注的叙事性倾听到积极有效的回应，从叙事处方到叙事性互动，从生命叙事的统整到生命意义的自觉显现等。

（二）叙事介入调节与叙事共同体构建

故事交流的双方必须具备界域性和他者性——讲述故事的人带来的是一个不同于自我的经验的另一个世界；同时，他也要求聆听故事的人必须撤出某部分自我世界的防线。故事倾听和回应正是在差异与同一中逐渐消融转化的历程。完美的医疗行为不一定以患者的康复告终，但必定是由医生与患者共同谱出的乐章。医生不是冰冷又遥远的权威者，而是与患者站在同一阵线，共同挖掘与探讨疾病甚至生命的本质。叙事医学正是帮助医护实现与患者灵魂共同升华的一种医学理念。

特蕾莎修女曾言："世界上最大的贫穷不是饥饿、衣不蔽体或没有房屋，而是寂寞和不被关爱；最大的疾病，不是麻风病和结核病，而是不被需要；最大的饥渴，不是缺少面包，是不被爱和不被欣赏。"现代医学往往将患者当作不需要与外界交流的孤岛，任由患者困在自己的内心世界里，不给他们表达情感和讲述故事的机会，因而也就无法与其建立共情连接（empathetic bonding）和医患生命共同体关系。"bonding"强调的是一种生命、情感和需要的"绑定"关系。

叙事介入的过程也是生命叙事共同体的构建过程。每一个生命主体虽然是独立的个体，却要在"共同体"中才能产生和获得归属感。叙事共同体是透过一种叙事能量场来连接彼此的一种人际关系。与他人建立叙事共同体的前提是用对方的眼睛去看，用对方的耳朵去听，用对方的心去感受。培养生命叙事共同体感觉意味着与他人建立以无条件的尊重、信赖、平等、合作、同理心等为特征的横向人际关系，意味着突破自我中心，学会关心他人、奉献他人。

---

① 原文是：It is one of the most beautiful compensations in life that no man can sincerely try to help another without helping himself。

共同体意味着遵循共同的价值，独一无二的主体在价值共生中获得各自的价值感和归属感。讲述故事者与聆听故事者以平等、共有、共享、意义共构方式彼此激励，各自从其生命经验／记忆里抽取有趣、美好、值得与对方分享的情节，共同营造情境。对于健康医疗语境下的叙事共同体，可以引用耶鲁大学哲学家亨利·卢云（Henri J. M. Nouwen）的一段话来阐释：

> 当我们扪心自问：谁是我生命中最重要的人？浮过脑际的，断不是那给予诸多意见的能手，断不是那提供解决方法的天才，断不是那自命权威的医师，而是那分尝我甘苦的友人。那用温柔的手肘，轻抚我伤口的同伴，那个静静伴在我身旁，与我同度每一个悲伤、失落、混乱、无望及种种难挨岁月的同行者。他能用真情接触凄怆，用心力挽着失败的臂弯，用忍耐紧扣对事态的无知、对劣势的无奈、对创伤的无助。能与我共度一无所靠、共历一无所依的绝境的，才是那真正懂得关顾我的朋友。①

从卢云的角度来看，他并不是从身份与工作性质来界定谁是能够真正走入个体内心、成为生命共同体的照顾者，而是从被照顾者的主观感受的层面来发言的。谁能触到伤痛者的内心，谁就是一位称职的照顾者，不管他是医生还是护士，还是家庭照护者、职业照护者。在卢云的观点里，所谓照顾（care），其原意"kara"是"哀恸"的意思。因此，照顾的基本意义就是叙事医学语境中的叙事共同体或生命共同体的意义，亦即与悲伤者同愁、与哀恸者同忧、与流泪者同泣。简而言之，就是美学伦理中的"以己心体彼心、同情相感"，或者医学伦理学语境下的"视病如亲"。

（三）叙事介入调节的契机和模式

医者把握好叙事介入调节的契机，就能达到事半功倍的效果。良好的叙事介入的前提是患者在医者面前完全放松，发自内心地信任医者，与其已经建立叙事共同体关系。可以说，后现代的叙事陪伴是一种不过多介入与干涉的生命陪伴，它是一种"存在性的相随"和"在场性的相融"，是一种灵魂与灵魂的相遇。

在《中国叙事医学与医者职业素养》一书中，阐释叙事共同体构建的契机时，作者提到几个故事。其中一个是叙事医学的首倡者丽塔·卡伦（Rita Charon）教授的故事。她在听了肥胖且不听医生相关建议的患者在等待测血压的空档期所唱的一首赞美诗之后，与其建立了人际叙事连接，从此，患者与医者距离拉近，健康状况明显好转。从这个故事中可以知道，与患者的叙事连接和叙事共同体的构建的契机往往在疾病之外的话题中。

---

① NOUWEN H. Our greatest gift: a meditation on dying and caring [M]. New York: Harper Collins, 2009: 40.

有一个这样的医患之间的故事：一个 14 岁的女孩因为强迫症一直洗手来接受治疗。天很冷，她的手已经洗得红肿，还出现了一些干裂，却无法停止。第二次来治疗的时候，女孩中途打断谈话去洗手，回来时，医生随手递给她一支护手霜，女孩的内心便从这一刻开始对医生敞开了。这个故事说明，叙事介入的契机往往来自医者对患者发自内心的自然关注，而非刻意的揣摩。

正如中国当代作家、散文家林清玄（1953—2019）在《心有欢喜过生活》中所言："一个人要下决心砍除生活中繁复的杂枝，才能长出好的智慧芽苗。维持生活的单纯与专注，是提升慧心最好的办法。"摒弃揣摩患者心思的做法如同"砍除生活中繁复的杂枝"，因为摒弃了专业权威的揣摩和分析的关系，医者反而沉静了下来。当医者毫无杂念地回到当下，这时就有了专注的可能，叙事介入的契机就出现了。

当契机出现了，医者将能够展开各种形式的介入。对于有阅读能力的患者主体，在推荐叙事处方基础上，打开患者心扉，倾听和回应他的故事，展开叙事共同体构建，将其调节到身心最佳状态；对于没有阅读能力的患者主体，在将相应的叙事处方故事口语化，变成面对面叙事互动的内容之后，激发患者自觉讲述自己人生故事的欲望，展开倾听和回应。对于有写作能力的患者，还可以鼓励他们通过写自己的方式修复自我叙事连接，通过写信的方式修复与亲友的叙事连接，通过创作虚构叙事作品的方式修复自己与社会的叙事连接。

当医者能够"砍除生活中繁复的杂枝"，专注于与每一个患者和每一个身边的人的在场性交流，叙事介入调节的效果就会如同泰戈尔的这首诗描述的那样，介入者自带光芒，而介入对象只是恰好迎面看向了这道光，他们借着介入者的光，自然而然地走出黑暗。

用生命影响生命

把自己活成一道光，
因为你不知道，
谁会借着你的光，
走出了黑暗。

请保持心中的善良，
因为你不知道，
谁会借着你的善良，
走出了绝望。

请保持你心中的信仰，

因为你不知道，

谁会借着你的信仰，

走出了迷茫。

请相信自己的力量，

因为你不知道，

谁会因为相信你，

开始相信了自己……

愿我们每个人都能活成一束光，

绽放着所有的美好！

著有《关爱·治疗·奇迹》（*Love, Medicine and Miracles*）等畅销著作的耶鲁大学医学院儿科医生伯尼·西格尔（Bernie Siegel，1932—　）说："治愈是对一个人生命故事的重新阐释。"[①] 只有让患者在住院前后，经过医者的叙事调节，对自己的人生故事和亲密关系有了不一样的阐释，才是真正意义上的疗愈。每个人在不同人生成长阶段都有可能暂时陷入叙事闭锁，如果长久走不出来，就会变成影响身心健康的负荷。只要跨越并走出闭锁，曾经的闭锁经历就能成为实现人生成长的另一篇"启示录"。

二、叙事介入赋能主体认知的改变

故事既可以禁锢生命主体的身心，也可以解放生命主体的身心。叙事介入调节的魅力在于介入者能够从自己生命中已经融会贯通的叙事智慧中快速调取适合对方的好故事，触动、抚慰和滋养对方的灵魂，改变主体不利于身心健康的固化认知。每一个人的人体走向"无序"，即衰老是任何人都挡不住的，但通过叙事介入，医者可以帮助那些"失序"的灵魂重新获得生命的秩序感，这种调节为患者的灵魂带去的有序感和升华感是不可阻挡的。

成功的叙事介入需要具备一些重要条件。首先，叙事介入过程是否通过其他故事的分享给对方注入希望；是否引导他们认识到自己所面临的问题具有普遍性；是否促进其自我叙事调节能力的提升，如更懂得宽容自我和他人，更具同理心与亲和力等；是否在叙事性互动中引导其释放了压抑的情感；是否认识到人存在于这个世界必然伴随失意、悲伤、懊悔、痛苦、快乐等，生命个体不应逃避这些生命叙事进程中的必然情节，而是直面自我的生存之境，接受生命中的不确定性，成功度过每一次危机与困境。

---

① 原文是：Healing is the re-interpretation of one's life。

（一）叙事介入调节的原始形式

对于内关之疾而言，手术刀和药物只能帮助生命主体争取时间，最终能否摆脱疾病困扰，主要在于是否能够顿悟到疾病的根源，也就是"病人生病的内情"。明代医家李中梓（1588—1655）在《医宗必读·不失人情论》中以《素问·方盛衰论》中的"不失人情"四字为纲并加以发挥："病人之情者，五藏各有所偏，七情各有所胜。……有境遇不偶，营求未遂，深情牵挂，良药难医。此得失之为害也。……此皆病人之情，不可不察者也。"良药难医"内关之疾"，这时医者的叙事介入显得至关重要。

清代医学家徐灵胎（1693—1771）在《医学源流论》中提出："人心之感召，无所不通。"在古老的东方文化中，说故事被当作一种温和但强有力的疾病调节手段，尤其是在人遭遇重大事件而陷入深重的痛苦与抑郁情绪难以走出时，医者往往会运用童话、神话故事或民间传说，让患者去思考和领悟，透过参悟故事的寓意，来引导患者以不同的角度和不同的认知去彻底理解自己的问题所在。这就是叙事介入调节的原始形式。处于叙事闭锁中的主体往往需要用叙事介入的手段来解除闭锁。

> 有一个妇人，心爱的孩子因病身亡。她因为伤心过度而精神错乱，抱着死去的孩子在城里徘徊，见人就说："我的孩子没有死，请给这个孩子一点药吧。"许多人觉得她很可怜，但是只懂得劝她不要伤心，人死不能复生。然而，这些安慰的语言无法让妇人接受孩子去世的现实，妇人仍然疯疯癫癫地到处求人帮助孩子。
>
> 后来，有人将她带到智慧的释尊那里，说他一定能够帮她的孩子死而复生。释尊对她说："好！我给你良药。你到城里去向人要一把稻谷的种子，不过，这些稻谷种子必须向'从未有人过世的人家'取得才可以。"于是，她挨家挨户去打听，但怎样也找不到一户"从未有人过世的人家"。终于，她自然地领悟到"人必定会死"，自己的悲伤不是什么非比寻常的事。

在叙事介入调节中，医者可以首先运用激发患者希望的叙事方式，让患者进入一个充满希望的叙事空间中，再从这个沉浸式的叙事空间中顿悟生命的哲理。希望是成就所有事物的动力，一个人若没有希望，便不会相信事情会进展顺利且可能成功，他不会全力以赴，因此，无法发展出令人满意的结果。叙事介入之所以能够成功调节患者的情绪，改变患者的认知，引发态度和行为的改变，最重要的是因为人类大多遵循"叙事原则"。人们通常根据叙事结构来进行思考、想象、互动，并进行道德选择。

（二）叙事介入调节与女性之改易心志

杜牧在《送卢秀才赴举序》中言："治心莫若和平，治身莫若兢谨。……身治矣，非心治而不能致之。"大多数疾病都有其心灵层次的成因，《向愈：从难治病与慢性病彻底解脱，迈向终极健康》（2018）一书的作者李宇铭医生认为，湿疹来自压抑的愤怒，肺癌源自挥散不去的悲观和无力感，胃痛腹胀来自思虑太过，眩晕症来自完美主义背后的不安全感，癌症复发来自于对自身问题的逃避。叙事医学强调，医者不能只满足于解决患者表面的痛苦，还要帮助其找到疾病背后的根源，智慧的医者往往将其职业目标从治病和治身升华到治人和治心。

《中国叙事医学与医者职业素养》一书提到，中医强调"治病求本"，"急则治其标，缓则治其本"。也就是说，对于不急的病要多与患者进行叙事性沟通，以了解其生病的根本原因。"求本"的过程离不开叙事共同体构建之后的叙事调节。清代名医陈修园《女科要旨》叙言中提到："顾医难，而医妇人女子尤难。昔人以小儿为哑科，窃意女科亦然。盖小儿不能言，而妇女则言不能尽。"传统中医在治疗女性疾病时，更注重形神合参，叙事医学也倡导在治疗女性疾病时，注重生病前后发生在其家庭和身上的故事的导引，在疏泄其焦虑的同时对其进行治疗。

宋代医学家陈自明在《妇人大全良方》中提到："若或自能改易心志，用药扶接，如此则可得九死一生。"这里的"改易心志"在叙事医学语境下指的是具有叙事意识的医者积极引导患者讲述和阐释自己的人生故事，在叙事性聆听和共情性回应中，帮助患者从不利于自己心身健康的故事中走出来，在疗愈的过程中重新阐释自己的人生故事，为自己创设一个有利于心身健康长久稳定的新叙事。也就是说，现代医者在女性疾病治疗的过程中，运用叙事调节能力助其"调畅情志"，是治疗妇女疾病的主要方法，这一步做得好，服药才能达到最佳效果。

（三）叙事介入帮助患者统整生命故事

个体在较为脆弱时，可能无法聚集自己的能量来进行叙事统整，即使展开叙事统整，也可能以失败的消极叙事统整告终。在这种时候，个体需要在他人的介入下，重建一种新的叙事方式。医者要引导患者转换看问题的角度，让他们懂得，我们用什么眼光看世界，世界就会以什么方式回应我们。任何事情都有其两面性，所以当我们遇到不好的事情时，应该让思维转个弯儿，绕到另一面去看。

> 2020年5月，全国首家生命健康叙事分享中心迎来这样一位患者，她是护士小枫，罹患甲状腺癌。她想离职或者调离工作岗位。小枫每天郁郁寡欢，打算辞职回家养病，经甲乳科医生推荐来到叙事中心寻求帮助。工作人员与其进行详细沟通后，发觉小枫罹患甲状腺癌与她家庭的整个叙事生态有关。
>
> 小枫的日常工作跟其他医护人员一样非常忙碌，已经出现了职业倦怠，难以在工作中找到快乐和动力。小枫回到家希望有安静的环境，得到最好的放松和休息。然而，丈夫的母亲却很喜欢热闹，总是把自己的外孙和外孙

女，甚至自己兄弟的孙辈都安排到家里住下来，因而家里每天比菜市场还热闹。一向喜欢安静的小枫认为自己工作本就很辛苦，每次回家还要照顾这么多的孩子，内心很是痛苦，怎么想也想不通。

工作人员尝试积极回应她的困境，运用叙事调节的理论来化解小枫的健康危机和家庭危机。

首先，站在小枫的视角，向小枫提出几个可能的解决方案。询问小枫的工作时间能否有所改变，投入更多时间来陪伴家人和孩子成长。小枫苦苦摇头回答：不能，除非辞职。接着又问小枫能否改变丈夫的母亲，让她把其他孩子送走。小枫回答：根本不可能，老人年纪越大就越是喜欢大家庭，喜欢几辈人热热闹闹地生活在一起。再问小枫是否会因此选择离婚。她回答，不想家庭破裂，自己对这个家、对丈夫、对孩子都很有感情。

在经过这一段问询后，工作人员结合小枫的自身情况，给她创设了两个场景。首先让她看到叙事分享中心很多独生子女出现各种问题，大多数是因为缺乏亲子以及同辈之间的叙事性沟通，工作人员通过帮助他们重新建立叙事连接的方式来使其恢复身心健康。这让她感到她的孩子很幸运，因为他们跟兄弟姐妹一起长大，与兄弟姐妹的交谈无意中可以让孩子获得健康生存必需的人际智慧。

其次，让她看到许多老人在出现职业叙事断裂、社会叙事断裂和家庭叙事断裂之后，陷入身心不健康的状态。而等她老了，也许自己的孩子在外地工作，这些在自己家里长大的孩子将来都能跟她建立长久的叙事关系，关怀她，照顾她，让她拥有健康的老年生活。

从小枫的视角来看，她的关切点是孩子太多，太吵闹，认为花费时间去照顾别人家的孩子很不值得。叙事医学强调通过创设故事空间，让主体调动自己的内在资源去思考，去改变原有的固定视角和思维。最后，小枫主动想象自己生命叙事进程的延长线上可能的故事走向，逐步走出局限于眼前故事的叙事闭锁状态。

小枫经由叙事调节，获得了人生顿悟，甲状腺癌经过治疗也慢慢康复，重新回到护理工作岗位上。每天回到家，欣然接纳了吵闹的孩子们，把孩子的欢闹视作工作之外的消遣时光，并与他们建立起融洽的家庭叙事关系。良性的家庭叙事生态又反过来舒缓繁忙工作生活后的倦怠，助益身心的健康。经由这场疾病，小枫接触了叙事调节，拥有了良好的叙事素养，也认清了生命的本真，与同事及家人建立起亲密的叙事关系，在后来的临床工作中懂得如何与患者建立叙事连接。

通过叙事介入调节，医者可以引导患者或其他遭遇困境的民众将疾病或困境作为一个改变人生境遇的契机，而非一直故步自封、自怨自艾。叙事介入可以让各种疾病患者意识到最美的人是经历过失败、经历过痛苦、经历过挣扎、经历过失落，却能够找到走出深渊、走出闭锁之路的人。在叙事介入者的帮助下，介入对象重新找回感恩之心，获得对生命的感受力和理解力，使他们的生命充满对自我和其他生命个体的同情、柔情和深沉的关爱。

（四）叙事介入赋予特殊患者健全人格

叙事介入的过程是医患之间交换生命风景，交织生命经验的过程。医者主动对特殊患者展开叙事介入，能够协助其形成健康人格。这些特殊患者包括先天畸形或因疾病、意外导致的身体残障患者等。在《中国叙事医学与医者职业素养》一书第六章，笔者在阐释"单一病人身份叙事闭锁"这一概念时，提到的多个出生缺陷患者就属于这类特殊患者。

有时，医者的一个善意举动就在通过展示自己的故事改变患者及其家庭的命运。一群医生为一个"唇腭裂"儿童查房，旁边坐着满脸担忧的妈妈，在结束一些简单的检查后，队伍末端的跟诊医师悄悄地拉下口罩，朝着母子微笑。母子俩深受这一动作的触动。这名医师是张孝瑜，身为双侧唇腭裂患者的他，通过这个简单的动作告诉这患者，没有什么会限制一个人生命故事的可能性。

张孝瑜医生的这个动作唤起了这个家庭面对未来的信心，让他们相信人生充满可能性。事实上，张孝瑜在儿童时期同样经过很长一段时间才慢慢接纳自己，他希望其他唇腭裂或有颜面缺陷的孩子能够比自己更快接纳自己，不要陷入悲观失望，而是积极地面对人生。他深信自己的故事可以治愈别人。张孝瑜医生说："我不觉得颅颜患者需要他人同情，这只是每个人生下来的差异；颅颜患者也不是永远都需要别人去医治，只要有勇气，我们不但可以治愈自己，有一天也可以去治愈别人。"

张孝瑜医生以自己与患者相同的疾病经历向患者或其家属展示了另一种人生故事的书写方式，为患者或其家属创设新的故事，给予更多想象和希望，以及抵抗生活重压的力量。有时，患者可能无法从旧的、不幸的故事中走出去，这时需要他人的介入，告诉他们如何创设并进入新的故事。医护人员无法控制患者生命中会发生什么，但可以帮助患者及其家属控制他们面对这些事情时的情绪与行动，也可以帮助他们控制故事的走向，创设一个有利于身心健康的故事。

对于特雷彻·柯林斯综合征（Treacher Collins syndrome，简称 TCS）的儿童，医护人员可以推荐其观看相关影片，并与其建立良好的叙事连接。R. J. 帕拉秋（R. J. Palacio）的《奇迹男孩》（*Wonder*，2012）2017 年底拍成电影，是第一部以"特雷彻·柯林斯综合征"为主题的罕见病电影。特雷彻·柯林斯综合征又称下颌骨颜面发育不全，临床表现包含结构异常的外耳郭、腭裂、颧骨发育不全或缺失等，因此从小要进行多次颅颜手术，如腭裂的修补，耳朵、下颌骨的重建及面部整形等。尽管外貌与常人不同，但患者的生长发育及智力并不受影响。

《奇迹男孩》从一个患上特雷彻·柯林斯综合征的孩子奥吉（Auggie）的视角出发，讲述脸部天生有残缺的他如何面对世界的冷和暖，融入正常生活的故事。现实中，通常 5 万个新生儿中就会有一个患上特雷彻·柯林斯综合征，因此我们身边也有可能出现跟奥吉一样情况的孩子。经过了大大小小的手术，奥吉活下来了，但是更困难的事情还在后面。奥吉面对最大的问题并不是身体上的，而是心理上的。

影片中，校长的一句话——"奥吉无法改变他的外貌，但是我们可以改变看待他的眼光"，给观众留下深刻的印象，激发我们反思自己与身心障碍者的交往态度。该片以奥吉的独白作为结局："善良一点，因为每个人都在为人生作战，如果你想知道一个人真正的样子，你只需要用心去看。"如果我们能放下成见，以善意之心对待每个人，用心感受对方真正的样子，而非以貌取人，我们也能用善与爱，创造每个身心障碍者生命中的奇迹。《奇迹男孩》带给周围人的改变才是最大的奇迹。

我们也可以用现实生活中的故事介入患者的人生之中，让其重新获取关于疾病人生的新认知。美国一个名叫迈克尔·古德曼（Michael Goodman）的男子跟《奇迹男孩》中的奥吉一样，从小就患上特雷彻·柯林斯综合征。古德曼的耳朵、颧骨与下颌骨发育不全，自小因脸部畸形而被众人嘲笑与欺凌，因此，古德曼逐渐将自己隔绝在自我的世界里。处于人际叙事连接断裂状态的古德曼高中时期曾经两度自杀。

但是，随着古德曼的叙事性阅读经验的增强，他成功地超越身体的缺陷和外在的评价，反躬内求，从内在去接受自己，改变自己与这个世界交往的方式，最终这名现实版的"奇迹男孩"成为一名儿科医生。除了临床工作之外，古德曼也会去学校讲述自己的故事，对孩子们进行现实版的疾病科普。古德曼的故事分享为这类特殊患者营造了适合他们健康成长的良好叙事生态。

三、叙事介入与故事的重新语境化

对他人保持好奇心是医者展开叙事介入调节的第一步。在通往医者职业成长的道路上，专注耐心以及"打破砂锅问到底"的好奇心是职业成功的决定性因素。当我们向陌生的世界挺进时，生命会因而更丰富，视野也会被打开。有好奇心的人，对于周边的事物更加敏锐，所以更能在日常生活和他人生命故事中发掘出新意和亮点，并能从中发挥积极的作用，获得更多的自我认可。

如果你是"（M×16+C+L×2）+（T×5+N×2+B×33）"的话，你一定会感觉很幸福。这是陶德·卡什丹（Todd Kashdan）提出的幸福公式。这个公式也可以看作在叙事医学语境下，一个成功的叙事介入者应该具备的素养的公式。公式里的字母分别指：不断叙事统整让自己总是活在当下（M）、拥有持续的好奇心（C）、热爱自己从事的工作（L）、常为他人着想（T）、愿意培养关系（N）和照顾好自己的身体（B）。医者首先获得自我的幸福感，才可能通过自己的叙事介入帮助其他人获得幸福感。

医者与患者建立深入的叙事连接才能够满足医者的好奇心。医者在诊断和治疗的过程中，在对患者故事的临床好奇心（clinical curiosity）的驱使下，全身心地进入被介入者讲述的自我故事之中，这样才能在理解了他的生命状态之后，将自己的叙事经验融入对方已经形成的叙事闭环中，在引导对方一起将这个故事"重新语境化"（recontextualization）的过程中，赋予其故事的开放性，最终起到调节其心绪和人生故事阐释态度的作用。

（一）叙事介入促进健康调节

人类之所以与其他物种不同，就在于叙事能让人们超越单纯的主观或客观，建立起"互为主体性"的世界。叙事的强大力量不言而喻。一个濒临退学、快要自我放弃的学生，可能因为老师讲述的一个故事而改变自己的态度。叙事是无形的，却能实实在在地在我们身上留下痕迹。

叙事方式的微小调整会对我们的生活产生巨大影响，因而我们要创设积极的故事，从正面解读自己的生活故事甚至梦境，才能充分挖掘自己的生命潜力，避免陷入生命的沼泽。对于梦境的解读，在不同的叙事框架，看到的是不同的结局。笔者曾经读过一个与梦境的叙事框架调整之后结局完全不一样的故事：

> 一个秀才第二次进京赶考，住进一家以前住过的客栈。考试前一天，他接连做了两个梦：第一个梦，梦到自己在墙上种高粱。第二个梦，梦见自己在下雨天戴着斗笠，还打伞。紧张焦虑的秀才找到算命先生。当他将两个梦境的内容讲给算命先生，算命先生立刻大叫不好，说："你还是回家去吧！高墙上种高粱，不是白费力气吗？戴斗笠，还打伞，不是多此一举吗？"秀才一听，心灰意冷，回客栈收拾包袱准备回家。
>
> 客栈老板觉得秀才临考前收拾包袱回家有些不可思议，就找到秀才问原因。秀才将梦和解梦的算命先生的事情说出来，客栈老板笑着对秀才说，我也会解梦，我觉得从这两个梦来看，你这次一定会高中。你想想，墙上种高粱，不是高种（中）吗？戴斗笠打伞，不是说明你这次是有备无患吗？秀才一听，觉得非常有道理，于是信心十足地去参加考试，居然中了榜眼。

这个故事值得我们思考。对故事或者梦境的不同解读，真的可以改变人的一生。当我们选择只看到故事的阴暗面时，当然看不见光明；当我们选择悲观的叙事框架时，无论故事里面有多少美好的情节，我们也会将其解读为带有阴郁色彩的故事。遇到事情总是习惯从悲观的一面去看待是非常危险的，这会使我们失去许多机会，打乱我们的生活。阴郁的叙事框架会抑制我们的进取心，打击我们的信心，破坏我们宁静的心态，从而无法提起勇气面对挑战。

叙事医学培养医者的叙事介入能力，其中非常重要的一点是能够帮助患者改变对自己人生故事的阐释方式，走出不利于健康的陈腐故事，用正面的叙事框架去调整看待故事的认知逻辑。其中也包括对梦境叙事框架的"重新语境化"。英国精神分析师斯蒂芬·格罗斯（Stephen Grosz，1952—　）说："当我们能够将悲伤和痛苦变成故事讲述出来时，一切痛苦和悲伤都变得可以承受；但当我们找不到合适的故事讲述方式时，我们的故事会主动提示我们——我们会以梦境的形式将这些故事讲述出来，梦境里的故事正在告诉我们相关症状。"①

广东省中西医结合学会秘书长金世明教授曾讲述一位医者通过调整患者对其梦境的解读，帮助患者走出疾病困境的故事。

> 一个中年男患者因为自感身体不适而去医院看病。患者无法准确描述自己身体不适的具体症状，而是提到自己近期反复做同一个梦的事情，想要将梦境内容告诉医生，但是几乎所有医生都感到很不耐烦，不想听他讲梦境，认为这跟疾病诊断和治疗没有任何关系。患者去了多家医院就诊，皆因跟医生在症状方面沟通的不顺畅而终止。幸运的是，他锲而不舍地找到了一家中西医结合医院，医生愿意耐心地让他将反复困扰他的梦境描述完整：
> "我骑在一匹瘦骨嶙峋的老马背上，艰难地在看不到尽头的沙漠里踽踽而行，烈日当头，马已经累得走不动了，但是沙漠还在眼前延伸着……"听完患者对梦境故事的描述，医生立刻予以回应。这是患者在多次求医经历中，第一次获得医生的回应，他感到非常欣慰。医生引导患者重新框定梦境的叙事背景和内容，让他将梦境中的老马想象成瘦弱的骆驼，而沙丘的另一面就是绿洲。虽然天气炎热，沙尘飞扬，但是骆驼有能力走出沙漠。患者根据医生的提示，对梦境重新做了想象和阐释。

当"马"和"沙漠"重新语境化为"骆驼"和"绿洲"的故事，梦境的隐喻就被重新定义和语境化。很快，患者的不适症状消失了。这就是隐喻的重新阐释和叙事的重新框定产生的积极效用。原来患者的这个梦境之所以反复出现，是因为他正遭受糖尿病初期症状的折磨，是每个夜晚身体感到焦渴无力的痛苦反应。痛苦借由梦境外延出来，在就医过程中，患者隐约感到身体状况与梦境之间的关联，有强烈的表达愿望，却被没有叙事意识的医者所打断或忽略，最终错过了调节疾病的最佳时机。这个梦境也是疾病在长时间内得不到缓解的直接表现。

---

① 原文是：All sorrows can be borne if you put them into a story or tell a story about them. But if we cannot find a way of telling our story, our story tells us—we dream these stories, we develop symptoms, or we find ourselves acting in ways we don't understand。

（二）叙事介入调节走出噩梦困扰

瑞士心理学家卡尔·荣格（Carl Gustav Jung，1875—1961）认为，梦是做梦者与自己内在的复杂性心灵进行挣扎斗争，目的在于回应无意识的困惑，并提醒我们要主动整合自我意识与无意识之间的矛盾。某医科大学附属医院的呼吸睡眠科曾有一个一直受噩梦困扰的中年女性，在具有职业叙事素养的医者的介入下，她不再受噩梦困扰，睡眠质量得到提升，身体状况好转。

> 琴姐的儿子罹患慢性白血病十几年，因无法忍受疾病的折磨，最终选择在一个寒冷的冬夜，在医院病房里割腕自杀。照护儿子多年的琴姐很伤心，但也觉得这也许对他来说是一种永久的解脱。琴姐在葬礼之后，把儿子的尸体火化了。然而，琴姐想起儿子生病住院期间跟她主动聊起过"死了会不会下地狱""不火化会不会好一些"的问题，当时琴姐不想聊这么不吉利的话题，就没有正面回答儿子的问题。待把儿子的身后事都处理完之后，琴姐感到非常内疚，因为她不知道儿子是不是想告诉她死后不火化。
>
> 在儿子离世之后不久，琴姐就开始反复做噩梦——梦见儿子被绳子绑在一张狭窄的病床上不断向她挥手，但是，最终还是被自己和周围的人合力推进了火化炉里。琴姐总觉得这个梦是儿子在责怪她没有将他从病痛和内心的双重折磨中拯救出来，也在责怪她不应该将他火化。她担心儿子正在地狱里受苦，每天梦醒之后，浑身出虚汗，心悸，且无法再入睡。反复的梦境让琴姐不得不求助医生。了解到这些之后，我们建议琴姐在脑子里把噩梦重现几次，鼓励她给梦境想象一个新的结局，因为想象也常常会整合来自潜意识的智慧。
>
> 琴姐重新想象了梦境的结尾，儿子解开绑在身上的绳子，从床上跳下来，站在她的面前。他抱着琴姐，亲吻了她，说："妈妈，我是来跟你说再见的，我爱你。"然后，琴姐与大家目送他离开了，他朝一个亮着火光的空间走去，一边走，一边挥着手说："妈妈，请放心，我自由了，这里暖和多了。"当重现这个梦境的时候，琴姐领悟到，因为没有见到儿子最后一面，这个梦是在跟儿子说再见，而自杀也是儿子解开捆绑自己的绳子的不得已选择。儿子去世时，由于是寒冷的冬天，琴姐一直担心他挨冻。现在终于放心了，他已经不再受疾病折磨，而且去了一个很暖和的地方。

大脑既然能够创造出梦境，也一定有原因和解决之道。当主体的内心因为丧亲或其他创伤事件遭遇重击且意识无法知道个体经历了什么时，唯有梦境可以给予具体的象征，表现出受创后的解读活动。如果能够将碎裂的片段整合在一个戏剧化的故事中，主体就可以找到可以抒发和述说的渠道。在这个故事里，当医者用自己的智慧帮助患者重新解读梦境故事，患者也就不再执着于对梦境的负面的、不利于其身心健康的解读方式，而是进入医者帮助其创设的、积极的且有利于身心恢复的故事空间。经过这样的叙事介入之后，琴姐的梦境正如她所想象的一样真的改变了，噩梦也不再来了。

（三）疑虑闭锁者的叙事介入与治疗过程创设

《中国叙事医学与医者职业素养》一书第六章第二节阐述了疑虑叙事闭锁这一概念。疑虑叙事闭锁者往往对不可能发生或小概率事件有着超出常理的关切和忧虑，并且这种焦虑进一步影响到当事人的生活起居和职业发展或精神健康状况。疑虑叙事闭锁会导致生命主体的思想停滞在所疑虑的某个事件之上，产生严重的负面心态，极大影响其正常生活。通常疑虑叙事闭锁者常感坐立不安、心神不宁和梦多难寐，表现为肠胃不调、头痛目眩、呼吸困难和周身不适。

疑病者所疑之病并非实病，而是心病。所谓"病从内生，名曰脱营"，正如清代叶天士在其医案中所言："七情致损，五志内伤，情志之郁，药难霍然。"这类疾病必须与患者及其家人建立叙事连接，深入理解其病根，才能根治其疑虑和疾病。李时珍是明朝名医，经常免费给穷人看病，并赠送药物。老百姓都很尊敬他，许多病人千里迢迢慕名而来。有个传说讲述的是李时珍通过叙事介入，治愈了疑虑叙事闭锁者的疑病症。

　　一天，李时珍出诊回家，看见家门口有一个衣衫破烂的中年男子躺在地上，不住呻吟，旁边坐着一个面容憔悴的妇人。

　　李时珍将二人请进家中，开始为男子诊脉。从面相和脉象来看，男子不像病势沉重之人，因此李时珍推测男子一定有其身病之外的心病。他向妇人了解男子患病前后的一些情况。原来几年前，有一天，男子从田里干活回来，在屋里吃晚饭。突然房檐上一只小壁虎掉进汤碗里，他不小心将其喝了下去。后来听村里老人说壁虎有毒，男子总觉得心口有块石头堵着，以后吃饭越来越少，慢慢连话也不能说了。

　　李时珍立刻想出了应对的办法，必须给男子创设一个壁虎从身体里出来的故事，才能消除其内心的疑虑。因而，李时珍对妇人说，我有办法治疗你丈夫的疾病。他煮了一碗热气腾腾的药汤让男子喝下。

　　妇人小心翼翼接过药碗，把药汤送到丈夫口边，让他一口气把药喝掉。过了半个时辰，男子突然脸色一变，呕吐起来。妇女大惊失色，李时珍叫徒弟拿来一只铺着黄土的大瓦盆，放在男人脚下，把呕吐物都接在瓦盆里。李时珍取出一根长长的银针，在瓦盆的呕吐物里摸索，突然，他从里面挑出一只小壁虎。这时男子长长舒了一口气，一下子变得神清气爽，病好像一下子好了一大半。男子站了起来，居然开口说话了。他又惊又喜，拉着妻子一起跪倒在地，流下了激动的热泪，感谢李时珍的神药，解决了几年来的病痛。

送走了夫妇二人之后，李时珍的徒弟百思不得其解，问师父是用什么药将小壁虎引出来的。李时珍笑着回答说："那个男人吃了壁虎之后根本没有得病。他是被吓病了，小壁虎成了他的心病。他一直疑心小壁虎还在肚子里，所以才整天担惊受怕，吃不下饭，慢慢地，连话也不会说了。那只壁虎是为师事先埋到黄土里的。"

李时珍没有用真正的药物，而是采用了"不药而药"的叙事介入调节方式，使病人从一开始一直走不出"我的身体被一只壁虎所毒害"的故事，在巧妙地创设了一个用"药"的故事之后，进入了一个"进入我胃里的壁虎已经在药物作用下逼出了体内"的故事，从此，疑虑顿消，血气通利，营卫调和。

（四）自杀的叙事介入及生命叙事的重新阐释

大多数人之所以试图自杀，并非不想活下去，而是过于在意他人的眼光和评价。每一个想死的念头背后其实都是渴望改变现状，让自己更好地生存。意欲自杀的主体一般无法真正融入家庭、职场和社会，与周围人的叙事连接薄弱，无法让自己归属于任何一个叙事共同体。19世纪末法国社会学家埃米尔·杜尔凯姆（Émile Durkheim，1858—1917）的《自杀论》（Le suicide）中也提到，人与社会的关系越薄弱，就越容易自杀。

一个人的幸福状态取决于与这个世界有多强的关联。所有选择自杀的人，其自杀理由归结起来实际上都是同一个：这世界跟我没什么关系。关系，就像一面镜子，从中映照出真实的自己——我们的偏见、恐惧、焦虑、寂寞、忧愁、痛苦，我们是否具备爱自己和爱他人的能力。唯有透过检视人生中的各种"关系"，才能领悟什么是爱，及人生为何而活。

叙事中心曾为一个从学校3楼跳下来试图自杀的15岁初三女生小琴开具叙事照护处方。

小琴有一个14岁的弟弟，一家四口一起生活。小琴自小性格倔强（4岁多的时候因为要跟3岁的弟弟争谁先洗澡，只身跳进滚烫的热水里导致全身皮肤大面积烫伤），在家跟父母沟通少，经常是问一句答一句，不问的话，几天都没有语言沟通。小琴从小成绩很好，上了初中之后，总体成绩还不错，最近一周与同学发生矛盾，物理考试没考好。

我们通过全面了解小琴的情况发现，物理老师将小琴没有考好的试卷拿出来分析是她跳楼的导火线。而背后深层次的原因是亲子和二胎之间断裂的关系和叙事连接。姐弟组合是很多父母心目中最理想的二胎模式，就因为姐姐可以照顾弟弟，小时候父母要求姐姐让吃让穿，长大后指望姐姐给钱给物。可是姐姐呢？她原本也应该是被父母宠爱的小公主，却因为弟弟的到来，被父母忽视，甚至在矛盾中产生心理阴影。如果父母没有及时调整，与其建立亲密叙事连接，往往会隐藏严重的健康危机或家庭矛盾。

人类天生就有一种倾向，会重演往事，或是把现实生活中的人投射在过去的人物和故事上，如果这段过去牵扯到昔日的情感创伤、痛苦和失落，情况就更为明显。弗洛伊德将这种现象称为"移情"（transference）。移情作用无所不在，我们在成长历程中，都会经历许多失落与创伤，这些创伤被我们藏在心灵深处，就像一颗"定时炸弹"，随时干扰我们的生活、破坏我们的人际关系。

小琴总觉得父母不爱她，希冀通过好好学习，拿到好的成绩获得更多老师的关注和爱，但是没想到一次考试失误，却被老师公开批评，小琴认为无论自己如何努力，也无法获得她渴求的爱，因而想通过跳楼来结束这种状况。利用叙事理念，医护人员在与小琴及其家人建立叙事关系之后，了解了他们的生命故事和小琴自杀的原因，针对他们的情况展开了叙事介入，并开具叙事处方。我们建议小琴的父母观看《心灵边缘》（On the Edge）这部影片，帮助他们改变对孩子的教养方式，与孩子建立亲密的人际叙事关系，真正走入孩子内心。

针对小琴觉得父母更偏向于弟弟的问题，中心人员带领她阅读《欢天喜地故事簿——月野姐弟》《生命中的灿烂时光》，并让她明白父母对她和弟弟的爱都是一样的。最终，家庭断裂的叙事关系得以修复。亲子教育中有一条原则：关系大于教育。如果家庭成员关系良好，彼此之间自由、和谐、尊重、充满爱、乐意分享，那么，孩子间的争宠行为和失宠阴影就会悄然消失。所以，家长在平时生活中可以多强调孩子间的共同点；强调他们无可替代的血缘关系；可以通过共同阅读绘本，引导孩子友爱分享。

对于自杀的人而言，最重要的是重燃他们心中对生命和对周围人，尤其是最亲近的家人的重视和热爱。自杀者不害怕死亡，而是害怕继续这样活下去。当活着对他们来说比死亡更痛苦时，死亡对他们来说是一种解脱。而当我们帮助他改变人际关系断裂的现状，协助他构建与这个世界以及这个世界里的亲人好友之间的亲密连接，改变他的内在状态，让他与亲人之间能够感受到彼此依赖的时候，就会唤起自杀者想要保护对方的心理，就不会想与对方分离。经由爱的紧紧相连，活着变得有意义，情感归属步入正轨，自杀者就会放弃谋划自杀这件事，而是积极投入其他更重要的人生事件中来。

失去亲友是生命中不可承受之重，如果亲友是自主选择死亡，这种重大打击与失落很可能导致活在世上的亲人长久陷于困惑、自责之中。一个生命的终结，可能是另一个生命"打起死结"的开端。如果没有得到及时的叙事介入调节，活在世上的亲人可能从此将自己完全闭锁在这个极端事件之中，独自承受难以疗愈的永久性伤痛，任其对自己身心健康带来严重威胁。因而，除了自杀未遂者的叙事介入之外，医者还应对自杀者的家人进行积极的叙事调节。甲乳科患者小昇就是在医护人员的叙事介入调节下，走出了父亲自杀事件的叙事闭锁。

2018年11月，26岁的小昇被诊断为甲状腺癌，半年多之后，还在治疗中的小昇又被诊断为乳腺癌。2021年1月，噩耗再次传来，进一步的检查发现，小昇已经发展为子宫癌和卵巢癌等多种妇科癌症。年纪轻轻，还没有结婚生子的小昇原以为治好甲状腺癌一切就会好起来，能够离开医院，找一份工作。然而，命运却接二连三地跟她开起了玩笑。小昇在整个化疗过程中状态非常不好，情绪非常低落。医护人员多次想跟她建立叙事连接，但都被沉默的小昇拒绝。医护人员并没有因此放弃，而是继续观察留意小昇的生活细节。

在一个寒冷的日子里，小罗医生发现化疗后小昇的手变得异常干燥，小昇自述有强烈的麻痹感。为了不让小昇在触碰到病床的金属扶手后刺痛感加剧，小罗医生找到布条将扶手缠上。之后，小昇似乎与小罗医生的距离拉近了。小罗医生慢慢了解到，小昇于2018年4月从英国留学学成归来。谁知道回国不久，正打算回报家人的养育之恩，小昇的父亲却在自家的卧室里上吊自杀了。父亲的自杀让小昇的计划完全被打乱，生活完全失序。失去父亲之后的复杂性哀伤压得小昇喘不过气来，她经常在深夜惊醒，反复思考为什么父亲选择在她回国之后自杀，是不是自己做错了什么，让他失望，他才会做出自杀的选择……

了解到小昇的故事之后，我们邀请她参与故事阅读分享活动，有几个中学生也参与了。其中一个中学生小乐分享了我们推介的西碧尔·德拉克洛瓦（Sybille Delacroix）的绘本作品《站在我肩上的小鸟》。绘本以第一人称叙事者的话语讲述了自己与肩上的小鸟之间的故事。小鸟总是对"我"说，"你很笨""你没用""你不行"，让主角在教室上课时无法专心聆听老师的话，也无法与同学们走近，只能一直困在个人世界中，与批判自己的小鸟为伍。"后来，我只听得见这只小鸟的声音，甚至连自己的声音都听不见。这只小鸟简直让我无法喘息……"，充斥各种批判声音的小鸟越长越大，站在"我"的背上压得"我"无法动弹。幸而此时，"我"的朋友佐依观察到"我"的状态，送来一条缎带。这条缎带象征着两人建立起叙事连接，佐依的真诚关怀成功让"我"内在批判的小鸟闭上了嘴，在"我"沉浸于与佐依的互动中，消失得无影无踪。

　　分享完故事内容之后，小乐讲述了自己的故事。小乐的父母在她小学三年级时离婚，小乐跟着妈妈一起生活。她发现无论自己如何听话，妈妈看上去都很不开心。小乐觉得是因为自己而导致爸爸的离开。这种想法让她感到很自责，每天心不在焉，学业迅速退步，老师也多次批评她。她逐渐跟同学也疏远了，回到家就将自己关在房间里。小乐觉得自己就像故事里的"我"，除了这只不断责怪自己的小鸟，没有任何陪伴。阅读了《站在我肩上的小鸟》之后，小乐知道就是这只小鸟让自己远离了亲友的陪伴，变得越来越不健康，只有重新跟周围人建立连接，才能让自己重新做回自己。

　　在听了大家的分享之后，小昇也分享了自己的故事。她说自己肩上的小鸟无时无刻不在跟她说，"是你害死了你的爸爸，你不回来你爸爸就不会选择自杀，你要及时注意到爸爸的异常，事情就不会发生……"这个声音让她一刻不得安宁，让她从此听不见其他声音，包括自己内在的呼救声和其他人的声音。"我要赶走这只越来越重的鸟，我要重新回到大家当中来。"我们也推荐了《我想继续好好活》和《他走了，不是你的错》等书。此后，小昇经常来叙事中心参与绘本翻译活动和故事交流活动，她从原来的自我封闭走向了豁达开朗的人生。

　　《站在我肩上的小鸟》虽然是一部儿童绘本，却触发了不同年龄层次生命主体的故事分享与自我调整。这部绘本叙事成为连接不同人内心痛苦的文本载体，因为"小鸟"是一个隐喻，揭示了这几个故事分享者的普遍生存状况。当医者主动发现一些不断被各种疾病困扰，且不愿与人交流的患者，如果能够展露对他们的关怀和照护，然后运用自己的叙事暖实力，也许就能将其从冰窟窿中救出来。小昇这个故事的温暖结局也让人深刻体会到人际叙事连接的重要性，医者在叙事氛围中引发不同人之间的相互支持与真诚关怀，这种力量足以化解个人过度自我保护或过度自责，从此指引生命正向发展。

四、叙事介入调节与生命质量提升

　　医者主动的叙事介入能够有效地展现医者的人性关怀，切实帮助患者及其家人改变人生态度和处境。我们常说，善良藏在教师、医生、法官等对底层及弱者的态度中。生病的人，无论他生病前是工人、服务员，还是企业老板，他们都是弱者。这时的弱者需要的不仅是药物和手术刀，更需要来自身边人的关爱。医生来到患者身边，运用自己的叙事智慧走入患者的生命故事，可以改变处在人生低谷期的患者的命运。

　　叙事介入调节的迷人之处在于"请君入瓮"三部曲：首先是故事的感性吸引；其

次是在介入对象的理性思考之后的内向强化；最后是介入对象将故事融入自己的生命叙事进程中，带着这个新的叙事框架来检视过往的心路历程，展开人生故事的重新阐释之后，坚定自己改变现状的行动。也就是说，医者对患者展开叙事介入调节之前的功课非常重要，只有对其生命状态有最全面深入的把握，理解他内心最深处的牵念才能从叙事资源库里找到适合的故事，运用叙事策略，触碰他们最柔软的地方。一旦医者做好了前面的工作，只需要静待花开。

（一）叙事介入与未来命运的最优选择

在南方某医院的烧伤科，一个不到 18 岁的小伙子小辉沉默不语。他因在工厂被硫酸严重烧伤，面容被毁。本来帅气阳光的小伙子一下陷入了人生最黑暗的谷底。他觉得自己的一切都跟着这毁掉的面容和丑陋的身体一起毁掉了，治疗只能勉强保住性命，这样的性命对于他而言没有任何意义。在这样的状态下，即使工厂负责人愿意承担所有医疗费用，但治疗后的效果仍很难尽如人意，因为小伙子根本不配合。

医院烧伤科主任是叙事医学师资团队的一员，他知道小辉遭遇了坎坷人生，因为这场劫难，小辉对自己的未来失去自信，无法面对生活的残酷改变，内心一定充满愤怒和绝望。这时，小辉最迫切需要的不是药物和手术刀，而是来自医护人员和亲友的叙事照护。只有通过叙事连接赋予他力量，才能让他重新调整自己，迎接未来治疗过程中对他的身心造成的更严峻挑战。经过科室团队调动集体智慧，他们找到以下故事，并讲述给小辉。

> 在一次火灾事故中，消防员从废墟里救出一对孪生兄弟——波恩和加林，他们是火灾中仅存下来的两个人。兄弟俩很快被送往当地的一家医院，虽然两人死里逃生，但大火已把他俩烧得面目全非。波恩整天对着医生唉声叹气，认为自己无法出去见人，也难以养活自己。他对一切失去了信心，开始自暴自弃。而加林劝波恩："这场大火只有我们得救了，我们的生命如此珍贵，我们应该好好活着。"

> 兄弟俩出院后，波恩忍受不了别人的讥讽，服下安眠药离开人世。而加林却艰难地生存下来，无论遇到多大的冷嘲热讽，他都咬紧牙关挺了过来，加林一次次提醒自己："我生命的价值比谁都高贵。"

> 一个雨天，加林像往常一样去送货。路上，加林发现不远处的一座桥上站着一个人。加林感觉不对劲，紧急刹车，车便滑进路边的沟里。加林还没来得及靠近，年轻人已经跳下河去。加林设法救起年轻人。当年轻人看见自己居然被一个烧得面目全非的人救起，得知他都没有失去生活的勇气，于是放弃自杀。原来年轻人是一个亿万富豪，因为失恋一时想不开。富豪对加林心存感恩，便让加林跟他一起干事业。

就这样，加林从一个不起眼的货车司机成长为一个拥有 3.2 亿元资产的运输公司老板。几年后医术发达了，加林用自己赚来的钱修复了面容。

听了这个故事之后，小辉依然沉默不语。但是，医护人员从他一只没有被灼伤的眼睛里看到了一丝不一样的光芒，看到了他对未来人生的选择。从那一天开始，小辉成为"加林"，开始积极配合治疗。在一步步的治疗中，虽然承受着痛苦，但小辉开始主动与医护人员讲话，也愿意跟父母讲话。看到小辉的变化，他的妈妈哭了。经过几个疗程的积极治疗，小辉终于开始面对治疗之外的人生。小辉从橘子洲头毛主席的雕塑前发来了他的照片。戴着帽子的小辉仍然非常帅气阳光，他让医护人员放心，相信他，他已经有能力依靠自己面对未来的挑战。

对于严重烧伤的患者，医者还可以在建立叙事连接的基础上展开叙事阅读调节。约翰·欧莱瑞（John O'Leary）的《走过烈火磨难后最真实的生命体悟》（On Fire：The 7 Choices to Ignite a Radically Inspired Life）。欧莱瑞在 9 岁时玩火酿成爆炸意外，全身 100% 烧伤，几乎毫无存活机会。然而经过五个月的住院治疗，他奇迹般地存活下来。失去手指、全身烙满伤痕的他，没有从此龟缩在绝望深谷，家人、医务人员甚至众多陌生人给予他的帮助及鼓舞彻底改变了他。欧莱瑞选择燃烧生命，正面迎向人生挑战。如今他成为世界知名的演讲者，每年向五万名听众演说，用自己的故事，教别人如何实在地生活。

（二）叙事介入与人生故事的自我对照

苏珊·布里森（Susan Brison）认为人有三个自我："灵肉合一的自我"（the embodied self）、"故事性的自我"（the narrative self）以及"自主性的自我"（the autonomous self）。在"故事性的自我"中，人是一个连续不断的故事，过去的经验加上现在的环境使人得以对未来产生期盼。但是疾病打断了其中的过程，使得时间中断了，人的整合出现了问题，以至于无法盼望，因此必须重新以语言述说故事，重建自己的历史。讲述疾病故事，将其融入人生叙事进程，为疾病赋予一定意义，更为人生赋予不同的意义，在新的人生故事中创设更好的自我。

2019 年 6 月，南方医科大学某附属医院的 VIP 高端医疗中心住进来一个 71 岁的患者慧琼，她原本是一名中学教师。慧琼入院后一直心情低落，对周围一切多有抱怨。中心主任是中国最早的一批叙事医学师资，在高端医疗中心购置了许多叙事作品，在叙事医学师资培养期间了解过如何通过推荐患者阅读"叙事照护处方"走出困境。首先，她通过与慧琼用心交流了解到，2019 年过年前，慧琼 73 岁的丈夫因心脏病突然去世，之后她一直精神不太好并伴有睡眠障碍。5 月底她被诊断为胃癌早期，开始住院治疗，正准备做部分胃切除手术。如果以这种状态做手术，恐怕预后效果不会太好。

经过一番考虑，中心主任推荐清川妙的《91 岁越活越年轻》这部叙事作品给慧琼。因为清川妙与慧琼的故事有相似之处。清川妙与慧琼一样毕业于师范大学，曾经从事教师工作。清川妙 73 岁时，丈夫在旅行泡温泉时突发心脏衰竭去世，半年后她查出罹患胃癌早期。比慧琼更悲惨的是，清川妙的儿子当时也被诊断为胰腺癌。清川妙手术切除 2/3 的胃，在出院的第四天，49 岁的儿子因为癌症末期离开了她。清川妙确实有段时间很消沉，但是很快，她就从悲伤和消沉中调节出来，投入新的生活中。

在《91 岁越活越年轻》这部作品里，清川妙与大家分享了自己与丈夫之间的许多往事。在丈夫去世之后，她仍然坚持阅读、旅行和写信。91 岁高龄仍坚持为亲友书写信件，备课演讲古典文学，书写连载随笔。清川妙说："与其每天担心死亡的偷袭，不如把每一瞬间都当作没有回程票的旅途，尽情享受，全力充实。"患上绝症、罕见症，有人或许选择消极面对。黎明来临前的黑夜总是最黑暗的，只要继续坚持下去，总会见到曙光。

读到清川妙与丈夫之间的往事之后，慧琼也跟我们讲述了她与丈夫之间的一些故事。原来慧琼与丈夫也像清川妙夫妻二人一样相濡以沫，恩爱有加。慧琼从书里读到一个小故事时哭了出来——有一天，清川妙在一家经常买服装的店里看好一件毛衣，但是太贵，没有买。回家跟丈夫说了之后。丈夫二话不说就出门去买这件衣服。清川妙在门口等待，丈夫却两手空空地对她说："好可惜，已经卖光啰。"但清川妙看见丈夫胸前衣服隆起，就知道他故意把衣服藏起来了。原来，慧琼的丈夫在世时，只要出差就会给她买衣服，也是一个浪漫幽默的丈夫。

慧琼不再像以前那么沉默寡言，医护人员经常听她讲自己的故事，也引导慧琼的儿子与她多建立叙事连接，一起回顾父亲的往事。最终，慧琼顺利做了胃部手术。在康复期间，她说："我虽然也失去了丈夫，但是比起清川妙来，我要幸运多了。我的儿子还能陪伴在我身边。清川妙一个人也能这么乐观地活着，我的老公一定也希望我像她一样，我也可以做到的……"

（三）叙事介入调节提升照护者生命质量

每个人都可能在生命的某个时刻成为照护者，却很少对此有所准备。照护者永远都不应该低估自己身心健康的需求，这些需求与照护对象的需求一样重要。照护者往往因为全身心投入家人的疾病照顾中，从而与社会的叙事连接断裂，很容易陷入严重的健康危机。医者对照护者的叙事介入调节让照护者有机会讲述照护故事，分享情绪压力，调节内心情感，走出困境，并获得医者、患者和社会对照护者价值的肯定。在对照护者进行叙事介入调节的过程中，引导他们阅读其他照护者的叙事创作调节作品之后，展开照护叙事分享或创作是非常有效的方式。

相同经历故事的阅读能够让照护者产生强烈的共鸣，在阅读中，似乎自己的劳累和痛苦得到分担，不再独自承受。而叙事性创作则能够通过写作捕捉并记录照护者当下的感受，让照护者之后可以回顾，进而对自己和家人的生活状态产生新的观点和角度。照护日记创作专家，如琳恩·古德温（B. Lynn Goodwin）及玛乔莉·帕布斯（Margery Pabst）等人都建议照护者养成规律的写作习惯。当所照护的人过世，照护工作结束，这些文字将成为最珍贵的个人记录，可以纪念那段艰辛却又充实的照护时光。

如果说国际知名的畅销作家米奇·艾尔邦（Mitch Albom）的《相约星期二》（*Tuesday With Morrie*）更多的是探讨死亡与生命的意义的话，那么他的《遇见奇卡》（*Finding Chika：A Little Girl，an Earthquake，and the Making of a Family*）侧重的更多是照护和家庭的意义。艾尔邦创作的多部作品是一种从外部视角引发自我思考的过程，而《遇见奇卡》是一个从照护者的内视角进行自我疗愈的过程。作为末期疾病患儿奇卡的照护者和送别者，艾尔邦通过文字完成哀伤的自我疗愈，启示我们每一个人珍惜每一个当下的相遇，珍惜自己家庭里的每一个成员。

> 2010 年海地大地震后，艾尔邦与洁宁接手海地有信孤儿院（Have Faith Haiti Orphanage），将 52 个儿童视为家人，并因此与小女孩奇卡相遇。奇卡到院时年仅 3 岁，5 岁时诊断出罹患罕见癌症弥漫型内因性桥脑神经胶细胞瘤（diffuse intrinsic pontine glioma，简称 DIPG），艾尔邦决定将她带回美国接受更好的治疗。长达两年的求医之旅，艾尔邦夫妇体会到抚养孩子的喜悦，也深刻受到奇卡对抗病魔的乐观与幽默影响，进而重新理解家庭的定义——不管是以何种方式组成的家庭，只要是基于爱的关系，就能紧密连接。虽然奇卡是被照护者，她年纪很小，但她给作为照护者的艾尔邦很多人生启悟。

艾尔邦 2003 年创作的《在天堂遇见的五个人》讲述的也是照护的故事，小说凸显的主题是照顾患者是一个人生命意义的重要体现。《在天堂遇见的五个人》的主角艾迪原来是一个失去生命意义的人，但是当他在紧要关头拯救了 8 岁的小女孩时，他的生命就出现了意义。这让我们想到了加百列·葛利马（Gabriele Clima）在真人故事基础上创作的《指间阳光》。在这个故事里，老师眼中的问题学生达里欧（Dario）被安排去协助照顾患有重度肢体和语言障碍的学生安迪（Andy），结果照护者与被照护者都获得了成长。

停下脚步，花一点时间好好思考，花一点时间整理和写照护故事，我们就能发现：身为照护者，有许多事情都值得我们满怀感谢。当我们以开放的心胸去照顾另一个人时，心情会轻快起来，对于人生的意义也将有更深刻的体认，变得更能干、更有自信，甚至觉得弥补了自己过去行为的缺憾。我们能体认到自身的价值与情感，更会惊叹自己的变化与成长。即使当照护的任务结束以后，这段时间的经历将永远留在心底，永不消逝。也就是说，对于照顾重症患者的家人而言，有时换一种思维，也能让照护者获得成长。

新闻记者、作家艾米莉·拉普（Emily Rapp）是在叙事创作中治愈自己的照护者。

拉普像其他母亲一样，曾对即将出生的儿子罗南（Ronan）充满期待。他应该聪明而忠诚，结实而勇敢，冷静而不失幽默。他应该像他爸爸一样擅长填字游戏，他应该像他妈妈一样热衷滑雪。拉普应该能用外语与他对话，并给他最好的教育。然而，罗南9个月时被确断患有戴萨克斯症（Tay-Sachs Disease），这是一种罕见且致命的退化性疾病，这一诊断使得所有憧憬都变得遥不可及。罗南被诊断出活不到3岁，成长水平保持在6个月。

拉普和丈夫被迫重新审视他们以前所知晓的抚育孩子的方式，学习如何养育罕见病患儿。他们学着同孩子一起活在当下，而非沉浸在懊悔和痛苦中，学会在照护过程中寻找照护者的认同；不去为未来焦虑，只在乎当下全身心地让孩子感到爱与连接。为了更好地履行照护者母亲的责任，拉普开始撰写回忆录《流转中的坚定》（*The Still Point of the Turning World*）。在创作中，拉普穿越了痛苦，实现了成长。

拉普在回顾中发现，照顾患儿竟然"使自己的生活变得精彩起来"——在全家都积极地从艺术、文学、哲学、神学、心理学、词源学、神经学以及神话中找解决办法的过程中，他们收获了意想不到的快乐和感悟。拉普因为照护者身份从许多著名思想家及作家，如从 C. S. 刘易斯（C. S. Lewis）到西尔维娅·普拉斯（Sylvia Plath，1932—1963），从黑格尔（G. W. F. Hegel，1770—1831）到玛丽·雪莱（Mary Shelley，1797—1851）那里汲取了很多认知疾病和死亡以及照顾患者的经验和智慧。陪伴是一股强大的力量，有时你以为你照护对方；更多时候你会发现，你也因为对方以及照护对方的过程而变得更强壮。

莎拉·莱维特（Sarah Leavitt）的漫画回忆录《缠结：关于阿尔茨海默病、我母亲和我的故事》（*Tangles：A Story About Alzheimer's，My Mother，and Me*）生动地叙述并说明了照顾患有阿尔茨海默病的亲人的痛苦和困难。莱维特的回忆录分享了她的家人在母亲米奇·莱维特（Midge Leavitt）52岁被诊断出病后6年的护理经历。回忆录记录了她在生病期间的样子、症状的变化以及她忍受病痛的部分方式①，追溯了她母亲病情的恶化，从最初看似无害的症状（如记错对话和忘记拔熨斗插头）到阿尔茨海默病的衰弱和悲惨表现，如混乱、行为改变、失语，最终无意识。

知名作家张曼娟在 2019 年出版的著作《我辈中人》中说道："照顾着老去的父母，才真正理解人生。"张曼娟多年来独力照顾思觉失调的父亲与失智的母亲，生活从惊涛骇浪、混乱失序到重新步上正轨，虽然已不是她原先的人生轨道，然而一路行来，她认为这是一份难得的生命礼物。张曼娟通过创作《我辈中人》这部作品说出了照顾者的心声，阅读这部作品对一些可能觉得自己走到绝路的照护者而言是一种重新思考照护生活和照护角色的正向力量。照护者的声音被更多人听到，照护者的故事被更多人阅读，整个社会对于照护者、被照护者的叙事生态就会变得更加温暖。

身为临床医生的贝瑞·雅各布（Barry Jacobs）与茱莉亚·梅尔（Julia Mayer）创作的照护者故事《面对久病家人的勇气》可以用作医者针对照护者进行的高效叙事调节工具。两个医生从自己照护生病的家人的经历出发，描绘了超过 100 个身为子女、手足、丈夫、妻子的人投入照护者角色的故事。针对每件照护个案的情况，他们作为医生提出简单又有力的调节建议。阅读这些充满人性的故事，让照护者不再感到孤独和隔绝，即使在焦躁、悲伤、愤怒或者承受极大压力的重负之下，依旧能找到表达爱、同理心和幽默的方式。

照护者给予生病家人的安心、稳定与不急躁的陪伴是最有力量的。如果照护者无法安心照顾家人，不但家人很难恢复，照护者的心身健康也会受到严重影响。照护者的焦虑容易传染给被照护者。焦虑越大时，对患者对抗疾病的挑战能力与免疫功能的影响越大，因而医者要主动介入，对照护者进行关爱，帮助其调整好心情与状态，传递正向安定的力量患者。

照护者叙事介入调节阅读推荐

周国平. 妞妞：一个父亲的札记. 北京十月文艺出版社，长江文艺出版社，2012.

张曼娟. 我辈中人：写给中年人的情书. 人民文学出版社，2019.

---

① LEAVITT S. Tangles：a story about Alzheimer's，my mother，and me［M］. Skyhorse，2010：1.

结语：积极展开叙事介入，扫除主体健康障碍

自我叙事调节能力较弱的人一般缺乏日常叙事性沟通意识及能力，较少主动阅读和聆听故事，与家人和亲友之间的叙事连接比较薄弱。他们往往不懂得财富、名声、事业成功并不会带来健康或幸福，努力与周围亲友和同事维持良好的人际叙事关系才是健康快乐的奥义。建立和修复人际叙事关系是一个生命主体一辈子要做的功课。因而他们是更容易被病魔、灾难、危机盯上的人。在叙事沟通能力强的医者的介入下，他们的健康障碍终于得以清除，重归人生更安适的存在状态。

叙事医学中的叙事介入调节法不主张盲目地将患者暂时的心理情绪困境等同于心理问题，或者试图用心理类药物去治疗或干预；遍布全国各地的叙事中心经过大量临床实践表明：叙事调节及时运用于临床实践比心理医生的治疗更直接也更有效，患者也更容易接受叙事调节这一全新理念。通过学习和引导，医护人员或者患者家属很容易掌握或者拥有叙事调节的能力。我们不应将治疗身体疾病的医生与治疗心灵疾病的医生截然分开，叙事调节能力应该是每一个医护人员的职业必备素养。

叙事介入延伸阅读推荐

苏珊·佩罗. 故事知道怎么办. 天津教育出版社，2011.

洛莉·戈特利布. 也许你该找个人聊聊. 张含笑译. 上海文化出版社，2021.

墨非. 故事的疗愈力. 中国华侨出版社，2021.

迈克尔·于哈斯. 阅读疗愈师. 四川文艺出版社，2019.

课后思考题 1

请仔细观察下页的两幅画（见图 2-2、图 2-3），判断哪一幅展现的是医者与患者的叙事性交流。想象画中的人物对话，编成一个完整的叙事介入调节故事。

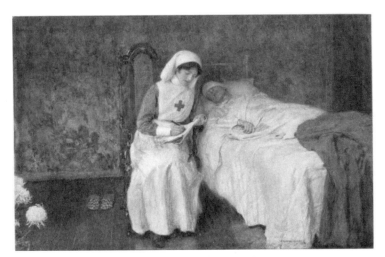

图 2-2 英国画家威廉·海斯瑞尔 （William Hatherell，
1855—1928）的《最后的口信》(1918)

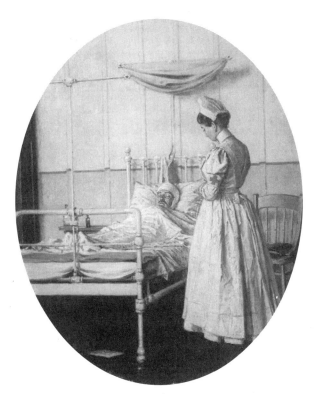

图 2-3 俄罗斯画家瓦西里·韦列夏金 （Vasily Vereshchagin，
1842—1904）的《未完成的信》(1901)

课后思考题 2

阅读以下与医学相关的名言，结合你的经历，谈谈你对药物治疗和叙事介入调节的看法。

加拿大现代医学之父威廉·奥斯勒说："医生工作中的一项重任就是教育大众不要服用药物。"①

奥利弗·温德尔·霍姆斯（Oliver Wendell Holmes，1841—1935）说："将所有的药物都倒进海里，对人类会比较好，但鱼儿可遭殃了。"②

曾国藩的儿子身体比较虚弱，他在家书里告诫儿子："治心病以'广大'二字为药。治身病要以'不药'二字为药。"

药剂师兼营养学家宇多川久美子说说："药物会遮蔽身体的声音。"

---

① 原文是：One of the first duties of the physician is to educate the masses not to take medicine。

② 原文是：I firmly believe that if the whole materia medica as now used could be sunk to the bottom of the sea，it would be all the better for mankind—and all the worse for the fishes。

第三章 叙事调解能力赋能临床危机化解

《"健康中国 2030"规划纲要》提倡"提升医疗服务水平和质量","加强医疗服务人文关怀，构建和谐医患关系"。然而，在目前的医院管理中，医疗纠纷与医患矛盾仍是医护人员的噩梦，这些危机不仅造成医患关系紧张，还影响患者及其家属的生活和医护人员的工作，也对医疗生态造成极大冲击，导致多方权益受损，医院运营成本也因此无形增加。可以说，医疗语境下的不和谐关系是医院管理中的一个严重问题。如何更有效地对这些纠纷进行调解是许多医疗机构亟待探讨的重要课题。

我们内心所拥有的共通故事是以"小说创作"的方式联系在一起的。叙事是实现人与人之间内在连接的媒介。现实社会的现实与故事的现实，在人的精神当中是相通的。

——村上春树《我的职业是小说家》

我们每一个人都拥有非常强大的自我修复能力、自我疗愈能力、自我适应能力、自我觉醒能力、自我救赎能力。在良好的叙事生态中，每个人都能够迸发出幸福力和健康力。

——生命健康叙事分享中心创始人杨晓霖

第一节 叙事调解：人际叙事连接赋能危机化解

为解决人际危机和伦理纠纷，西方学者先后提出"转化型调解""生命伦理调解""叙事型调解"三种模式。1994 年，美国法学教授罗伯特·布什（Robert Bush）和约瑟夫·福尔杰（Joseph P. Folger）共同提出的"转化型调解"（transformative mediation），是在西方引起极大反响的主流调解模式。生命或医学伦理困境也是造成医院关系危机的重要原因。2004 年，杜布勒（Dubler）与利伯曼（Liebman）共同提出"生命伦理调解模式"（bioethics mediation，也称"医学伦理调解模式"）。

2000 年，新西兰学者约翰·温斯拉德（John Winslade）和美国学者杰拉尔德·蒙克（Gerald Monk）撰文倡导"叙事型调解"（narrative mediation）模式。这一模式认为，人类受制于其视角的局限性，不可能获得关于某一时间的全面完整真相，因而人际纠纷不可避免。要解决纷争，必须采用后现代哲学所倡导的叙事路径。纠纷中被各自所认定的"事实"只是被各方所采纳的一个"故事"。在叙事型调解里，叙事调解者的作用至关重要。调解者不将双方看作对立的两方，而是看作都有自己故事要讲述的主体，这是一种后结构主义观。

本节以叙事医学作为理论框架，将"叙事调解"分为预见性叙事调解（predictive narrative mediation）、进程性叙事调解（progressive narrative mediation）和危机后叙事调解（post crisis narrative adjustment）三种类型，阐述如何将这一后现代关系调节和危机管理理念运用于医院和谐关系建构中。叙事医学理论认为，人与人之间出现冲突和纷争是因为各方都闭锁在各自的单一的视角故事里。"叙事调解"这一新兴关系调节和危机管理理念强调由叙事商数（narrative quotient，简称 NQ）或者叙事素养非常高的调解者介入危机中，协助各主体将其从基于自我视角构建起来的闭环故事编织进一个更大的开放性故事空间里，使得各方都能从对方的叙事中获得互动回应、细节补充和关系重建的可能性，成为新叙事的共同作者，从而创设出一个引发各方改变并被各方所接受的新叙事，继而达到化解危机的目的。

一、叙事医学语境下的叙事调解能力

在中国叙事医学体系的框架定义中，特别提到叙事在危机化解中积极动态的作用。作为中国叙事医学理论的构建者，笔者认为，人际冲突和纷争出现的根本原因在于各方都被隔绝和闭锁在各自的单一视角故事里。而许多医疗机构在发生医疗纠纷或者医患矛盾时会直接交由医患关系科工作人员处理，最终危机既没有被"调"，也常常无"解"。由于医患关系科工作人员非危机事件的当事人，因而他们在处理危机时会让自己的理性思维占据上风，叙事思维被严重忽略，这种思维使他们对双方的故事视而不见，而是采用讲法加讲理的形式来处理纠纷。

一些医患关系科工作人员一开始也会给予双方讲述故事的机会，但由于缺乏经验，让仍然带着强烈情绪的双方同时出现在调解办公室，在这种情况下，工作人员往往只能听任双方在各自对共同事件的不同认知范围内争执，导致危机升级，纷争涉及的医护人员出于自我保护，不再愿意面对患方。医患关系调解者也会被认为欠乏诚意，偏袒医方，帮助医方推脱责任。当敌意和对立产生之后，后续调解可能变成浪费时间的无效调解，共识更难以达成。

　　医护人员的隐身或置之不理往往使患方的故事成为推动舆情发展的导火线。他们会单方面断定"不敢出面"这一事实表明对方一定有犯下重大失误。当患方认定医方有错，他们的故事就会以此为主题进行发挥，寻找任何证明医方有错的细节或者证据填补到这个故事的框架中，以增强故事的可信度和确凿度。这种单方故事主导往往会加剧故事的情绪性和非理性，使调解变得越来越艰难。医方隐身的时间越长，患方就会在他们预先想定的故事框架里填补更多细节，并不断放大。在这种情况下，即使医护当事人本没有过错，最终医院都极有可能陷入被动局面，影响医院正常运转和社会声誉，从而造成更大范围的医院危机。

（一）叙事调解融合不同主体视域差距

　　在叙事调解语境下，危机和冲突更多地被认作一种因"差异"（difference）引起的困境，有关系和情感的差异，有正确认知和错误认知的差异，有眼前利益和长久利益的差异，有价值观的差异等。因而，调解最重要的不是判断孰是孰非，而是最大化地缩小双方的差异。叙事是一种将时空性材料织入时间因果链条中的方式。叙事的介入能够让纷争双方不只看到事件的结果，还可以厘清背后的原因，最终在人际互动和视域融合中消解矛盾。

　　作为一种来自后现代哲学和文化建构主义的新兴关系调节和危机管理理念，叙事调解注重打破不同主体之间由于单一视角造成的视域差距，修复纷争涉及的不同主体之间看不见的叙事裂痕，借由叙事素养高的调解者引导冲突双方建立人际叙事关系，以此来逐步引导双方进入一个全新的、有利于双方且都能接受并被认可的良性叙事生态中。叙事调解者通过叙事策略的运用聚焦双方作为生命主体的关系改善上，突破双方在对错问题上的胶着状态，在调解过程中不断为两者的人际叙事关系建构做出适时的调整和更新。

　　在叙事医学语境下，叙事危机管理有两个层次。第一个层次是医患关系科工作人员接受系统的叙事素养提升课程，懂得如何运用叙事调解开展医患危机化解工作，叙事理念在工作中的应用让他们逐步形成医院危机管理的经验；第二个层次是医院整体人文叙事氛围浓厚，医护人员自身具备较高的叙事素养，自身就能胜任科室日常事务的叙事调解者角色，这些专业的叙事调节者能更好地践行有温度的医学理念，也能获得更积极的职业认同感。

　　在医院语境下的叙事调解里，叙事调解者不是法官和仲裁者，他们在涉事方之间起到的双向叙事互动和双向关怀作用至关重要。与生命伦理调解模式理念一致，叙事调解是一个将调解者置身事内的、去权威化的、非强制性过程（an inclusive, non-hierarchical, non-coercive process）[①]。调解者是进入故事内部，从中间出发，再辐射双

---

① EDWARD J B. Surmounting elusive barriers: the case for bioethics mediation [J]. The journal of clinical ethics, 2013, 24（1）: 11-24.

方，帮助双方通过建立叙事共同体关系达到回应彼此的疑问和需求的效果。

危机和矛盾关系调解的过程本身就是讲故事的过程。如果我们没有给予当事人讲故事的机会，只是讲述规定、政策和法律法规，那么，我们根本就没有进行调解。在调解中讲述故事既是故事讲述者对调节者的一种伦理授权（ethical mandate），代表自己参与进来，也是一种"从故事到解决"的语用授权（pragmatic mandate）①。

叙事调解首先是一种强调视域融合的叙事互动实践（narratively engaged practice），多视角叙事融合是一切人际互动（engagement）发生的起点。叙事是人与人之间的本质关系。人际冲突和纷争出现的重要原因往往是各方都固执地将自己闭锁或隔离在各自的单一视角故事里。在没有叙事调解者出现的情况下，他们都成为"叙事闭锁者"。叙事闭锁者从单一视角出发认定的叙事主旨无疑会导致叙事焦点逐步缩小，将本来在双方共同故事里存在的正向的、积极的经历和故事排除在故事本身之外，因而，无法实现视域融合。

叙事商数高的人能胜任叙事调解者的角色，顺利消除人际矛盾和纠纷。在叙事医学语境下，叙事商数指的是医护人员能够运用叙事智慧专注聆听、主动转换视角想象其他主体的故事及其故事背后的视域盲点和情感需求，对其进行积极有效的回应，构建有利于他们的生命进程向稳步的、健康的、和谐的方面发展，并在这一过程中实现自我成长的综合能力。叙事调解者并非以权威的姿态出现，他们无须将故事强加于任何一方，而是通过叙事策略引发双方的互动与反思，使各自的故事自觉向有利于人际关系重建的方向转化。

在叙事调解中，调解者需要耐心地陪伴涉事双方，尽量缓和他们各自内心中的伤痛、愤怒等不稳定情绪，不使用压制性语言，而是以解构式双重倾听（double listening）的姿态来探索纷争双方的立场，以及找出隐藏在行动背后的深层次情感诉求和价值观念。叙事调解者不应该只听见当事人讲出来的故事，还要善于发现一些微妙的信号，听出故事背后的信息。聆听，不是听问题、看问题，而是看到问题背后的"人"；叙事里聆听故事的耳朵，不是"解决问题"的耳朵，而是"理解他人"的耳朵；问题解决是一种理性思维，而理解他人是一种感性思维。

叙事调解者聚焦于双方各自的故事，既关注他们各执一词的冲突叙事，也关注故事背后所反映的双方的背景故事（background stories，包括个人经历、人际关系和社会地位等）的思维阐释框架。在此基础上，帮助双方解构充满争端的叙事（conflict-saturated narrative），弥合认知落差和视域距离，再建构更具建设性的替代性叙事（alternative narrative），让叙调解成为双方能够达成更积极同向交流的平台，使原有的纷争叙事转变为消除纷争（conflict-free）或纷争降级（conflict-diminished narrative）的叙事。

---

① COBB S. A narrative perspective on mediation: toward the materialization of the "storytelling" metaphor [M] // In FOLGER J P, JONES T S. New directions in mediation: communication research and perspectives. London: Sage, 1994: 48 - 63.

虽然真正意义上的调解就是一个讲故事的过程。但是，调解者所搭建的和解平台不只是让双方来讲述过去的某个已经有固定结局的封闭故事（closed story），而是在双方的叙事性互动中形成新的故事语境和框架，衍生出"实现新意义"的机会。建构"替代性叙事"过程中一个至关重要的元素是恢复没有在故事中展现出来的经历（recovering unstoried experience）。调解者在这个基础上，得以厘清双方的视域差异和盲点，继而帮助双方将没有在纷争呈现的叙事中再现出来的故事编织到调解讨论中来，达成真正永久性、高质量的化解。

（二）叙事调解：故事创设的三个阶段

叙事调解过程由三个阶段组成，分别是：叙事调解者分别聆听和回应涉事方的故事、创设双方叙事关系建立的可能性以解构原来各执一词的单视角叙事、重构视域融合之后引发双方产生内在转变的新叙事。如前所述，在医疗语境下，叙事调解者可能是叙事商数高的医护人员。在这种情况下，调解者首先需要完全将自己想象成涉事一方，勾勒另一方可能选择的故事框架、故事主旨和故事内容，思考另一方视角可能存在的盲点和幻视，然后再回到自己的视角位置上，设想应如何回应双方故事中的疑点和诉求。

在第一阶段，叙事调解者首先与不同主体分别面谈，听取他们以主观情感为主的故事，而不特意去强调事件的客观事实。一般而言，调解者先与纷争方进行面谈，如果在这一阶段不先处理好患方的主观情绪，对方将无法聆听任何人对所谓真相的陈述，危机化解就变得不可能。这时，调解者要尽最大可能尊重被调解者，表达对其人格的重视，通过形象、语言、姿态、性别、年龄等了解被调解者的情况，精心设置叙述的场景，邀请被调解者进入叙事的状态，为构建不同诉求方的人际叙事关系打下基础。

分别聆听和回应这一步骤非常重要。一开始就让双方直接接触会使双方都感到戒备紧张，甚至丧失察觉双方在场时不会轻易表达出来的一些细节的最佳机会，会让双方固化各自视角的故事。而分开会面使调解者在聆听时有机会表达他对任何一方的人文关怀。在分别聆听的过程中，应该让调解者将聆听维持在五层次的最高两个层次的水平上，亦即专注听（attentive listening）和共情听（empathic listening）。

在叙事调解这一后现代哲学理念中，不存在一个单一的、一成不变的事实，阐发意义的故事是多元的[①]。如果各执一词的对峙双方不讲出从自己视角出发形成的故事，那么，这些故事就是一个不会产生根本性变化的、稳定的闭环故事；只有当对峙双方将故事讲述出来，故事才能成为开放式的故事，它的进程和走向将充满新的可能性和新的阐释，这种开放性故事氛围的营造才能引发双方都能接受的、令双方都满意的新故事的问世。

---

① WINSLADE J, MONK G. Narrative mediation［M］. San Francisco：Jossey-Bass, 2000：41.

解构"争议故事"是构建新故事的开端。在第二阶段，即解构单一视角叙事阶段，调解者要与被调解者建立充分的信任关系，鼓励其充分讲述，表示自己也进入了故事场景，逐渐解构冲突性的叙事。也就是说，医患关系科的纷争调解者可以从自己视角出发讲述自己所理解的故事样貌，帮助双方跳出自己的单一视角，从旁观者的角度看待各自讲述的故事。当主体有机会充分讲述自己的故事，使其内心深处能够感受到来自聆听者的深层共情，当任何纷争方相信某个人理解他们的感受，专注地倾听和回应他们，就会产生自我—他者间的界线（self-other boundaries）被弱化的效果，激起强烈的融合经验。

关系性参与（relational engagement）是将各方的叙事代入一个融合多方视角的叙事里，创设一个蕴含转化力量的新叙事，让纷争多方成为新叙事的共同作者。在每一个故事里，都有细节的影子；在一个愤怒故事的叙述过程中，一定隐藏着反思、懊悔或安宁、平和的片刻；在质疑的故事里，一定隐藏着认可的片刻；在绝望的故事里，一定深藏有希望的瞬间；在固执己见的故事里，一定隐含着协商的意愿；在诋毁的故事里，也有尊敬的须臾。叙事调解者的叙事智慧就在于抓住这些瞬间，进入这些隐藏的故事中去发掘调解的机遇 [1]，一方面，领会负面情绪，回应质疑，阻止负面故事的内化；另一方面，积极协助故事的元素进入双方视域。

在第三阶段，即重构视域融合之后引发双方产生内在转变的新叙事的阶段，调解者应该注意被调解者叙事过程中所出现的变化，关注其没有故事化的经验，引导被调解者自主重构积极的替代性故事。在这一阶段，原本纷争方单薄的故事变得丰满，充满指责的故事开始转向寻求互相理解与认同。调解者保持自尊并尊重他人，最终建立被调解者之间的新型合作关系和互敬关系，彻底化解纠纷。新叙事的产生是一个重新语境化（recontextualization）的过程，这个替代性的叙事是由多方良性互动共同创设出来的一个由过去、现在和未来组成的连贯故事。

叙事调解者的更大关注点在于主动引导纷争双方将各自的故事表达出来，让这些故事都编进一个有待转化的叙事网络中，充分想象触动双方主体情感及融合双方关系的故事细节，创造故事与故事之间充分互动融合的可能性。在医疗语境下，如果调解者就是医护人员，也就是说调解者也是纷争一方时，这就要求医护人员具备良好的认知共情能力，能够站在对方的角度充分想象和理解对方的顾虑和关切。调解不仅被视为探讨参与者所创造出来的新语境的一个场景，而且被视为新的世界创造出来的场所。在叙事调解中，纷争双方或多方在陈述自己的故事或者有冲突的故事时，叙事在共同推动、共同改写和互相辩论中产生动态变化。[2]

叙事调解帮助双方从之前的冲突故事中分离出来，走入双方都愿意进入的关系

---

① WINSLADE J, MONK G. Practicing narrative mediation: loosening the grip of conflict [M]. New York: Jossey Bass, 2008: 27.

② COBB S. Empowerment and mediation: a narrative perspective [J]. Negotiation Journal, 1993, 9（3）: 245-259.

性叙事中。在让双方叙事互动的过程中，叙事型调解邀请双方进行关系修补和关系重建①，主体也会在互动中获得重构全新自我观念的机会。也就是说叙事身份认同具有开放性，不是固定的、一成不变的。叙事调解人也经常通过给冲突双方写信的方式跟进协调，以支持和强化互动后形成的新的叙事逻辑。在叙事调解过程中，双方通过参与到共同创设的新叙事空间中得以实现自我成长，在今后看待人际关系冲突和危机时，能够更积极地转变视角和位置。

在医疗语境下许多纷争的出现源自民众对医学的不正确认知或者医患之间的认知和视角差距。就像婚姻中的许多纷争矛盾的出现源自年轻人对婚姻和情感的认知建立在所阅读的童话故事和观看的爱情影片之上，然而真实的婚姻和情感则建立在个人生活的真实世界的社会背景之上，许多医疗纷争出现的根源在于患者及其家属对于医学和医生的认知建立在将医学和医生神化的话语基调上，而事实上医学不是万能的，也并非绝对的，无法对抗生老病死的自然规律。叙事调解的核心是将纷争方的故事重新置于真实的而非虚化的话语语境中来。

换句话说，一个国家的生命健康叙事生态会影响这个国家人民的生老病死和对健康疾病的认知。每一个生命主体都要面对生老病死，都不可避免要与医院打交道，因而医院叙事生态与每一个生命主体的健康质量息息相关。在良好的医院叙事生态里，患者可以快速获得关于疾病和健康的叙事知识，在与医护人员交往的过程中，患者的生命故事被尊重，患者及其家庭的故事参与到医疗决策中，医护人员承受的职业压力在故事中被分担化解，职业身份通过叙事得以充分构建，职业素养和职业智慧借由叙事分享极大提升，医护人员的家庭叙事生态趋于健康和谐。

二、叙事调解能力缓和人际关系危机

具备叙事调解能力的医者懂得借由人际叙事连接和叙事共同体构建，运用叙事调解方式来缓解各种人际关系危机。叙事调解能够为胶着的冲突和矛盾开启一扇良性转化的门，这不仅能够帮助医者避免职业伤害，实现职业成长，还能帮助患者走出二次伤害，恢复正常生活。叙事调解倡导医者在纷争中专注倾听患者及其家属的故事，理解其处境，在叙事性沟通中融合视域差距，实现双方在纷争认知上的改变，并在纷争告一段落之后仍然对患者及其家属保持叙事连接，展开用心的叙事性关怀。

（一）叙事调解能缓和医者的职业危机

叙事医学倡导我们在医疗纠纷背后还应看见"受伤"的医者。当发生医疗不良结果，被患方要求说明或受到责难时，医生会不自觉地陷入"侵入性反思"（intrusive reflections）。多数医者，尤其是年轻医者在受到患者及其家属或者管理者、前辈的责

---

① WINSLADE J, MONK G. Narrative mediation [M]. San Francisco: Jossey-Bass, 2000: 71, 45.

难时，也需要有人愿意站出来给予其关怀，帮助其进行后续的叙事统整调节，看到问题的实质，实现职业成长。反思在医疗中一般是好事，我们常会在医疗事件中鼓励学生反思。然而，侵入性反思却不是好事，因为这会让其陷入长期的自我怀疑和负罪感中，甚至陷入混乱的日常焦虑中，即使勉强留在医界继续工作，还是会丧失行医的初衷与热诚。

在一家医院里，年轻医生小洁因为遭遇当班时患者意外死亡的事件而被上级反复要求写情况说明，同时还被领导责骂和批评，最终出现严重的心身健康问题，严重影响日常工作效率。当医疗不良事件发生时，医生不仅受到患方质疑，还被同行责骂，内心受到双层冲击，如果没有能力去因应，就会变得异常脆弱，这种负面情绪会让医患双方都陷入恶性循环。无力的小洁向领导提出辞职申请。这时恰好医院开展了为期两天的叙事医学团队培养班，小洁也参与了讨论。

在我们讲述医患纠纷的叙事调解，提到《罗丹萨的夜晚》中外科医生保罗的故事和现实生活中的秀芳与司机大哥的故事之后，小洁主动分享了她的遭遇。

> 小洁是一名29岁的年轻女医生。她工作非常细心，医患关系一直不错，深受患者及其家属欢迎。然而有一个晚上，正值小洁当班，一位年轻患者阿标经过两天的全力抢救各方面体征终于平稳了。年逾花甲的患者妈妈吴阿姨已经守候了两天两夜，看起来疲惫不堪，眼睛里布满血丝。小洁走过去跟她说明了阿标的情况，建议她回去好好休息，这里放心交给医护人员来守候照护，第二天可以到医院里更有精力地照护阿标。吴阿姨反复询问了儿子阿标的情况后，决定回去休息。
>
> 但是，万万没有想到的是阿标在毫无征兆的情况下，于半夜一点半出现生命体征水平骤降，经过紧急抢救，最终没能救回来，等阿标的妈妈吴阿姨赶到时，阿标早已经没有了生命体征。吴阿姨见到离她而去的阿标瞬间崩溃，指着小洁就骂。她责怪小洁不应该让她回去，也怀疑小洁和科室医护人员有医疗失误，没有及时救治，延误了病情。情绪激动的吴阿姨一直说要告医院，告小洁。在这种情况下，小洁所在的科室负责人要求小洁写客观的情况说明，但是，一次不满意，两次不满意，最终，小洁被要求反复写了二十几份情况说明。
>
> 几天后，小洁无法入睡，一入睡总是突然惊醒。小洁不明白为什么会发生这样的事情，更不明白为什么患者家人质疑自己，连自己的同事也都质疑自己。每天半夜一点半，小洁准时醒来，心悸，头晕，呕吐，从此再也无法入睡。这样十天下来，小洁整个人的精神很快就垮了。第二天，神情恍惚的小洁无法集中精力做手头的事情，又被同事和领导训斥。精疲力竭的她，陷入深深的自责中，甚至无法好好地生活和工作，只好决定辞职，离开医疗工作岗位。

叙事医学专家以小洁的故事为契机，讲述了年轻时的奥斯勒如何通过一封书信叙事的形式化解患者死亡后潜在的危机的故事（详见下文中"职业叙事能力与预见性叙事调解"部分）。借由奥斯勒的故事，我们让小洁和在场的医护人员了解到，患者死亡时，如果家属不在现场，没有亲眼看见死亡情境，家属可能会产生强烈的否认与抗拒感，家属对于"追查真相"会有急切的需求，往往因为"死得不明不白"而带着满腔愤怒、疑惑、责怪，迫切想要找出一个可指责的对象。而且因为难以独自承受这样的后果，家属语气中往往带有强烈的疑虑情绪，不信任医护人员的任何说辞。

医生的因应方法，最重要的就是认知与体会"冲突理论"的原理和"叙事调解"的作用。当医疗不良事件发生时，医生应对患方提出的疑虑做出详细的情况说明，同时医生还要意识到，纯粹的客观解释和情况说明无法真正触动家属的内心，比写情况说明更重要的是与患者建立人际叙事关系，倾听他们的故事，化解危机。这个故事让小洁能够从患者家属的角度理解吴阿姨当时为何如此愤怒，也理解了自己的亲人去世对她而言意味着什么。

小洁说，自己热爱临床医学，不得已提出辞职，在经过这件事情之后，她觉得自己无法胜任医生一职。但是，在倾听了叙事医学团队培养中的各种医患之间的故事之后，她理解了患者家属的诉求，也在将这些故事统整到自己的职业成长中之后，领悟到这件事情对她而言是一种考验，也是一次历练。那次故事分享之后，小洁逐渐将自己从负罪感之中调节出来，加上医院同事的关怀，她不再受噩梦的困扰，以全新的姿态全身心投入临床工作中，重新找回了自己。

> 故事分享的半个月之后小洁告诉我们，她找到了吴阿姨，抛开以前的医学交流方式，跟她促膝长谈了一次。当时的吴阿姨还没有走出丧子之痛，小洁的主动出现让她感到很意外。而这次，小洁放下医者的身份，以阿标的同龄人的身份与吴阿姨展开一场生命触动生命的叙事。从吴阿姨那里小洁了解到，阿标的父亲在阿标9岁时因为意外去世了。从那时开始，不知道是因为失去了爸爸，还是因为家庭收入突然变少，阿标的营养没有跟上，导致阿标身体状况就一直不太好。
>
> 吴阿姨还说，他们两人相依为命，感情非常好。阿标是吴阿姨唯一的精神寄托，现在却只剩下她自己……听着吴阿姨讲述自己的经历，小洁哭了。以前，她没有了解到这些，只知道一直在医院里陪伴阿标的只有吴阿姨一个人，却没有主动去问过什么。当时，吴阿姨崩溃哭喊，指着小洁大骂时小洁觉得非常委屈，还顶撞了吴阿姨几句，由此也更进一步理解了为什么吴阿姨当时为何如此激动……现在小洁每周都给吴阿姨发微信聊天。自那次交流之后，吴阿姨也逐渐走出来了。

面对冲突，医患双方当事人都应挣脱这种伤害性的状态，但如果双方均无能力因应，就会让双方的矛盾和冲突加剧，甚至在各自的困境中越陷越深，如果医方有能力运用叙事调解的方法去因应，情况可能就会大不相同。当医方愿意共情并尊重患方，双方就有机会建立力量与自信，降低防御心，从而达成赋能转移（empowerment shift）。当双方降低防御心，共同面对已经发生的事情，愿意放弃自己固有的视角，从不同角度审视所发生的事件，就会产生认知转移（cognitive shift），透过建设性的正面对话，让冲突有缓解甚至化解的机会。①

（二）共情患方的动机与有效叙事调解

在医院病房，尤其是重症监护室里，我们常常听见患者家属用近乎咆哮和怒嚎的声音质问医者："人来的时候还好好的，怎么一到医院就变成这样了？"听到这样的质问，医生大多会采用各种专业知识去做一大通科普和解释。而事实上，这样的质问背后是患者及其家属缺乏疾病恶化方面的认知而导致对眼前的现实无法接受的反应。即使是医生自己的家人遇到突发疾病时，也许一样会有类似的质疑或惶恐，更何况普通人。医者与患者家属之间的认知落差往往造成医患之间的误解和对立。

因而，当患者被送到医者手上时，医者应该告诉患者家属接下来疾病可能会是什么走向，要用生活化的语言简单明了地告知家属。但有些医者会觉得没有必要花时间去做情况解释，只需要立刻进入医疗处置环节，这样做是不合理的，这说明医者没有信心和能力用最浅显的方式跟家属沟通，所以医者需要更多地练习。

另一个在医院里常见的让医者感到烦恼的做法是，很多家属在听病情说明或者病情诊断时会暗中录音。很多人将偷偷录音这个动作视为患者及其家属将医者当作对立面的铁证。在这样的情况下，医者与患者开始互相提防，担心卷入医疗纠纷的医者会花更多的心力在斟酌话语上，这对患者的疾病治疗而言并非好事。然而事实上，绝大多数患者及其家属录音不是为了搜证，而是因为实在听不懂医生生涩的专业语言，需要再去了解，或者因为还有其他重要亲属没有在场，需要带着录音回去交代。

既然如此，医者尽量使用浅显易懂的语言或者主动提出与其他不在场家属展开线上沟通就能解决问题。有一些医生懂得透过文字、画图等多种形式进行沟通，或者主动打电话给照护者，甚至有些同意在解释重要信息时允许家属录音，这样的正向处理都能带来积极效应。医者不再因为看到录音动作就立刻被触怒，从而降低了医患之间的对立。

叙事医学体系下的纠纷叙事调解强调，缓和矛盾的关键在于通过叙事性沟通，了解和换位思考患者及其家属行为背后的动机。很多时候患者家属的不满和愤怒只是表面情绪，他们更深层的感受是内疚与自责。当我们能看到患者及其家属的深层感受时，我们就能找出解决和应对的方法。比如，有时家属在病房发怒撒野、胡乱指责可能是因为他们在照顾患者时不慎让其呛到，在将患者送到重症监护室后，又被医护人员追问疾病发生时的情形。这在无形中加深了他们的内疚与自责，于是他们将内疚与

---

① 王志嘉. 浅谈医疗争议事件员工关怀的面向［J］. 家庭医学与基层医疗，2021，36（11）：373-379.

自责转化为愤怒与指责。这背后的原因可能是他自己过不去，觉得是自己的不慎害了家人。

许多突发的死亡事件，尤其是幼儿的猝死都让家人一时难以接受，这时，家属也会将这种无法接受现实的情感转化为愤怒和指责，防御心强、不懂得叙事调解的医者往往会错过最佳的叙事调解时机，将自己卷入诉讼中。反之，如果我们能够做浅显的疾病情况的多种可能性的说明，同时在患者离世后对其家属做好主动的安抚工作，那就能化危机于无形。日剧《善良医生》第五集中讲述了一个叙事性沟通化解医患危机的故事。

　　一个 6 岁的小女孩在公园玩耍时突然发病，却因病情严重遭到多家医院拒收，最后送到新堂任职的东乡纪念医院。新堂判断情况危急必须立即做手术，而小儿外科的主管医师间宫科长却研判难以救活，手术失败可能导致医疗纠纷，主管医师因而力阻开刀，要求女孩父母立即带孩子转院。而转院意味着女孩大概率会在途中死去。不想就这么放弃希望的濑户医生擅自主刀，然而，孩子最后没有活下来。

　　小女孩的父母无法接受孩子突然离去，找了律师打算控告医院的医疗疏失。原本不放弃希望救治的濑户医生，因为失误也开始怀疑自己，甚至不愿意继续开刀。医院在内外交迫的情况下，新堂却做出各种奇怪的举动。他把女孩在急救过程中被剪开的衣服从垃圾桶中找回，用手术缝合针一针一针缝合，并四处寻找女孩到院时手中紧握的卡片。

　　新堂怪异的行为，在看惯生死离别、认为人死不能复生的高山医师眼中简直是愚不可及。但即便被痛斥，新堂仍是自顾自地继续自己的任务，拼凑出被当垃圾丢弃的女孩完整遗物后，新堂擅自跑到了女孩家中，想要交还遗物。而小女孩的父母却在盛怒下，透过对讲机痛骂新堂，想将其轰走。

　　第二天，小女孩的母亲拉开窗帘，却发现隔了一夜新堂仍在家门口等着，便开门询问究竟为何。当新堂交还小女孩的遗物，很单纯地留下一句："我想这是对美结来说很重要的东西吧！"看到红色的洋装被一针一针缝好，妈妈终于止不住泪水，紧握着遗物向新堂鞠躬道谢。

感受到医生如此重视病患，小女孩的父母最后亲自到了医院，向医师致谢与道歉，并放弃控告医院和医生的医疗疏失。濑户医生就这样在新堂医生的帮助下，从自责和职业羞耻感（shame）中走出来。中国叙事医学中的叙事调解理念倡导，患者家属因接受不了家人突然离世的现实而责骂甚至状告医者时，医者应该首先表示理解，之后尽量从医学专业知识和技能之外的途径出发，与丧亲的患者家属建立叙事连接，化解矛盾和危机。

三、医院语境下的三种类型叙事调解

叙事调解是一种从人文关怀思维出发的调解模式，它能够有效改变纷争各方主体的行为、认知、情感，是医疗机构员工满意度最高、效率最好、成本最低的医疗争议管理模式。当医护人员向患者展露的只是他们的工具性和技能性，而非情感性的内心时，自己就变成了工具性的人，患者也会将其视为机器或者工具。当工具不能达到自己的治疗需求和效果时，患者就会认为机器或工具"坏了"，会迁怒于机器，甚至伤害机器。

当我们真正与患者及其家属建立的是人际叙事关系时，患者能够感受到人性与温情。这时，即使是发生了不可避免的意外事件或医学的不确定性带来的失败时，患方就会充分理解医方，而不是通过医闹的方式来宣泄愤怒与悲痛。在叙事医学框架下，我们通过阐述威廉·奥斯勒的危机化解历史故事和发生在生命健康叙事分享中心的危机调解现实故事，将"叙事调解"分为预见性叙事调解、进程性叙事调解和危机后叙事调解三种类型。

（一）职业叙事能力与预见性叙事调解

在医疗争议发生之后，许多医生都会反射性地认为病方会要求高额赔偿或是认为自己的道歉会被患方当作医疗疏失的一项证据。这种先入为主的想法带来的心理隔阂将会阻碍医患纠纷和解的可能性。事实上，医疗纠纷中不见得都有医疗疏失。研究者发现，80%以上的医疗纠纷和医患矛盾并非起源于人际危机。很多危机和矛盾在发生前都是有预兆的，具备职业叙事能力的医者往往能够在一些细节上洞察到别人未曾留意的端倪，并由此大胆地推断，在出现问题前及时解决。

预见性叙事调解指的是在临床或医疗事件发生前，患方并没有直接表达不满，更没有采取任何行动时，当事的医护人员却能在第一时间站在患方的立场上想象他们可能形成的故事框架以及隐藏在故事背后的假想和情感因素，预见可能出现的危机，通过提前叙事干预与患方建立人际叙事关系，回应想象中的患方故事中的疑惑和关切点，从而达到化危机于无形的效果。这时涉事医护人员可借助书信、信息、电话和面谈等形式来展开叙事调解。这一类型的调解需要涉事医护人员本人具备较高的叙事商数或叙事素养。

许多人文主义医生前辈在处理危机事件时展现出来的叙事素养和叙事智慧对当代医生化解危机具有启示作用。加拿大心理学家伊格尔·格罗斯曼（Igor Grossmann）将"智慧"定义为"解决人际冲突的能力"（social conflict resolution）[1]。威廉·奥斯勒就是这样一位具有叙事智慧的人文医生。奥斯勒对可能出现的医患关系危机具有预见

---

① GROSSMANN I, KARASAWA M, IZVMI S, et al. Aging and wisdom: culture matters [J]. Psychological science, 2012, 23（10）: 1059.

性，懂得采用预先的叙事调解方式提前化解潜在危机。

一位在加拿大蒙特利尔学习的英国年轻人突发重疾，在用午餐时，突然在餐桌旁倒地不起。年轻的奥斯勒医生恰好在场。在为年轻人做出突发某疾病的诊断之后，奥斯勒当机立断将他送去最近的麦吉尔医院，也就是奥斯勒工作的医院，并找到当时加拿大最好的内科医生——奥斯勒的导师给予治疗。然而，年轻人的身体情况急转直下，最终在第二天凌晨不幸去世。这是一起看似普通的急救事件，却潜藏巨大的医患危机。奥斯勒全程参与急诊过程。叙事素养非常高的奥斯勒不只是关注患者与治疗本身，他还能够充分预见远在英国的患者父母一定无法接受身体强壮的儿子会突发重疾死去的事实，于是，奥斯勒在年轻人离世后的第一时间给他的父母写了一封信。

收到奥斯勒信件后的父母之后没有来到医院追责。据说，直到30年后离世年轻人的家属才出现。当时，退休到英国的奥斯勒正在参加牛津大学的招待会，一位中年妇女走到奥斯勒身边，问起他是否就是当年救治过他弟弟的那位奥斯勒医生。妇女说："尊敬的奥斯勒先生，你可能不知道当年寄给我母亲的那封信对她来说有多么重要，她一直珍藏着这封信，每当想念儿子时，就会拿出来读一读。"

心理学者威廉·沃登（William Worden）在其所著的《悲伤辅导与悲伤治疗》（*Grief Counseling and Grief Therapy*）一书中指出，意外过世所造成的悲伤往往会有几个特点：事发突然令人无法置信、久久不愿接受事实（不真实感）；积极寻求可指责的对象，以排解疑问愤怒（指责的需要）；对一切感到无能为力（无助感）；悲伤导致肾上腺素作用引发情绪剧烈波动（心理焦虑）；等等。患者死亡时，如果家属不在现场，没有亲眼看见死亡情境，家属可能会产生强烈的否认与抗拒感，严重者还会产生愤怒和疑虑情绪，不信任对方的任何说辞。

作为自我危机的预见者和叙事调解者，奥斯勒站在逝者父母的视角上，想象失去儿子的父母悲痛之余，内心一定充满各种疑问。从父母的视角来看，自己的儿子年纪轻轻在异国他乡突发重疾是非常不幸的，可是他已被送到医院急救，为什么急诊医生没能救回儿子的性命？是不是有某个人应该对儿子的死亡负责？医护人员会不会在整个诊治过程中出现严重误判或者用药失误？会不会是哪个环节出错导致儿子不治身亡？离世前的儿子会不会没有陪伴，一方面饱受疾病的折磨，另一方面还在孤独中苦苦煎熬？儿子在去世时会不会特别悲惨？

在沃登所谓的"指责的需要"的驱使和各种疑问的折磨下，逝者的父母可能会不远万里来到加拿大这家急诊医院讨说法，而这无疑将给奥斯勒与医院带来诸多麻烦。然而，奥斯勒决定第一时间写信，并在信中详述当时的情况，包括如何及时发现年轻人生病，如何第一时间被收治，并得到最好的治疗和照护等。此外，奥斯勒在信中讲述，在年轻人生命的最后几个小时里，自己如何陪在床边听他讲家人的故事。年轻人告诉奥斯勒，生病时，母亲总是会为他诵读《以赛亚书》中的祷文，奥斯勒因此也为年轻人念诵了这段祷文，年轻人最终在平和安详中离开人世。

以色列历史学家尤瓦尔·诺亚·赫拉利（Yuval Noah Harari，1976—　）在《未来简史：从智人到智神》（*Homo Deus*：*A Brief History of Tomorrow*）中提到每个生命主体都由紧密交织的两个自我构成："叙事自我"（narrating self）和"体验自我"（experiencing self）。"叙事自我"在生命主体制订未来计划和做出重大决定时起关键作用。而"叙事自我"遵循峰终定律（peak-end rule）。由于源自奥斯勒视角的叙事参与，关于奥斯勒用心去为年轻人诵读祷文的这段故事成为这个框架叙事中的高峰叙事，也成为最终叙事。年轻人的父母在阅读这封信的过程中，"叙事自我"像一支黑色的马克笔，将他们的许多质疑和愤怒直接涂抹掉，只留下回忆与思念。

如果没有奥斯勒的叙事参与，父母想象的孩子孤苦离世的故事就成了最终的主导叙事，即使不再到医院讨说法闹事，也会让他们心身受到严重打击，并在各种疑问的折磨下郁郁而终。然而，幸运的是，奥斯勒医生在信件里描述的细节将他们的故事编织到一个更大的故事空间里，让父母从奥斯勒视角所讲述的故事中看到了一幅充满爱和关怀的画面，而不是一个冰冷悲惨的场景。奥斯勒的信解构了死者父母视角的故事，让其父母看到了他们视角之外的更多故事。

也就是说，奥斯勒通过创设医者与患者家属之间的叙事交集，让父母看到了从他们单一视角的故事里所了解不到的事实，填补了他们的视域盲点，触动了他们的内心。信件中翔实的内容和充满温情的救治环节足以让年轻人的父母为之感动并最终放弃对救治过程中孰是孰非、谁对谁错这个二元对立式问题的追究。新叙事聚焦于一个令人欣慰的情节——年轻人在去世前并没有遭受太多痛苦和折磨，更没有父母想象的那般悲惨。相反，年轻人是在安静平和和充满爱的氛围中离世的。

在这个故事中，奥斯勒医生具备的职业叙事能力成功化解潜在的医患危机。奥斯勒在信件里讲述的故事如果只站在专业立场上讲述医院和自己如何抢救患者，那么，悲痛欲绝的死者父母并不一定愿意相信救治过程的真实性。换句话说，双方之间不存在叙事交集。但叙事素养高的奥斯勒首先将自己想象成年轻人的父母，然后再回到医者的视角位置，用急救中的诸多人文关怀细节回应家属的诸多疑惑，预先化解家属的负面猜测和可能出现的过激行为，死者家属的叙事基调从对急诊医生心怀怨气自觉转化为对他们心存感激。

在某种意义上而言，这封信将死者家属预先框定的故事重新解读并转化为一个"不幸中的万幸"的故事，也就是说，通过连接医患两大主体间的故事，以潜在"医患冲突或危机"为主导的故事变成了以"感激和感恩"为主导的充满温情和人性的故事，使得整个故事基调实现了根本性转化。当死者父母看到作为一名急诊医生能够倾听儿子讲述家人的故事，这些细节足以说服其父母，他们的儿子毫无疑问在医院接受了最好的治疗和照顾。最终，他们也就放弃了花费巨资和舟车劳顿，远渡重洋从英国到加拿大去破除心中疑问的决定。

通过一封由奥斯勒充当叙事者的信件可以看出，奥斯勒与年轻人的父母之间形成"我—你"之间的人际叙事交流，年轻人的父母从当事人（participant）的身份中跳出并变成奥斯勒所描述的故事的旁观者（spectator），从完全主观的视角转向观察者的客观视角。当年轻人的父母再次回到"我"的视角时，新故事与之前单视角的故事就形成回旋空间，当事人的负面情绪逐渐缓解。年轻人在不可避免的死亡过程中得到素昧平生的奥斯勒医生的温情照顾，这封信成了慰藉死者母亲多年的一剂良药。

"明者远见于未萌，智者避危于未形。"事实上，对于希望避免与对方正面冲突的当事一方而言，通过信件叙事来斡旋化解潜在危机是一种有效形式。通过这个故事，我们了解到在急诊语境下，医患危机极易发生。奥斯勒从人文关怀思维出发的叙事调解模式，通过主动进行叙事沟通和哀伤辅导，有效改变各方可能发生的主体的行为、认知和情感纷争，成功化解了潜在的医患危机。急诊语境下，医护人员应该遇事不回避，沉着稳重地应对危机，但前提是必须具备深厚的叙事素养。

（二）职业叙事能力与进程性叙事调解

医疗行为具有高度不确定性与风险，病人在接受医疗救治过程中伤亡，大多数时候可能会引发医疗纠纷事件，病人或家属为追求真相及请求损害赔偿而动辄兴讼，除造成当事人之讼累，还衍生医界因惮于刑责而采取防卫性医疗、医患关系对立、医生抵制和害怕加入急重症科室等现象。

进程性叙事调解指在某个临床或医疗事件发生时，当事的医护人员或者医患关系科工作人员能够对整个危机发展过程保持觉察，抓住与患方建立人际叙事关系和危机化解的人际互动瞬间（interactive moment），针对对方主旨故事中的疑惑和关切做出即时的回应，逐步引导患方释放负面情绪，顺其自然地将其个人视角故事融入更多视角且更大的叙事空间中，从而达到在危机进程中化解危机或让危机降级的效果的一种调解模式。与预见性叙事调解一样，这一类型的调解形式也要求涉事人员具备综合叙事素养。

在医疗语境下，出现的危机和矛盾大多是由于情绪或利益导致的。立场和要求是纷争双方的表面主张。利益往往隐藏在立场和要求之下，无法直接被发现，但它才是纷争背后沉默的原动力。当两方站在各自立场持续争论时，就像已经打结的绳子，只会越拉越紧，最终深陷自己的立场无法自拔。利益是纷争双方在争议事件中的真正需求（needs）和关切事项（concerns）。

立场与利益之间的关系，就像冰山一角与潜藏在水面下的冰山之间的关系，如果只执着于立场及要求，那么只能解决表面上的问题，无法真正碰触到纷争双方争议的核心和真正关切的问题。调解者要协助当事人努力发掘能满足双方利益的方法。只要能够发现潜藏的利益攸关点，就能找到隐藏在立场之下的解决方案。如果只局限在纷争双方的表面主张，也就是利益的重叠或共通处，就会错失解决纷争的良机。叙事素养高的调解者能帮纷争双方发掘共同利益，进而解决纷争。

在医疗语境下，医者抵抗患者及其家属负面态度的武器不是辩护和劝服，而是理解与共情。生命健康叙事分享中心工作者常利用叙事素养在危机进程中开展叙事调解实践。在医患之间存在矛盾的情况下，双方多半会存在认知框架的对立。好的叙事调解者能够帮助患方及医方都走出认知框架的误区，弥合认知分歧。

> 急诊科半夜送来了几个20岁左右的车祸患者，他们都是表兄弟关系。事实上，他们中年龄最小的一位在"120"赶去车祸现场时因脑部严重受伤已无生命体征，其他几位表兄被判定为轻伤。送到医院之后，幸存者要求急诊医生在家人到来之前继续为表弟实施心肺复苏。医护人员同意，但要求他们立即通知家人来医院。但他们只给了七十多岁外公的联系方式。我们了解到外公患有高血压等疾病，因而判定在这个事件中，凌晨来到医院的外公容易因情绪激动而引发高血压等其他疾病，因而，立即介入。外公凌晨三点到达之后，医护人员抱住一直在颤抖的外公，并给他喝热茶，帮助他平复情绪，之后从他那里了解到，19岁的死者是他在黑龙江做生意的小女儿的独子阿诚。高考失利之后，阿诚来到外公所在的城市打算与表兄们一起经营小工厂，出事前才到这个城市不到两个月。根据表兄弟提供的信息，医护人员可以判定，当晚为了庆祝阿诚的生日，兄弟几个一起喝酒到深夜，认为半夜没有交警，阿诚便开着轿车，其他人骑着各自的摩托车就上路了。由于兄弟几个太兴奋，一路飙车，结果表弟在高速公路与行进的车直接相撞并被撞进了停在路边的货车车底，其他兄弟也摔倒在路边，造成了一死多伤的惨剧。
>
> 当医生宣布阿诚死亡时，几个表兄弟情绪突然变化，大嚷着要告医院救护车出车不及时，到达医院之后救治不积极。急诊医护人员觉得自己已经尽了全力却被冤枉，情绪激动。这时如果我们跟他们在是否及时和积极上去争辩，只会使冲突升级。但这时，从叙事医学的角度来看，如果叙事调解员能看到当事人愤怒以外的情绪和背后的故事就能化解冲突。因而，医护人员安抚几位年轻人说："我们知道你们现在很后悔，很害怕，不知道怎么跟表弟的父母交代，但是事情已经发生了，我们要做的是怎么帮助阿诚的妈妈接受这个现实。"
>
> 这时，医护人员发现几个狂躁的年轻人突然就瘫倒在地，一边抽泣，一边说："怎么会这样，都是我，害死了他。"医护人员以此为契机，给他们以安慰和力所能及的帮助，真正回应到他们的关切点。

很多时候在有患者突然死亡的事件中，家属对于"追查真相"会有急切的需求，往往因为"死得不明不白"而带着满腔愤怒、疑惑、责怪，急需找出一个可指责的对象。有些急诊室的暴力纠纷就是家属无法面对亲人在医院救治仍会被判定死亡而导致心跳加速、肾上腺素上升，在无法控制悲伤愤怒的情绪之下将医护人员作为发泄对象。

医疗过程中要觉察患方的想法和歧异点以随时说明沟通，减少争议。当对话陷入瓶颈时，调解员需要通过发现新事实来改变彼此之间存在的认知误区，弥合彼此之间的认知差距。在进程性叙事调解中，逐步接近视域融合可能性的、代表"我们"之间的故事交集的新叙事的产生是进程顺利的标志。让当事者将故事进程向未来、疗愈、解脱、升华的方向推进。

《荀子·修身》中特别提到"治气养心之术"，书中还说："血气刚强，则柔之以调和；知虑渐深，则一之以易良；勇胆猛戾，则辅之以道顺；齐给便利，则节之以动止；狭隘褊小，则廓之以广大；卑湿重迟贪利，则抗之以高志；庸众驽散，则劫之以师友；怠慢僄弃，则照之以祸灾；愚款端悫，则合之以礼乐，通之以思索。凡治气养心之术，莫径由礼，莫要得师，莫神一好。夫是之谓治气养心之术也。"意思是说，治理身体之气和培养人心的方法是：如果是血气刚强的，就用调和态度来柔化他；思虑深沉的，就用简易善良来同化他；勇敢、暴戾的，就用顺从的道理来辅助他；行动敏捷急速的，就用动作静止来节制他；心胸狭隘、气量小的，就用广大气量来影响他；卑下、迟缓、贪利的，就用高大志向提高他；平庸、散漫的，就由师友来管教他；怠慢、轻浮、自弃的，就用灾祸来令他明白；愚钝、拘谨的，就用礼乐来配合他，用思索来令他通达。凡是治理身体之气和培养人心的方法，没有比由礼义入手更直接的。这就叫作治理身体之气和培养人心的方法了。叙事调解或叙事调节就是这样一种养人心气的沟通方式。

（三）职业叙事能力与危机后叙事调解

危机后叙事调解指的是在临床或医疗实践发生后，当事医护人员或者医患关系科人员能够采取妥善的方式及时关注到隐藏在患方看似不合理的诉求之下的真实需要，能以共情关切的态度回应此时可能充满攻击性和处于情绪崩溃状态的患者，而不是将其视作无理取闹的麻烦，从而在让患方感受到自己被理解、被帮助的情境下合理地向其梳理分歧和冲突事件始末，并通过叙事调解接纳患者对医者在事件处理过程中的不当之处的负面宣泄，在认可患方故事的基础上邀请医者适时进行澄清，纳入患方和医者双方视角重构更具包容温情的新故事，从而达成消解危机的效果。有时我们会发现冲突的原因可能是医护人员不当的处理方式而非二者争论的分歧。

2020年新型冠状病毒肺炎肆虐期间，在武汉一个方舱里发生了这样一件事情。当时正值两批援鄂医疗队交接，前一批医护人员在交接时特别提到一位"不好对付"的50多岁大叔。原来那两天，大叔每一两个小时就会跑到他能找到的医护人员面前，告诉他们自己母亲去世了，请求他们放他出方舱去为母亲送最后一程。然而，这不符合方舱对轻症患者的管理规定，因而每一位医护人员都告诉他不行，一定不能让他离开方舱。但大叔仍锲而不舍地恳求，甚至在医护人员面前下跪，这让忙碌的医护人员不堪其扰，视其为"麻烦大叔"，都尽量避开他。

新入驻的医疗队所在医院开展过叙事医学教学活动，医疗队员得知这一情况后并没有躲避这位大叔，因为他们知道如果不能适时回应频繁来请求出舱的大叔，这个危机就不会结束，甚至可能造成更大的危机。前一批援鄂人员认为大叔的出舱要求是非分的、非常不讲理的，反复跟大叔讲理、讲疫情期间的特殊规定。而新进驻的医护人员知道这种纯理性、不带感情的处理方式无法改变大叔想要离开方舱的主旨故事。要解决危机首先需要做的是聆听大叔不断提出出舱要求背后的故事。

原来大叔和母亲都是轻症患者，原本都在方舱进行治疗，后来，援鄂医疗队伍不断壮大，一部分感染者有机会转到医院观察治疗。大叔认为，虽是轻症，但母亲年迈，去大医院会更有保障，就帮母亲申请去了医院。但没有想到当时交接上出现问题。这让大叔深感悔恨，寝食难安，一刻也不想待在方舱里，希望能到母亲面前请求原谅。叙事素养高的医护人员首先对大叔表达了理解关怀并帮助其疏导了紧张压抑了几日的激动情绪和丧亲之痛。

表达同理心并非同意对方决定。之后，医护人员适时向大叔讲述了关于武汉一家医院的院长在救治患者过程中感染疾病去世，也在同一个医院工作的妻子只能远远地目送运送丈夫遗体的车离开，而无法面对面向亲人道别的故事。听完这个故事，大叔理解了不让他出舱的做法，之后不再提出舱的要求，并在自己隔离观察期结束后作为志愿者，主动为医护人员提供便利服务。也就是说，医护人员的叙事调解对大叔不仅起到了心理调适、哀伤辅导等作用，还让大叔对医护人员这一职业有了更深的认知。作为调解者的医护人员也对大叔有了新的认知。

从这个叙事调解故事中我们可以了解到，原则和规定是单向的、冷冰冰的、不通人情的，而叙事沟通是双向的、温暖的、能够引起反思的。无论是对于医患之间，还是对于医院管理者与医护人员之间的融洽关系构建，有叙事沟通意识非常重要。

四、冲突叙事调解过程中的重新架构

医者除了分分秒秒都在与死神竞赛之外，还要从日常的各种矛盾和冲突中寻求互相理解，在患者及其家属的猜疑中找到互信，这是需要勇气和智慧的。从叙事医学的观点出发，医生在叙事调解过程中主要应该表达的是理解与关怀，但同时内心也要避免自我怀疑。在进行叙事调解时，视病犹亲仍然是重要的人文伦理原则。医者在进入叙事调解环节前或者调解过程中，应该对整个故事进行全面细致的统整，理解争议为何产生，听出争议背后的弦外之音，理解之前的沟通是否存在医患双方的认知落差。唯有如此，我们才能达成对纷争事件在认知上的重新阐释，最终化解危机。

（一）叙事调解与道歉语境的创设

人与人之间的"结"，往往需要其中一方的真诚道歉与善意宽恕才能从僵持的矛盾关系中解开。道歉与接受道歉是一种意义深远的人类互动行为。在诚意的道歉行为中，一定包含对造成伤害的故事的专注倾听和充分讲述，也一定包含双方的回应。被冒犯的一方透过接受"道歉"来化解委屈与敌意，从而打消纠缠和上诉的念头，进而给予宽恕；而冒犯的一方可以借由道歉来减轻害怕遭到报复的恐惧，缓解令人难以忽视的罪恶感和羞耻感，以免它们成为紧箍心灵的桎梏。而道歉的理想结果则是双方和解，并修复破裂的关系。

在医疗纠纷或争议事件发生之前，医生可以有较多的时间详细解释及告知可能的风险；然而，一旦医疗纠纷或争议事件发生以后，同样的解说将会带来不一样的反应，很可能被患方当作医者对自己过失行为的狡辩，冷漠的科学专业知识讲解往往会适得其反，让患方坚定诉讼的决心。

电影《罗丹萨的夜晚》里，遭遇患者诉讼的外科医生保罗逐渐意识到他与患者及其家人之间建立的只是疾病关系，而非人际关系，这是导致医患矛盾的重要原因。通过在事后与患者家属建立叙事连接，聆听患者家属讲述为什么要让自己的妻子去做血管瘤手术的故事，奉上迟到的"对不起"，保罗最终解除了医患之间的危机。

至此，保罗终于明白，原来与患者及其家属建立人际叙事连接具有如此重要的意义。患者家属有时并非想要寻衅滋事，也并非真的想要控告医生，他们只是想从医生那里听几句跟人打交道应该会讲的安慰性的话语，或者表达遗憾、歉意的话语。面对纠纷，双方当事者都想要挣脱这种伤害性状态，但如果医方缺乏叙事调解能力，就会让此矛盾加剧，越陷越深，而如果医者有能力主动去因应，情况就会不同。在这个故事里我们看到，保罗自我反思的探寻为可能出现的叙事连接创设了开放的态度，双方在叙事性互动中产生了认知转移（cognitive shift），透过建设性与正面的对话，让冲突有了化解的机会。在这里，我们也看到了危机发生之后道歉的重要力量。

当然，医者需要注意的是，并非发生矛盾和纠纷之后，我们轻描淡写的几个"对不起"就能化解危机。真正的道歉应建立在对对方故事的专注倾听和共情的基础上。正如美国马萨诸塞州大学医学院前院长艾伦·拉瑞尔（Aaron Lazare，1936—2015）教授所言：真诚的道歉是"人与人之间进行的最深刻的互动（the most profound of human interactions）；有效的道歉，必须发乎心，行之真，止于诚；良好的道歉才能加速人际关系裂痕的抹平"。

（二）叙事调解与照护者角色调整

对于突然出现重症患者的家庭而言，许多家属不知道如何成为合格的照护者，如何提升他们生命末期的质量。他们不了解患者最需要的是陪伴，是与外界，尤其是与家人维持叙事关系，反而总是与医护人员产生认知上的矛盾，并转化为医院危机。

在南方医科大学顺德医院，叙事医学团队的核心成员欧阳主任通过帮助患者家属懂得如何成为更好的家庭照护者，让一位在ICU住院的老年患者身体状况出现好转的案例就很有代表性。这位在ICU病房的67岁患者是一位退休领导，照顾他的妻子是本院的退休职员。医生给出26种诊断，在ICU病房的患者情绪烦躁，病情也一直得不到改善。

家属总是去网上或者去咨询其他医院的医生如何治疗其中的某个疾病，不断对医院的治疗方案和用药提出怀疑，与主管医生之间发生争执，患者家属表示出对医院医疗水平和管理水平的极度不满，多次投诉，医患关系十分紧张。这时欧阳主任邀请患者家属到生命健康叙事分享中心（以下简称"叙事中心"）做客，与她一起阅读《伊凡·伊里奇之死》和范·丹·伯格（J. H. van Den）的《病床边的温柔》（*Psychology of the Sickbed*），并引导她从患者的视角去看待疾病，让她了解到患者尽管躺在那，时而清醒，时而沉睡，但他需要跟外界交流，听到家人的声音。我们告诉她，对于生病的人而言，最绝望的莫过于叙事关系的断裂，患者本人也最怕处于关系性孤独、情感性孤独和存在性孤独中。

我们与家属一起来到重症监护室，趁着老人清醒时拉着他的手，跟他说话，问他是不是想念家人，他流下了眼泪。我们建议患者家属录一些家庭成员日常生活场景的视频，每天在探视时间为患者播放。慢慢地，患者的整体状况奇迹般得到改善，现在转到了医院的肾科普通病房继续治疗，家属也转变了原来的态度。

后来，这位家属还来到叙事中心为其他患者家属讲述自己对照护的理解。她说，现代医学的进步，让每个家庭成员很少生病，一旦生病就是大病，而我们大多不知道如何成为照护者，即使她曾经是医护人员，也并不一定真正懂得什么是家人最需要的照顾。通过叙事中心推荐的叙事作品的阅读，她理解到家属应该像格拉西姆一样，与患者的家属之间形成更紧密的叙事和共情连接。家人的陪伴和关爱能够起到药物无法达到的效果，只有教会患者家属如何成为更好的照护者，让他们意识到建立良好的家庭叙事关系的重要性，才能更好地提升患者的生命质量。

在危机后的叙事调解中，很重要的一种策略是通过叙事性分享，利用叙事的隐喻功能，让患者及其家属看到在相似的叙事中与自己对应的角色，转换视角看到自己、与他人和周遭环境的相对位置与关系。这种方式可以让当事人转换立足点和视点，转换看事情的角度。在这样的叙事性对话与叙事性反思中，主体的旧思维被"解构"，新价值被"内化"，这实际上是一个"叙事再构架"或"叙事框架重构"（narrative reframing）的过程。然而，在医患关系科工作人员或医护人员的认知工具箱里，最欠缺的就是"叙事框架重构"。

故事的参考框架（frame of reference）和故事本身是决定当事人认知框架和故事意义阐释方向的重要因素。参考框架一改变，故事的阐释也就发生改变，这就是叙事重新架构的意义所在。为了达成认知视域上的融合，叙事调解者必须透过产生"认知框架"来帮助医患双方聚焦。叙事的重新架构从认知思维出发，以改变生命主体对过去特定的人、事、物的观点及根植于这种观点下的不良感受为目标，引导主体形成多视角看问题的思维，打破原有叙事框架并重构出一个不同于之前而且趋于正向的叙事框架。

叙事的重新架构有四种类型：内容重新架构（content reframing）、视角重新架构（perspective reframing）、时空重新架构（time-spatial reframing）和语境重新架构（context reframing）等。透过转换视角，看到主体一方所忽略的角度，才能以有创造力、积极的思考方式来解释危机关系形成的原因，才有机会从更大的叙事语境中看到其他的可能性，并找到出口。事实上，不只是医患之间的危机，每一个生命主体在生命进程中遇到任何层面的危机、矛盾和难题都能采用"叙事的重新架构"方式。

结语：叙事调解营造多维度和谐关系

人与人之间的互动主要依靠叙事，叙事是和谐社会构建的重要课题之一。叙事调解是一种积极介入的人本主义危机化解模式。传统的由医患关系科工作人员作为第三方调解者是去语境化的（de-contextualized），也就是说，叙事调解者往往脱离双方具体的叙事语境，若脱离抓住潜在化解机会的人际互动瞬间，则无法真正实现双方和解。无论医护人员有无过错，医患沟通如果没有叙事调解者的介入，医院很可能最终被迫以大额赔偿和法律诉讼等方式结束事件进程。

这一结果无疑让医护人员和医院遭受不必要的经济损失和声誉损失，同时也会极大地伤害叙事调解者的职业认同感，更无益于医患纠纷的解决。因而，对于医疗机构而言，医患关系科应该更改为"医患关爱部"，并定期邀请叙事医学专家整体提升医患关系科工作人员的叙事素养，为医患关系科可持续发展培养人才。事实上，构建与患者及其家属的生命共同体关系是减少医患危机发生的最佳方法。

当叙事素养高的医护人员有医患危机预见能力，在医患纠纷事件时，医护人员就可随时化身为叙事调解员，游刃有余地在医患危机发展进程中消除危机。针对一些没有系统地开展过叙事医学实践的医疗机构，至少要让本院的相关人员接受一定程度的

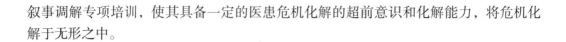

叙事调解专项培训，使其具备一定的医患危机化解的超前意识和化解能力，将危机化解于无形之中。

课后思考题 1

观看日剧《善良医生》第五集中的故事，结合自己所遇到的医患事件谈谈你对这里涉及的多位人物的决定的看法。

课后思考题 2

了解以下暨南大学穗华口腔医院天河院区修复科范宏林的故事，对比这两个故事，谈谈你对叙事素养预测和化解危机的看法。

40多岁的彭先生来到口腔医院就诊。患者因为长期抽烟，牙齿健康状况很差，需要进行美容冠处置。由于这位患者经济状况非常好，一般牙医对有钱的顾客会建议采用通透性较好的美容冠，能立竿见影。但是，如果推荐患者采用价格昂贵且透性较好的美容冠，若患者有特殊的饮食习惯，那么一段时间后该美容冠的优点马上会成为缺点。沟通中得知，彭先生平时喜欢喝咖啡和红酒。而咖啡和红酒容易着色在牙齿上，如果选择价格更昂贵且透性较好的美容冠，虽然当时效果会很好，但从长久来看，美容冠的弊端很快就会显现出来。因而，范宏林为这位患者推荐了一种看起来不是非常好看且通透性相对较差的牙冠。

曾经有一位牙科医生向一位家境贫寒的年轻人推荐昂贵的牙齿治疗方案，并承诺修复的牙齿在十年之内都不会变色、变坏，而且整齐漂亮的牙齿能够帮助他找女朋友，也有利于就业。年轻人通过向多位亲友借钱终于筹集到治疗牙齿的费用。但是5年之后，年轻人不仅没有能力还清借款，而且因为生活习惯不好而导致牙齿变黄变黑。没有找到女朋友，也没有好工作的年轻人遭受亲友的嘲笑，一怒之下，找到多年前为其治疗牙齿的牙医并将其捅死。

课后思考题3

观看影片《心灵点滴》（*Adam Patch*）。结合下面这段对话，分享你在临床中遭遇的现实故事，探讨医生的职责。

派奇在面对医学委员会的答辩时，有一段非常精彩的对话：

派奇：请您定义"治疗"这个词语。

主席：好的。治疗是对寻求医疗的人给予照顾。你有治疗病人吗？亚当斯先生？

派奇：我和好多人一起住，他们自由来去。而我给他们提供我所有能做的。

主席：亚当斯先生，我问你到底有没有在你的农场治疗病人？

派奇：每个来农场的人都是病人，而每个来农场的人也都是医生。每个来农场的都需要某些生理或者心理的帮助，他们是病人；每个来农场的人都担起照顾他人的责任，无论煮饭清理甚至简单到倾听，那使他们成为医生。我广义地用这个词，医生不就是帮助他人的人么，曾经"医生"这个词被如此崇敬，从何时医生变成一个超乎探访及治疗病患的可信且博学的朋友？现在，如果你问我是否从事医疗行为，如果这代表打开你家的门，让那些需要的人、受苦的人进来，关心他们、倾听他们、使用冰敷袋直到他们烧退。如果这就是医疗行为，如果这就是治疗病人，那么我的确有罪。

主席：你可曾想过出了差错，你的病人死了怎么办？

派奇：死有何不对，我们为何如此恐惧，为何不能以人性和尊严，高雅的甚至幽默的态度来看待死亡？死亡不是敌人，如果我们要挑战疾病，我们首先应该对抗的是存在于医疗体系中的冷漠（indifference）这种疾病，要对抗的是我们在医学院里学到的"远离移情"这种疾病。移情是不可避免的，每个人都会影响到另一个人，为何我们在医生关怀患者的关系里要远离"移情"呢？医生的使命不只是避免死亡，还应改善生活质量和生命品质。这就是为何治疗一个疾病有赢有输，但治疗一个人，我保证，你一定赢，无论结果如何，时时敬畏神圣的人类，将此当作你的焦点，而不是追求业绩，别等到进入病房才要找回你的人性。我要成为一个医生，我要成为医生来服务他人，也因此，我失了一切但也得到了一切，我分享医院里病人及员工的生命，这就是我想要的生命。

派奇：我当医生，是因为我要助人，与人联结，医生能在人最脆弱的时候与之互动，他提供治疗，但也提供建议及希望。

> 叙事医学是"一种利用叙事技巧来增强或者补充对疾病的科学理解的医学模式"。
>
> ——叙事医学首倡者丽塔·卡伦

第二节　叙事证据：患者故事聆听与诊断力提升

诊断不只是一种艺术，更是医生拯救患者生命的关键一环。生命健康叙事理念认为：人与人之间的区别不是简单的生化物理和基因数据上的区别，人与人之间的区别还在于其复杂的家族传统和社会文化传承，在于其独一无二的生命叙事进程。生命健康故事也是重要的数据，也是与诊断和治疗相关的证据，而且是有灵魂、有温度的数据。生病的人宛如一个难解的黑盒子，而医生好比是侦探，面对谜样的病情时，唯有从蛛丝马迹中找寻线索，细细推敲，抽丝剥茧，才能揭开谜底，抢救病人的生命。在每一个病人的种种令人困惑的症状背后都暗藏着精彩的医学推理故事。

临床诊断中，叙事是患者将自己所能感知到的不健康身体状态和现象表述出来的重要途径，也是医生和患者之间建立共情联系、增进互相信任和理解的必要形式，从医护之间的叙事性互动中，我们可以分析出与诊断相关的重要线索。也就是说，医者的职业叙事能力是一种集批判性认知共情、推理性诊断和医学伦理决策力于一体的综合能力[①]。在本节里，我们将从循证医学对患者叙事的忽视出发，通过临床中的诊疗故事实例，阐述叙事诊断和叙事证据等概念。

一、叙事医学注重患者主体的独特性

约翰·伯格（John Berg）在其著作《观看的视界》（*Ways of Seeing*）中说，我们注视的从来不只是事物本身；我们注视的永远是事物与我们之间的关系。

叙事医学对疾病的理解在理论上是追随现象学的观点，主张从当事人的视角出发，关注日常生活中的经验现象，从内部获得对于主体经验的理解（understanding）。从 20 世纪 80 年代开始，"医学现象学"逐渐兴起，成为生命伦理与医学哲学中的重要领域。主体经验，尤其对于疾病、痛苦、残疾、生命与死亡等主体经验现象的探究是医学现象学的主要议题。

---

① CHARON R. Narrative medicine：a model for empathy, reflection, profession, and trust [J]. JAMA, 2001, 286（15）: 1897-1902.

（一）医学前辈关于故事是诊断证据的论断

英国全科医生、医学教育家、著名的叙事医学实践者约翰·劳纳（John Launer）在其著作《健康与社会照护中的叙事实践：引发转变的对话》（*Narrative-Based Practice in Health and Social Care*）一书中提出："在所有专业人士中，医生可谓是不善倾听的专家。"劳纳提出，医疗语境下有两种问诊形式，一种是叙事性问诊（narrative paradigm），一种是规范性问诊（normative paradigm）。劳纳认为，理想的医患对话模式应该是叙事性和规范性问诊的互补和融合。然而，循证医学时代，医生更多采用的是规范性问诊，因而错过了患者叙事性对话中可能包含的诊断信息。

18 世纪著名的内科医生、纤维理论的发现者巴利维（Baglivi，1668—1707）在教导年轻医生时常常提醒他们："找不到比患者本人更有趣、更有指导意义的书本。"[①]

已故的加拿大全科医学之父伊恩·伦威克·麦克温尼（Ian Renwlck McWhinney，1926—2012）教授曾说过："应诊中最大的一个问题是未能让病人讲述自己的故事。"[②]

哈佛医学院赛博医疗首创者华纳·V. 斯赖克（Warner V. Slack，1933—2018）也指出："医疗保健资源中最重要却被忽视、利用得最少的资源是患者自身。"[③]患者故事资源的忽视在循证医学时代尤为突出。

威廉·奥斯勒说："在采集病史时要遵循一条思路是不问诱导性的问题，不给建议。让病人用自己的话语来表述他们的疾病。"

此外，他还特别提到，他要给医学生上一节他们在医学院课堂里永远无法学到的课，那就是，如果我们能给足够的时间让患者诉说他们的故事，"仔细聆听，他正在告诉我们关于他们疾病的诊断"[④]，但若你们一直打断他们说话，他们便没有机会告诉你与疾病诊断直接相关的重要信息。到时，你们只会不断地送出检验及检查要求，而错过就摆在你们眼前的答案。

日本倡导预防医学第一人日野原重明（1911—2017）则提出：我之所以思考"偶然"（serendipity），是因为我发现对于临床医生而言，某些重大的新发现通常都隐藏在患者平常讲述的只言片语当中。如果我们能仔细倾听患者在医师问诊时的陈述，我们就能听出其对应的症状。

哈佛大学著名心脏病学先驱、心脏猝死研究先驱、首台直流电除颤器的发明者伯纳德·洛恩（Bernard Lown，1921—2021）说："在我看来，聆听艺术的丧失以及对患者作为一个人的忽略是我们当代健康照护中最典型的失败；医生主动引导并认真倾听

---

① 原文是：Let the young know they will never find a more interesting, more instructive book than the patient himself。

② MCWHINNEY I R. Being a general practitioner: what it means［J］. European Journal of General Practice，2000，6（4）：135-139.

③ 原文是：Patient is the most under-used resource in healthcare。

④ 原文是：Listen to the patient. He is telling you the diagnosis。

患者讲出相关故事是查明大多数疾病的最高效、最快捷、最低成本的方法。"①

哈佛大学医学院教授兼神经科医生路易斯·卡普兰（Louis R. Caplan，1936—   ）在《美国医学协会神经学期刊》（*JAMA Neurology*）的一篇评论中提出，唯有多花时间和心思与不同的患者进行叙事互动，才是医生存在的本质。卡普兰以脑卒中为例指出，许多患者在发现自己疑似出现复发的症状后，常依照指示送医治疗，而进行昂贵的脑血管造影后，结果却一切正常。他认为，神经学家或临床神经科医师在为脑卒中病患进行诊断时，区辨患者究竟是首次脑卒中还是前次脑卒中复发的关键，不是透过证据导向的科学仪器，而是病人的病史，也就是患者讲述的故事。比如我们可从同样出现脑卒中复发却未送医的患者身上找出临床医师在问诊时该提的问题②。

（二）循证医学的量化趋势与患者的客体化

患者是独一无二的个体，而科学证据却是千篇一律的。在循证医学模式下，患者被视为抽象的具有普遍意义的他者（generalized other），医护人员将医疗仪器测量与实验室检查数据获得的客观资料（objective data）作为医疗处置的重要依据，而患者及其家属的主观个体（subjective person）则被严重忽视。这种绝对科学客观的实践模式不仅不能全方位地理解患者释放出来的独特的求助信号，还不能理解患者生病的原因，因而也就不可能实现全人健康实践。

希腊神话中普洛克路斯忒斯之床（Procrustean Bed）的典故可以作为医学忽略人的独特性，"强求一律"用一个标准来对待所有患者，最终给患者造成痛苦的隐喻。看上去友善好客的普洛克路斯忒斯（Procrustes）宣传他有一张适合所有人的铁床，将旅人引入室内，而后把旅人绑在铁床上，将身高者截断，身矮者则强行拉长，使之与床的长短相等。普洛克路斯忒斯的铁床标准成了所有旅人的悲剧。最终，普洛克路斯忒斯这个恶魔被忒修斯除掉。忒修斯决定"以其人之道，还治其人之身"，略施小计，便让这身材高大的盗匪躺在了短床上，之后将他多余的肢体砍去，最终普洛克路斯忒斯在痛苦中死去。

循证医学注重杰罗姆·布鲁纳（Jerome Bruner，1915—2016）提到的两种思维模式中的科学知识逻辑思维范式，而忽视了叙事思维模式。前者对现实的理解建构在规律和演绎推理之上，而后者对现实的理解则是通过故事、隐喻性语言、阐释和回溯推理的方式。在临床诊断和治疗中，如果只重视前者，则会将一切简化，化约为一种模式来应对不同患者，忽略患者的身份和个体的独特性③。医学科学诊断与治疗的原理基于人的大同小异，差异可以忽略的认知，而叙事范式的原理则植于罹患相同疾病的两

---

① LOWN B. The lost art of healing［M］．New York：Ballantine Books，1996.

② CAPLAN L R. Patient care is all about stories［J］．JAMA Neurol，2017，74（9）：1042–1043.

③ BRUNER J. Actual minds, possible worlds［M］．Cambridge：Harvard university press，1987.

人会因为不同的过去、不同的职业、不同的生命观和价值观选择不同的治疗方式这一认知。

患者的独一无二就体现在他们独一无二的人生故事上。而叙事反思强调的是用不同的意义阐释方式（和多元价值）回应不同主体的存在经验和故事。前者是 doing，是解决问题；后者是 being，是理解生命。布鲁纳在晚年提出叙事思维（narrative thinking）是一种凸显生命纯粹状态的思维，也就是"being"。being 是一种专注当下的自我反思和人际交往，全心全意去聆听、去关注、去感受对方的生命故事和生命状态的境界。

循证医学强调可以量化和统计的数据，总结出严格的诊断标准。但单纯依靠循证医学所提供的证据很可能会出现误诊和漏诊，要提升诊断能力必须关注患者的故事。诺贝尔经济学奖获得者、认知心理学家赫伯特·西蒙（Herbert Simon，1916—2001）提出大量的科学和技术信息会导致共情能力的缺失。而且，依赖量化和客观化诊疗证据的医生在未来很可能被智能医生替代，因为智能医生的科学脑袋一定比真人医生的科学大脑更加强大。智能医生不能替代的是真人医生的人文心和共情心。

温馨的医患关系是无法量化（non-computable）、规程化或程序化的，体现的是人与人之间的互动、情感和内在交流，机器难以取代。然而，"数字统治"掩盖了人文精神和讲故事的本能，而为我们提供了一种机械的、简化的交流形式。正如微生物学家勒内·杜博斯（Dubos René Jules，1901—1982）所言：有时候，能够被测量出来的事物反而会驱赶最重要的事物[1]。

（三）叙事推理思维与临床诊断实践

叙事是最强大的诊断工具，在听与说的过程中可以得到诊断最重要的线索。著名的法医病理学家维尔纳·施皮茨（Werner Spitz，1926—　）教授曾经提到，在医学中，绝对确定的诊断不是规律，而是例外[2]。中国叙事医学体系强调，如果医者能够在临床中收集足够多病人的叙事数据，并将其汇聚到叙事诊断语料库中，并配合检测数据，医者的叙事诊断能力将得到明显提升，误诊率则可以从目前的 50% 实现大幅下降。

在医学检验、影像、病理等技术没有那么发达之前，许多诊断都靠反复与患者及其家属沟通而得以形成。在那个时期，有经验的临床医生总是会在收集各种信息之后，通过假设将这些看似零散的信息统整为一个完整的故事，在脑海中构建一个关于患者的疾病脚本（illness script）[3]。疾病脚本是医者在解剖学、生理学、生物学和化学

---

① 原文是：Sometimes the more measurable drives out the most important。引自 GLANTZ M H. El Niño ready nations and disaster risk reduction 19 countries in perspective [J]. Springer Nature，2022：1-26。

② 原文是：In medicine, absolute diagnostic certainty is the exception rather than the rule。

③ CHARLIN B, BOSHUIZEN H P, CUSTERS E J, et al. Scripts and clinical reasoning [J]. Medical education, 2007, 41（12）: 1178-1184.

等科学知识的基础上，将这些学到的知识与患者的故事联系起来所生成的"脚本"。这是每个医生用他从书本和病人那里获得的知识为自己编造的故事。医生对治疗疾病的经验越多，则患者的愈后情况越理想。

张孝骞就是一位善于运用叙事推理思维开展临床诊断实践的人文主义医生。

> 一位从外地转来的患者由于不明原因低血压，还有不能站立等其他症状。张孝骞仔细追问患者病情和病史，听取患者的人生故事，结果患者回忆起多年前生孩子时曾经大出血。张孝骞随即诊断是产后大出血引起垂体功能低下的希恩综合征（Sheehan syndrome），这种疾病的诊断是非常困难的，而张孝骞通过耐心倾听患者的故事得出正确诊断。
>
> 张孝骞总是说："在患者面前，我们永远是个小学生。"这句话包括两层含义：一方面是医者对患者的态度。"患者以生命相托，我们'如临深渊，如履薄冰'。"抱着这种服务的理念，张孝骞对患者讲话从来都是用对话和商量的口吻；在临床中，遇到问题，他也总是"知之为知之，不知为不知"，力求告知患者准确的信息。另一方面则是对疾病个体性的思考。学医是学共性，而治病是治"个性"。所以，在每个他接触过的病例中，他都会因个体差异而为患者提供针对性诊治。

年资高的医生一般都在漫长的医生职业生涯中积累了一些患者叙事资本和叙事推理能力。但是，对于年资低的医生而言，如果一开始就将自己定位为研究者和实验员，不愿意主动与患者面对面接触，从患者故事中获得除检验、影像等检查报告之外的重要信息，那么，我们自身的推理和诊断能力将不断弱化，最终成为影像、检验和病理报告结果的"传达者"，而非主动的思考者和推断者，在临床实践当中容易出现更多的漏诊和误诊。

"患者是医生必须去细读、去研究和去理解的文本"，但这些文本不单由身体器官组成，还由负载感情的故事组成。除了听患者的呼吸和心音之外，我们还应该倾听关于情绪和关系的故事。当我们积累了大量的叙事阅读经验，懂得如何去细读和观察，那么，患者的身体在我们面前就会变成一部处处有启发，且告诉我们关于患者各种故事和情节的手稿。

因此阅读和聆听故事是培养医学生形成叙事医学能力的第一步，也是提高临床诊断力的基础，在医学生教育中增加对经典文学作品的阅读和倾听患者自述的故事是对他们进行医学实践和临床工作能力的训练。培养医学生对文本细节内容进行细致解读的能力，可以使他们将来面对患者时能够有效地开展交流，从众多信息中提取和推断出对疾病诊断有用的信息并做最充分的准备。正如著名的人类学、社会学和教育学家皮埃尔·布尔迪厄（Pierre Bourdieu，1930—2002）所言，事实往往不能通过直接观察获得①。同样，医学事实也往往不能通过直接观察获得，除了细节洞察力之外，它还需要医生从患者的故事当中去进行症状与疾病之间的推测。

年轻医生虽有丰富的知识基础，但缺少检验知识的经验。而有经验的医生如果不对诊断过程和结果进行反思，那么他依然无法从经验中学习到各种现象的处理方式。经验不一定都能转化为智慧，因为有经验的医生往往会认为所有的经验性的观察都是一样的，反而对那些能够破除先入为主的诊断的细节视而不见，极易错过形成正确诊断的重要信息。鉴于医生的问诊与诊断等过程与侦探小说之间的相似性，笔者建议医学生可以选择性地进行侦探叙事阅读培养，从增强自身叙事推理能力着手，进而实现临床诊断和判断力的提高。经过叙事训练的医护人员便有可能像侦探故事中的神探那样能从患者的话语中觉察出不同寻常的内容，从而形成诊断的重要线索。

二、叙事证据赋能疾病诊断效率提升

只注重科学技术和专业技能的循证医学会使医者傲慢，而强调实践智慧和人际连接的叙事医学则使医者谦卑。只有真正愿意与人建立叙事连接的医者才真正保持应有的人性，而这种人性有时能够为正确诊断助力。

（一）叙事证据与临床诊断的改变

耶鲁大学医学院教授、畅销书作家丽莎·桑德斯（Lisa Sanders）医生曾说过："做出正确的诊断，是你能为患者做的最重要的事。"每一个病人的症状背后都暗藏着精彩的医学推理故事，患者疾病的正确诊断需要医者具备良好的叙事推断思维（narrative reasoning）。也就是说，临床诊断最重要的环节就是讲述和聆听疾病故事。能够从患者那里获得越多与疾病相关的故事信息和病史信息，我们就越接近正确诊断。

> 26岁女性患者阿琪（化名），广东人，归国留学生，由于反复腰背疼痛，吞咽困难，剧烈咳嗽，胃镜显示食管溃疡，在县级医院给予对症治疗，但症状并无缓解；在当地市级医院就医，CT检查显示胸部纵隔多发淋巴结肿大。辗转看病的过程中，各种症状更加严重，严重影响进食。
>
> 为了确诊，阿琪在家人陪同下来到广州，经胃镜、胸部增强CT等检查，考虑为食管恶性肿瘤广泛转移，无法手术。在肿瘤医院就诊期间，做了钡餐透视、胃镜等检查，考虑为血液系统恶性肿瘤多器官广泛累及，不排除食管恶性肿瘤广泛转移。

---

① BOURDIEU P, WACQUANT L J D. An invitation to reflexive sociology［M］. Chicago：University of Chicago Press，1992：150.

为了证实诊断，阿琪又在家人陪同下辗转来到上海某医院，入院后被诊断为"淋巴瘤待排"。阿琪陷入绝望，被沮丧、惊恐、焦灼等情绪所困扰。化疗期间，一位年轻医生常去看望阿琪。虽然阿琪一开始由于内心的绝望不太与医生交流，但医生了解她曾在国外留学，因此以留学期间的国外见闻为切入点逐步打开了阿琪的心扉，阿琪逐渐被医生的真诚打动，主动讲述自己留学期间的故事。

阿琪从手机里翻出1年前还在国外学习时的照片。具有文本细读素养的医生并不是随意看一眼，而是认真查看照片传递的细节信息，以便与阿琪展开更深入的交流。而这一仔细观察，就看出了问题——照片的阿琪与室友坐在草地上，阿琪看上去阳光健康，精神饱满，而室友却看起来脸色憔悴，身体虚弱。

年轻医生马上询问："那段时间，你有没有注意到室友服用什么药物呢？"

阿琪非常惊讶地说："你怎么知道她在吃药呢？我室友说她从小身体弱，一直吃一些补益药。"

医生让阿琪与室友联系，告诉室友，她现在因为诊断为严重疾病而住院，需要了解一些情况，希望室友如实告诉她服用的是什么药物，到底是什么病，这样也许可以救她的命。室友如实说她服用的是抗结核类的药物。原来，室友担心被嫌弃，隐瞒了自己的结核病情况。医生了解到阿琪与结核病患者有开放性接触史，立即将这一重要信息告知阿琪的主管医生。主管医生立即组织多学科会诊，后来转成抗结核治疗方案。

多家医院的影像诊断都将阿琪的命运引向悲剧结局，而医生与患者的人际叙事互动却将阿琪从命运的深渊拉了上来。在叙事医学语境下，我们倡导医生和患者之间构建的是横向人际关系，而非纵向人际关系。在横向人际关系中，患者可以获得更多人性的尊重。与阿德勒心理学接近，叙事医学认为，一切纵向关系不是真正意义上的人际关系，也无法构建生命共同体，主体间的人际关系应该都是横向关系，而人际叙事关系正是一种横向关系。帮助医者与患者充分沟通和高效率沟通的关键在于横向人际叙事关系的形成。

正因为这位医生打破其他医生与阿琪之间建立的纵向人际关系，以共同体的身份来谈论疾病和生活，阿琪在放松的氛围下展示出与疾病诊断相关的重要信息。在不经意的生活对话中，医生敏锐地侦查到一个对重新诊断具有重要意义的信息，那就是阿琪与结核病患者有过开放性接触史，最终借由肺结核治疗方案让阿琪恢复健康。如果医生只是单纯依赖医疗仪器设备进行诊断，而忽视从阿琪讲述的故事中的重要诊断信息，阿琪的未来可能一直被当作癌症患者，心身俱损最终走向生命的消亡。

（二）来自家属的叙事证据与诊断

对于失去或还不具备自己表达疾病和不适的患者而言，医者更应该多借助与患者家属建立叙事连接，听取他们讲述家人患病前后的故事来获取诊断信息。急诊科医生弗兰克·胡伊勒（Frank Huyler）发表的短篇故事《糖》（"Sugar"）就阐明了故事对诊断的重要作用。胡伊勒是急诊科医生，同时也是诗人和小说家。《糖》与胡伊勒创作的许多短篇小说一起，被收录在《陌生人的鲜血：来自急诊室的真实故事》（*The Blood of Strangers：Stories from Emergency Medicine*）里。

> 在故事《糖》中，一个 2 岁大的小女孩被带到了急诊室，女孩的爸爸认为没什么大碍，但是妈妈却说早些时候孩子的眼神和状态看起来"不太对劲"，肯定是有问题。但是孩子不会表达，医生只好想办法判断哪里出了问题。孩子在急诊室里看起来状态可以，医生因而查看孩子身上有没有受虐待的痕迹。由于这是一个受医疗援助的家庭，但分流指引护士暗示医生他们可能只是想找借口来开些免费药。
>
> 这时还有一些患者在外等候，而孩子的生命体征完全正常，孩子父亲又催促着要离开，因而，医生想就此作罢。在离开检查室的时候，他随口多问了一句，孩子是否服用了其他人的药物，孩子妈妈提到女孩的奶奶在服用"糖丸"——也就是降糖药（hypoglycemics）。医生立刻检查孩子的血糖才发现孩子的血糖异乎寻常的低，甚至可能危及生命，女孩马上被安排住院。医生告诉孩子妈妈说她提到的这个细节挽救了孩子的性命。他们是幸运的，在最后关头抓住了诊断的关键信息。而医生也因此"感到浑身发冷、直冒虚汗，为差一点就被错过的鲜活生命感到后怕"。此后几十年的问诊中，这位医生时常想到这个女孩，因而总是警醒自己应多听患者和患者家属讲述的细节，因为他们的故事里就有重要的诊断信息。

这个简短的故事告诉我们，在问诊中每一个小的细节都可能产生谬以千里的差别。医生多问一句话，可能就是患者的全部生命。孩子妈妈没有医学常识却认定孩子不对劲，但没有办法表达清楚到底发生了什么事情。这时只有医生才能像侦探一样从蛛丝马迹里判断故事细节中的因果关联。虽然故事结局皆大欢喜，但是想一想"如果不是这样"会怎样，还是让人心生恐惧。

患者故事和临床实践可以看作文本阅读、阐释和评论的过程。临床实践中情节化故事的构建与编织无处不在，诊断本身就是将看上去不相及的事件或状态用合理的情节加以联系的过程。具有良好细读能力的医生不会只停留在故事表面情节中，而是对患者讲述的故事保持敏感，并发现可能性的因果关系，辨别并意识到疾病发出信号的时段，在患者叙述过程中做出准确合理的诊断。

中国经典医籍《幼科概论》在"总论"和"幼科论治"中特别提到,"幼科另立一门,俗呼为哑科,以望闻切又不能问也。是以非有经验,不足以话幼科,非有一二十年之经验不能治幼科病","小儿之病,百倍难于方脉。其疾病疴痒,不能自言,旁人又不能代言,全恃医之意揣之,揣之不合,杀人易如反掌"。通过《糖》的故事,我们可以深刻理解到思考叙事证据的重要性,同时,我们也应思考,对于不能言说自己疾病的婴幼儿和失智人群,听取照护者讲述的故事的重要作用。

对于家属讲述的故事医者一定要秉持辩证聆听和全面推断的审慎态度,只有在故事基础上保持医者的专业敏感和细致观察才能避免误诊。急诊室在某种程度上就是"奇案"调查室,急症室医生必须以丰富的医学常识和细致的观察能力判断患者的症状,并做出快速而适切的抢救。著有《急症室的福尔摩斯Ⅱ:守护生命的故事》及《生命边缘的守护者:急症医护最前线》的香港医生钟浩然提到过一个故事。

> "他没有什么大问题,只是喝醉了。"病人的父母在回复我的病历查询时,轻轻松松地如是说。那是2014年7月上旬的某个晚上。在我跟前半梦半醒地倒卧在病床上的青年,前一天与友人到长洲度假屋玩乐,晚上喝了一点酒,翌日早上仍安然无恙。中午时在厕所待了颇长的一段时间,出来后吐了一次,以后就一直迷迷糊糊地昏睡在床上。同伴们起初不以为然,到黄昏时始觉事有蹊跷,便把青年送往该岛的唯一一间医院。医院急症科医生在诊治后,将这个醉酒病人转送往我所在的市区急症科。
>
> 父母闻讯而至,在短暂接触过儿子后,竟反过来安慰我不必对青年人的荒唐行径大惊小怪,醉酒只是少不更事的人一件很平常的事。但是我的判断是,即使他昨晚喝过酒,已经差不多一整天时间了,也早应该醒过来。依据这个简单的推断,我马上把"醉酒"剔除出正确诊断的考虑范围。但事情也只解决一半,虽然病人的生命指征稳定,身体表面没有明显受伤痕迹,各个系统检查结果也大致正常,但引起意识混乱(confusion)的潜在病因仍多如恒河沙数,必须花费心思和时间逐一检视推敲,才能找到最后答案。
>
> ……
>
> 在直觉和推理敲响双重的"警笛"后,我开始施展浑身解数尝试逐一检验导致青年长时间意识混乱的潜在可能。意识混乱的成因有很多,每一个器官和系统都可以导致这种情况的发生。于是我在手上可以运用的所有检测手段中采取从易到难的策略可以在较短时间内获取结果。我把病人送进CT检测室后,CT图像显示为极严重的急性硬脑膜外血肿(acute epidural haematoma)和头骨骨折,估计是病人喝酒后失去平衡摔倒造成的。当我把诊断结果向其父母如实相告时,二人才如梦初醒甚至感到惊惶。①

---

① 钟浩然. 急症室的福尔摩斯Ⅱ:守护生命的故事 [M]. 香港:商务印书馆,2016.

在评估过情况后，青年随即被送到手术室进行颅骨切开术（craniotomy），以清除血肿。手术后，青年的各方面指标好转。再过了几天，青年便转往康复医院做后续保健休养。急诊室疑难杂症特别多，病案五花八门。急诊科医生要在病历不全、时间短的情况下迅速寻找出根本病因并对症下药，这就要求医生必须拥有侦探般的头脑、谨密和大胆的假设、谨慎求证的精神。

三、叙事证据提升诊断后正确治疗力

叙事医学语境下我们认为，医者做好临床诊断，最重要的是如何推断出一个逻辑性强的完整故事。讲述患者的疾病故事，就是解读病人的病情、得出临床诊断的过程，因为这个故事指向的就是可能的疾病剧本（illness script）。因而，叙事医学学者认为，叙事是最强大的诊断工具，在听故事与说故事的过程中，诊断最重要的线索得以呈现。医者使用疾病推断脚本将患者的临床表现（即病人的"故事脚本"）与自己在职业生涯中逐步构建起来的疾病心理模型（即医者的疾病脚本）进行对照，最终得出有效诊断或最终诊断。

（一）来自患者的叙事证据参与决策

患者将其性命和健康托付到我们手中，我们应该将其放在心上。作为医生，我们有责任为病人做全盘考虑，在治疗疾病的同时，我们应该主动考虑并顾及病人愈后的生活品质，审慎进行治疗决策。香港大学病理学系名誉教授侯励存医生曾经讲述过一个这样的故事。

> 多年前我曾经遇过一位热爱打网球的年轻病人，他右膝长了一个毒血瘤，外科肿瘤及骨科医生们与我商讨是否应该把他的右腿锯掉以保性命。当时我根据化验结果，认为切除肿瘤，就有三成机会不复发。于是建议保留病人的右腿，希望给予他一个重生机会。该病人最终痊愈，后来成为医生。其实对病理医生而言，当时建议截肢相对容易，因为前者一定不会复发，没有人会说你是诊断错误，还可保住病人性命，但代价却要病人枉作多余的手术，甚至失去右腿，影响他的下半生。

卡思琳·蒙哥马利·亨特（Kathryn Montgomery Hunter）在其著作《医生的故事：医学知识的叙事结构》（*Doctors' Stories：The Narrative Structure of Medical Knowledge*）中提到：医学本质上就是叙事。

医生接收患者的故事，在聆听的基础上进行细致的询问，并深挖和拓展这个故事，将其转译到医学语境中。在这个基础上形成一个初步的诊断，而这个诊断将引发患者对其生命故事的重新阐释，如此一来，医疗工作的绝大多数时候都与叙事相关。

全科医生亨利·G. 比勒（Henry G. Bieler）通过认真倾听患者故事，以此为诊断证据和治疗方案治愈肿瘤患者。

> 一位农妇来到我的办公室，她的锁骨上有一个术后疤痕所遮盖的纤维肿瘤（fibroma），长得像火鸡蛋一样大小且坚硬。农妇解释说："外科医生开刀后才发觉不能将它移去，因为它深埋在神经与血管中。我无法忍受化疗，你可以帮我吗？"当我让她跟我讲讲她近期的生活故事时，她告诉我，她与丈夫一起经营一个火鸡农场，在肿瘤发生前，因为火鸡卖不出去，好几个月一日三餐都以火鸡为主要食物。她的尿液检查报告发现有极端超量的硫蛋白。我立即提议她不要再食用火鸡，并从日常膳食中除去硫质，然后用蔬菜与水果增加其碱性。半年后，农妇的肿瘤只剩原来的一半大小，一年后完全消失。

故事中的外科医生将诊断功能让渡给了各种机器检测和化验报告，只看到了纤维肿瘤这一症状便断然做出手术切除的治疗方案，而忽视了真正做出诊断之前还需要通过想象形成一个假想的因果论题，这是启动诊断的一个必要程序，也是医生形成治疗决策的重要因素。而比勒医生善于挖掘患者生活故事中与疾病相关的信息，得以全面综合病因，从而能从源头施治，给出让患者信服的且合理有效的诊疗方案。

（二）叙事证据改善诊疗效果

如前所述，叙事医学提出，要形成有效诊断，医者必须重视"病人的故事脚本"（patient's illness script）。医者重视病人的故事脚本能够提升医者的正确诊断率，因为一个正确的诊断源自医患双方视域融合之后形成的疾病诊断脚本。以下故事说明了病人的故事脚本在诊断修正过程中发挥的重要作用。

> 一位22岁的女教师因腹痛紧急入院，被误诊肠胃炎，主要原因在于医生没有倾听患者故事，没有将病人的故事脚本融入诊断过程。女教师在入院一天后，腹部疼痛没有得到缓解，却没有得到医护人员的重视。当时一位其他科的年轻医生来到她所在的病房。他刚好读到了当天报纸上的一则新闻。新闻故事中讲到，一位在海岛上支教的年轻教师，骑着自行车，驮着一大箱给海岛上的孩子带去的书，突发疾病倒在路边，一名送家电下乡的小卡车司机见义勇为，掉转车头，将其送到了石油职工医院。
>
> 年轻医生说他一直很想去支教，所以特意来找到这位在自己医院就医的支教老师，一方面表达敬意，另一方面看自己以后是否也可以去海岛支教。虽然年轻教师腹部仍然疼痛，但当有人跟她谈起支教的事情，她还是非常愿意地交流了起来。在交谈过程中，她提到自己在海岛上生活很艰苦，海岛

居民打鱼为生，自给自足，海岛上连小卖店都没有。在海岛上待了3个月之后，回到城里拿书，朋友见到面黄肌瘦的她，感到很心疼，劝她在城里多吃点。岛上没有冰箱，也无法保存。在朋友们的劝说下，让平时不太习惯多吃的她吃得特别撑……。

这时，年轻医生突然一拍脑袋，说，难怪你的症状没有缓解，一直那么痛苦，这不是急性肠胃炎，很可能是急性胰腺炎。他立刻找到主管医生，很快调整了诊断和治疗方案。据说，当时如果不及时诊断，随着病情继续加重，可能会出现ARDS（急性呼吸窘迫综合征）、感染性休克，甚至迅速死亡都是可能的。还好，因为一个新闻故事，一个对故事感兴趣的年轻医生前来了解情况，得以挽救了年轻教师的性命。如果当时医生听了病人讲述的疾病脚本故事，也许就不会延误疾病的诊治。

诊断是一条崎岖之路，途中有许多不可靠的叙述者。也就是说，医者不能完全采纳病人的疾病故事去做诊断。急诊科医生布莱恩·高德曼（Brian Goldman）讲述过一个这样的故事。

一天晚上，一名60岁左右的维修工人，来到急诊室挂号，抱怨肚子痛、想呕吐。维修工人对急诊护士说，"我想大概是食物中毒了。"护理人员将病人的自述转告高德曼，但是高德曼的诊断雷达却拉起警报。一些身体强壮的蓝领工人往往觉得承认自己的身体不舒服，达到了无法工作的程度，是非常丢人的事情。往往这些工人对疼痛都有极强的忍耐力，当他对护士说，他觉得有一点不舒服，很可能他的真正的症状要比口述的严重得多。

带着这个判断，高德曼开始对病人做详细检查。检查过程中，维修工人仍然强调，他是因为吃了一份鸡肉三明治，而感到很恶心想吐。他要求高德曼帮助他将鸡肉三明治吐出来，然后他就可以回去继续工作。病人甚至对高德曼笑了一下，暗示真的没必要大惊小怪。但是，高德曼没有完全相信病人自己的判断。高德曼拿起他的病历，看到他有糖尿病的病史，以及高血压和高胆固醇的问题。然后高德曼开始用手触诊他的肚子。高德曼把右手放到那名维修工人的腹部，好像预料会摸到什么致命的东西。

高德曼的发现完全如其所料。在维修工人腹腔中央右侧，有一团规律跳动的肿块，摸起来像是一个就快要爆炸的车胎，而且它宽达九厘米。原来维修工人有一颗动脉瘤长在主动脉里，而主动脉是从心脏左心室流出来供给诸多重要器官的大血管。动脉瘤如果直径超过三厘米，腹腔主动脉就会膨胀起来。五厘米，他就需要开刀。九厘米，那他必须恐慌了——如果动脉瘤在他回家或是工作的时候爆开，他将会大量流血而死。当高德曼让护士将诊断从"食物中毒"改为"腹部主动脉瘤"时，护士也吓了一跳。

高德曼立即将心血管外科医生叫醒来到手术间做准备。当手术小组准备帮病人开刀时，他们问高德曼想不想刷手，意思就是在一旁协助。这是一个尊重的信号，是认可刚才这位年轻医生在专业上的表现。高德曼马上接受这份邀请。他们一剖开那人的肚子，动脉瘤就爆开了。当动脉瘤很脆弱，而且腹腔里的气压和手术房的气压相当时，经常会发生这种情况。幸好外科医生早已做好充分的应对准备。十天后，病人康复出院。那天早晨离开急诊室时，高德曼筋疲力尽，肾上腺素高张，心中充满敬畏。

从这个故事中我们可以看到，当时的高德曼医生如果完全采信病人自己的判断，将其诊断为"食物中毒"或"肠胃不适"的话，医生大多只会建议病人清淡进食，最多开一点助消化的药物来减轻鸡肉造成的不适。然后医护人员会让他回家，而等待他的命运就是不可逆转的死亡。也就是说，病人的脚本必须与医生的疾病脚本模式对照起来，整合为一个朝向更准确推断的故事，完全倾斜于任何一方的故事都是不科学的。

随着医者临床亲身经验的积累，以及二手经验的获取——听取或阅读成功诊断或错误诊断的故事，"医者的疾病脚本"（doctor's illness script）在不断发生积极的动态演变。反过来也就是说，不愿意与病人建立疾病叙事连接，不去将病人的故事脚本融入诊断脚本，这样的医者的误诊率会增加，而医者假如不愿意与同行建立关于诊断故事的叙事连接，我们的医者疾病脚本就会固化。这次的经历在某种意义上，让高德曼的医者脚本模型有了积极的演化。

四、叙事证据赋能心身疾病高效疗愈

叙事医学倡导通过诊断过程的叙事性沟通深入了解患者的全人健康问题。柏拉图说："治疗疾病的最大误区在于认为有专门负责医治身体的医生，也有专门负责医治灵魂的医生，而实则，身体和灵魂的治疗是密不可分的。"[①]事实上，中国传统生命智慧也认为，万物都有精有神，而万物的存灭，本于精神之有无，人也是这样，所谓"神精有气，如鱼有水。气绝神精散，水绝鱼亡"，"各自保养精神，故能长存。精神减则老，精神亡则死"，"神游于外，病攻其内也"[②]。因此，维持健康和长寿之道在于心身整全，形神守一。不了解患者的灵魂或精神状态就无法真正诊治其疾病。

---

① 原文是：The greatest mistake in the treatment of diseases is that there are physicians for the body and physicians for the soul, although the two cannot be separated.

② 王明. 太平经合校：一百七十卷［M］. 北京：中华书局，1960：699-743.

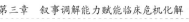

（一）叙事诊断重视患者心身全人健康

医生不要干扰病人对身体症状和内心痛苦的诉说，正是因为倾听是建立良好医患关系的最重要一步。诊断错误和治疗中对全人健康的忽视常常是医生倾听不够所致。

英国艺术史家、小说家、公共知识分子、画家约翰·伯格（John Berger，1926—2017）的《幸运者：一位乡村医生的故事》（*A Fortunate Man：The Story of a Country Doctor*）中的约翰·萨塞尔医生（Dr. John Sassall）是一位遵循叙事诊断的原则来行医的典范人物。萨塞尔毕业于英国皇家妇产科医学院，却在贫瘠的英格兰乡村行医。他是一个幸运者，在救死扶伤的同时见证了这里的生老病死。这本医生行医纪实风格的作品再现了医生在现实社会中的职责与角色，分享了医生对生命的思索。

> 在这个故事中，主人公萨塞尔是镇上唯一的医生，方圆几里范围内只有他掌握着医疗的专业判断及优势资源。于是，萨塞尔医生担起重责，不仅提供内诊、手术服务，也为村民见证死亡，撰写证明。萨塞尔出了诊间，病人跟他就是邻居关系。于是，萨塞尔能够从邻居的视角洞察到病痛背后的故事……

我们可以看到，萨塞尔从不会把疾病从病人整体性格中剥离出来并加以观察，从这个意义上来说，他站到了专科医生的对立面。他不相信医生要在精神层面与病人保持距离，为了完整全面地了解病人，他必须与他们靠得足够近，与其产生生命故事的最大交集。最重要的是他认为，从不同层面医治病人的痛苦是他的职责所在。伯格写这个故事时，常将萨塞尔比喻为船长，因为伯格看见了他在面对不同病人时，具有像船长般勇于探索的精神。在病人眼中，萨塞尔是一位好船长，他总能凭借经验、智慧与技术带领人们安全靠岸。

患者长期遭受复杂创伤的诸多负面影响中，最重要的就是身心情绪失调（emotion dysregulation），身体长期处在过度激发（hyper-arousal）的状态中，心理也无法顺利进行自我调节。由于身心缺乏自我调节机制，患者容易仰赖外界的药物、酒精、性交、工作甚至极限运动等来调节自己。这些外表看起来是自我毁灭的行为（self-destructive behaviors）却可能是个体为了调节自我身心，有意或无意之间进行的努力[①]。

儿科医生黄富源教授曾提到一个案例。

> 一个十三四岁的男童因不明腹痛在某家医学中心做过肠镜、超声波、X光及肾脏摄影检查仍找不出问题，来到黄医生诊间就医。他让病童住院后，每天花10分钟坐在男童床边，和父母详谈他的病情。经过几天，得知男童是

---

① BESSEL V D K M D. The body keeps the score：brain, mind, and body in the healing of trauma［M］. New York：Penguin books，2015.

在最近根据能力重新编班之后，每天上学前都会出现腹痛。男童原来在班里一直是第一名，但新班级由各班名列前茅的学生组成，他的第一名宝座因此不再。以前男童的姐姐也有过类似的情形，转学之后症状就改善了。了解这些故事后，黄医生终于确定男童的病因其实是"上学恐惧症"。

有时候，患者的病因不在自己，而在与他人的关系当中，我们只有用心倾听他们的故事，才能真正帮助他们走出生病的困境。

（二）叙事证据与患者家庭叙事生态诊断

一个生命主体的生命叙事是其他人"理解这个生命个体的钥匙"。如果我们不能成为自我的生命故事的主宰者，那么我们将失去全部人性。"一个生命主体的心身坍塌或毁灭"（destroy）往往表现在"生命故事的毁坏"（destory），而要从心身的疾病状态中恢复过来，重启健康模式（restore），就要重新讲述和阐释自己的生命故事（restory）。

身心灵整体健康关怀体系创始人许添盛医生曾讲过一个酗酒患者的故事。

这位患者的酒瘾严重影响着其家庭生活以及他本人的健康状况，但一直无法戒除。当许添盛协助患者回顾其成长历程，发现其疾病的根源在于家庭，在于患者的母亲。原来，患者母亲是一位校长，作风强势。她希望孩子人生顺利，少走冤枉路，因此，事事帮儿子做决定。小至生活安排，大至大学选填志愿，连交女朋友这件事情妈妈都要干涉。患者说，他的人生都由妈妈安排，他不知道自己的存在有什么价值。可能出于逃避和抗议，或者出于自暴自弃，他开始喝酒，越喝越多，终至成瘾。

在某种意义上而言，许多酗酒者的疾病根源在于不健康的家庭叙事生态。在这样的家庭中，未成年人往往在某种程度上被"物化"为机械地服从家庭成年人指令和受成年人控制的客体。物化的关系是一种外在连接，家长往往以"爱"之名在其孩子的成长过程中附加了各种条件。长期处在这样的叙事生态环境下，极度缺乏通过叙事连接表达的爱和陪伴的孩子就会为了满足所谓的被爱而物化自己，忽视自己的感受。物化自我者往往会做出危害自己的事情或自暴自弃，最终走向悲剧。

也就是说，一个人在成年之后遭遇的问题很可能正是他成长的家庭叙事生态曾出现过的问题的"症状显现"。在聆听了患者的故事之后，医生与其母亲取得联系并告诉她，正是她所谓的"爱"害了自己的孩子，要帮助其摆脱酗酒和酗酒引起的疾病必须改变母子之间的单向沟通模式，真正尊重儿子的想法，聆听他的视角的意见，让其成为一个具有独立人格和思想的人。在母子双方都做出调整和改变之后，这个酗酒青年的问题得到了圆满解决。

医者对患者的诊断与治疗方案的制定是分不开的，而患者疾病的诊断有时来自患者所经历的故事，尤其是家庭故事，只有将其家庭故事也纳入疾病诊断的证据范围，医者才能真正帮助到患者。正如《希望的解剖》（*The Anatomy of Hope*：*How People Prevail in the Face of Illness*，2003）的作者杰罗姆·格鲁普曼（Jerome Groopman）所言，医生的首要任务是精通医学科学，但如果不深入探究患者的灵魂，医生就没有真正照护到患者的内心，而治愈的神圣使命的一部分就缺失了[①]。

结语：叙事赋能精准诊断与全人治疗

拥有职业叙事能力的医生具备良好的诊疗效率，他们懂得利用叙事知识逻辑和人际实践智慧分析患者的疾病状况，并予以快速诊断与及时治疗。在诊断和治疗过程中，医者的叙事诊断能力表现为：愿意聆听患者的故事；在回应中进一步引导患者讲述有利于诊疗的故事；专注于患者故事中未说出的部分；尝试了解故事意义的整体性；确立疾病诊断的假设模型，确定患者病情；感受患者的故事力；在全面综合患者生命故事的情况下，秉承以患者为中心的伦理原则启动治疗过程。

延 伸 阅 读 推 荐

悉达多·穆克吉. 癌症传：众病之王. 马向涛译. 中信出版社，2022.

罗伊·波特. 极简医学史. 王道还译. 清华大学出版社，2016.

阿瑟·黑利. 最后诊断. 夏冰清译. 中信出版社，2017.

课后思考题

阅读以下故事，谈谈你在患者疾病诊断过程中对患者故事的重视程度。

[①] 原文是：Certainly the primary imperative of a physician is to be skilled in medical science，but if he or she does not probe a patient's soul，then the doctor's care is given without caring，and part of the sacred mission of healing is missing。

　　凌晨 3 点 47 分在一家医院的急诊科，一位 32 岁的年轻女性主诉凌晨突然被右小腿的剧烈疼痛疼醒。就诊时，病人因右腿剧烈疼痛不敢行走，同时右脚感觉麻木。体检发现右胫外侧明显压痛，轻度肿胀，没有神经血管检查异常。在给麻醉药的情况下疼痛并无缓解，超声检查无深静脉血栓。急诊医生差一点让她回家观察。幸而医生在与病人的交谈中了解到，她前一天参加孩子的幼儿园毕业庆祝活动，穿着高跟鞋来回走动，所以马上联想到非常可能是骨筋膜室综合征（osteofascial compartment syndrome）。

　　在查肌酸激酶和肌红蛋白之后发现都有明显增高。因而，急诊医生立即将骨科医生呼唤到急诊科。在测量骨筋膜室压力之后，发现侧室压力 93 cmH$_2$O（正常应低于 30）。7 点病人进入手术室。经手术发现，患者侧骨筋膜室张力明显增加，肌肉膨胀，展开右腿骨筋膜侧室筋膜切开术。术后诊断为"右腿骨筋膜室综合征"。我们都知道，晚期骨筋膜室综合征的后果是不可逆的，包括神经和血管的损伤，甚至导致截肢。因而，早期诊断和筋膜切开术至关重要。

　　典型的骨筋膜室综合征通常有明显的外伤，包括骨折、严重肌肉外伤出血、挤压伤、缺血坏死等。在没有明显外伤的情况下，像这个女性患者是因为穿着高跟鞋走路过多更要警觉，误诊经常就发生在这个时候。

第四章　叙事安宁疗护赋能民众实现善终

> 说故事的力量，就是当其他办法都宣告失败的时候，只有故事能成为跨越鸿沟的桥梁。[①]
>
> ——保罗·科埃略《牧羊少年奇幻之旅》

第一节　叙事统整：死亡教育及临终疼痛舒缓

　　叙事统整指具有一定叙事意识的生命主体主动回顾和反思自己的生活经历和人生故事，或者仍然不具备叙事意识的生命主体在健康医疗行业人员或其他亲友的指引下，回顾和反思自己的生命经历和人生故事，将其整合成一个连贯的、不断向前发展的生命叙事进程中的过程。对于临终患者而言，统整的过程需要系统化的指引、各种重要人际关系的重新联结或修复和充分沟通，统整最终引发的是生命主体在回顾过程中实现心灵层面的自我认知与成长。

　　每一个生命主体在不同生命阶段会面临不同的心理社会议题的挑战，临终阶段的挑战是"接纳自我生命中的所有经验与样貌，并找到自己来人间走一遭的意义"，如果能成功地通过挑战，则将感觉到自己生命的完整与圆满，并拥有睿智的精神力量，所以"回顾与整理自己的人生经验"是老年人升华自我生命的必要历程。叙事统整的过程是一种自我"阅读"和自我"创作"的过程，在这个过程中，生命主体得以不断地反思和辨识，认识一个多元的自我，并逐渐成长出一个新的自我。

[①] 原文是：The power of storytelling is exactly this：to bridge the gaps where everything else has crumbled.

一、积极叙事统整消除死亡恐惧

叙事统整是对个人命运的接受。一般而言，人在遭遇困境时，更倾向从叙事统整中寻求身心安慰。但是，随着人类物质文明的发达，人的叙事统整需求往往被对"物"的追求所替代，尤其是网络时代，人的内在需求本能不断被弱化，似乎每一个人都在忙忙碌碌，没有时间停下来跟自己对话，梳理自己的人生经历，缺少及时的叙事统整使我们积累了太多没有及时清理和运化的生命垃圾和陈腐之气，在老年便化作对死亡的恐惧。

如果说，人生在前面的第六、七阶，更多展开的是微观的生命叙事统整的话，那么，人生在第八阶，展开的多为宏观的生命叙事统整。也就是说，前面几个阶段不一定进行横跨不同人生阶段的大统整，而是就某个阶段的要务和重大人生转折事件进行阶段性叙事统整，而到了最后阶段，则需要的是全貌或全景式的叙事统整——开始对迄今为止所有经历的生活事件进行全面回顾。假如宏观的叙事统整可以让生命主体在过去的生活中找到意义，那么它就达到了整合的目的。相反，当一个人认为自己的人生充满失败与错过则无法达成自我统整。达成自我统整的人受到死亡焦虑的影响较小。

（一）死亡焦虑和死亡恐惧

如果一个人生了重病，总是会有人说"你不要胡思乱想"，这里的"胡思乱想"就是死亡。一个人的死亡或者离世，意味着他生命的终结。死亡恐惧（thanatophobia）指的就是人们对临终和死亡（death and dying）的恐惧。它不仅指的是当自己在面对死亡时所感受到的恐惧，也包括在谈论或者想到死亡时所感受到的恐惧。精神科医生、医学博士罗伯特·朗斯（Robert Langs）将人对死亡的焦虑细分为自身死亡焦虑（predatory death anxiety）、他人死亡焦虑（predation death anxiety）和存在主义死亡焦虑（existential death anxiety）三种类型。其中，存在主义死亡焦虑是人类特有的。

自身死亡焦虑指的是当人们在面对危险情境时油然而生的一种对死亡的恐惧。在大自然中，动物在生命受到威胁时会感到恐惧，人也不例外。但人与一般动物的不同在于一般动物只有在真正受到生命的威胁时才会感到死亡的恐惧。而人就在日常生活中，只要加以想象就会感到焦虑和恐惧。人类害怕死亡，是因为怕还没有完成愿望就死去，怕因为死亡而与爱人分开、与家人分开。在这一过程中，人类会表现出否认（denial）、愤怒（anger）、焦虑（anxiety）、绝望（despair）和抑郁（depression）等情绪。这是人在应对恐惧时的正常反应，也是潜意识中帮助消除人们内心焦虑和恐惧的一种自我防御手段。

一旦陷入这样的恐惧中，积极的生命叙事统整就变得非常重要。在叙事统整中接受死亡的事实，能让我们更好地珍惜生命，把握时间去创造更多人生的意义。历史上许多名人都是在这样的关键时刻展开积极的叙事统整，调节自己内心的恐惧，在叙事统整过程中留下深刻的生命哲理，苏轼就是其中一位。

苏轼回顾了自己的一生，顿悟了自己年少轻狂，自命不凡，招来杀身之祸。苏轼写了两首绝命诗，一首给弟弟苏辙，一首留给儿子苏迈，这时的苏轼才更懂得亲情对于抵御人生困境和死亡恐惧的重要价值。创作完这两首诗之后，苏轼做好了赴死的心理准备。

狱中寄子由二首·其一

圣主如天万物春，
小臣愚暗自亡身。
百年未满先偿债，
十口无归更累人。
是处青山可埋骨，
他年夜雨独伤神。
与君世世为兄弟，
更结来生未了因。

狱中寄子由二首·其二

柏台霜气夜凄凄，
风动琅珰月向低。
梦绕云山心似鹿，
魂飞汤火命如鸡。
眼中犀角真吾子，
身后牛衣愧老妻。
百岁神游定何处，
桐乡知葬浙江西。

然而，当这两首绝命诗被宋神宗读到后，本来确有置其于死地想法也被苏轼兄弟父子之间的深情和超脱不凡的才情所感动，最终将苏轼从轻发落，贬官至黄州。而事实上，送去监牢里的鱼是一场误会。原来苏迈那天临时有事无法亲自送饭，托请朋友代为送之，却忘了说明他与父亲之间的约定。结果饭菜里恰巧做了熏鱼，因而，苏轼以为自己死定了，其实是虚惊一场。然而，如果没有这一误会，没有苏轼直面死亡的叙事统整，也许宋神宗最终真的将其送上死亡的不归路，即使没有将其赐死，世上可能也少了一个达观处事的苏东坡。

遭此一劫之后，苏轼在隆冬雪月带着儿子苏迈与家人出任黄州团练副使。苏轼之所以在乌台诗案之后一路遭到贬谪，仍一直保持乐观豁达的心境，与克服了死亡的恐惧，获得对生命更深刻的理解有着非常密切的关联。死亡前的叙事统整让苏轼更加懂得活在当下，也将苏轼从单一仕途目标叙事闭锁中解放出来，在无法实现自己设定的最初目标之后安心接受自己的新身份，扮演好自己在家庭中的角色，与家人建立更亲密的叙事连接，享受天伦之乐。

苏轼这种活在当下的态度一直伴随着他走到生命的尽头。本应告老还乡的苏轼，在62岁那年远谪海南儋州。海南在北宋时期还是极其艰苦之地，年过六旬还被贬到那里，对于苏轼来说几乎等同于灭顶之灾。苏轼却能在海南安定下来。把儋州当成家乡，反而把自己的家乡当成他乡，这是一种懂得适时调整自己的乐观心态。在人生暮年，苏东坡更是用一句豁达自嘲的诗统整了自己的一生——"问汝平生功业，黄州惠州儋州。"

在叙事医学语境下，笔者认为具备良好积极的叙事统整调节能力能够走出生命执念，从而达到生命的澄澈状态，在混乱和失序中蜕变（transformation through turmoil）。

除了自身对死亡的恐惧之外，对他人造成的伤害也会使人产生对死亡的恐惧，这被称为他人死亡焦虑或恐惧。同时，这种恐惧也伴随着个体内心的愧疚感。例如，告知患者和家属坏消息，通常被医务工作者认为是最困难的任务。他们一方面要接受现代医学的局限，另一方面也被迫承担着可能对他人造成（生理上或精神上的）伤害的责任。这就会让他们产生对死亡的恐惧。

存在主义的死亡焦虑是人类特有的，也是影响最为持久的一种，朗斯说这是"死亡焦虑最强大的形式（the most powerful form of death anxiety）"。这种焦虑指的并非是人们面对特定的外在威胁时所产生的恐惧感，而是当人们意识到对于自己和世界上所有人而言，死亡都是不可避免时所产生的普遍意义上的一种对死亡的恐惧感。在面对存在主义死亡恐惧时，人们通常都会通过否认或遗忘（obliteration）来帮助自己降低恐惧感，这是人的一种自我防御的本能。但是在一些特殊的情况下，这种自我防御会发生破碎。

正如欧文·亚隆所言，死亡焦虑会引发一系列相关问题，尽管表面看起来这些问题跟死亡毫无关系。在叙事医学语境下，笔者认为青年时期和中年时期的年龄焦虑、职业叙事闭锁、疑虑叙事闭锁和老年叙事闭锁等的背后都可能隐藏着人对死亡的焦虑。人们会通过对权力和财富的极端追求以及对家庭后代命运的严格操纵找到某种可控感，从而感觉自己可以超越死亡的影响。然而，这样做仍然是一种逃避。用亚隆的话来说，死亡是骄阳，与其背过身活在它的阴影中，不如直面骄阳；只有看到死亡，才能去处理、超越它，找到和它共处的方式。

我们之所以会恐惧死亡是因为对死亡的认知。人对于死亡的成熟认知包括这几个方面：①认识到死亡是无功能的（non-functional），意味着生物功能的丧失、生命的终止。②认识到死亡是不可逆的（irreversible），即人死不能复生。③认识到死亡是普遍的（universal），世上每个人终有一天会死去。④认识到死亡是不可避免的（inevitable），我们无法通过任何手段避免一个人的最终死亡。

哲学家、心理学家雅克·科隆（Jacques Choron）提出三种类型的死亡恐惧（fear of death）：死后情形的恐惧（fear of what happens after death）、垂死过程的恐惧（fear of dying）和生命终结的恐惧（fear of ceasing to be）。其中前二者与死亡有关，最后这个类型与存在主义死亡焦虑对应，是核心的死亡焦虑与恐惧。对死亡的恐惧，不一定与个人死亡有直接关系，对生命就这样消逝的不安才是真正的核心问题。当一个人的整体生活满意度提高，死亡焦虑也会得到缓解。而满意度的提高离不开积极的叙事统整。叙事统整能够让我们感受到一种超越个人存在的、更加重要的意义。美国心理学家、作家罗伯特·杰伊·利夫顿（Robert Jay Lifton，1926—   ）在他的专著《破碎的联系：死亡与生命的存续》（*The Broken Connection：On Death and the Continuity of*

Life）中提出了几种"超越死亡"的主要模式。

> 生物社会学意义上"对死亡的超越"：虽然我们每个人都必然会死去，但是我们可以把自己的基因、历史、价值观、财产等传给后代，或者我们还可以把自己看作某个家族、民族或者国家的一部分。虽然我们会死去，但是我们的家族、民族或国家则可以长存。
>
> 神学意义上"对死亡的超越"：一些人相信灵魂的存在，并且相信灵魂是不会消亡的；或者从象征性意义上来说，有些人相信即使自己死了，他也会在精神上与某个"永恒的生命"存在联系。
>
> 创造意义上"对死亡的超越"：在艺术和科技等领域中，进行开拓创新或教育下一代，并取得一定的成绩，从而为后人留下自己独特的贡献。
>
> 自然意义上"对死亡的超越"：把自己个人的生命与所有其他生命、大自然甚至整个宇宙看作一体。

著名探险家查尔斯·奥古斯都·林德伯格（Charles Augustus Lindbergh，1902—1974）就是这样找到生命中最终的平静。林德伯格回忆道，自己一开始只要一想到死亡，就要被恐惧和焦虑吞没。但是，当他前往非洲旅行后，完全改变了自己对生命和死亡的看法："我看见的每个动物都是必死的，但它们会成为永生不死的生命长河中的一部分……永恒的生命就存在于死亡之中。人们成百上千年来盲目地追求永生，并没有意识到永生是每个人与生俱来的。只有靠死亡，我们才能继续生存下去。"[1]

（二）叙事统整赋能医者克服死亡焦虑

医护人员处于一种特殊的场域，相对于其他场域来讲，他们接触死亡事件的概率更高。医务工作者是最常经历他人死亡焦虑的群体，每一位刚站上岗位的医生和护士都曾面对死亡抑或是肩负向患者及其家属传递死亡通知的使命，由此带来的最直接影响就是医护人员的死亡焦虑水平较其他行业来讲普遍偏高。美国急诊医学家麦克·布雷迪（Mike Brady）的研究表明，急救医护人员在他们的工作中不断体验到人类的脆弱性，比他们的同事更容易产生死亡焦虑[2]；频繁接触肿瘤患者（尤其是晚期和临终患者）的医护人员常伴有恐惧和焦虑的情绪，而ICU护士表现出较高的死亡焦虑。

威廉·奥斯勒在教育医师时，特别提倡年轻医生要保持宁静的心，不管遭遇什么样的情况，必须沉得住气，保持头脑清晰，在风暴中冷静自持，临危不乱，这是医师

① LIFTON R J. The broken connection: on death and the continuity of life [M]. New York: Simon & Schuster, 1979: 21-22.

② BRADY M. Death anxiety among emergency care workers [J]. Emergency nurse: the journal of the RCN Accident and Emergency Nursing Association, 2015, 23（4）: 32-37.

最重要的职业特质。但最初面对这样的生死冲击时，医护人员有些人哭了，有些人则像强迫关机一样，把自己的感觉切断，还有些人似乎不以为意。作为最常接触死亡的群体，由于缺乏必要的死亡叙事教育和应对经验，医护人员自身并不具备直面死亡的智慧。

正如葛文德在其著作《凝视死亡：一位外科医师对衰老与死亡的思索》（*Being Mortal：Medicine and What Matters in the End*）中写的："虽然我在医学院学到了很多知识，可从来没有人教我如何面对死亡。尽管在第一个学期为了学习人体解剖学，我分到了一具干瘪、皮肤像皮革般的尸体，但教科书几乎没提到衰老或濒临死亡是怎么一回事。我们不了解死亡的过程，对临终经验一无所知，也不知道死亡会如何影响到周遭的人。就我们所见，医学训练的目的就是教我们如何救治病人，而非照顾临终病人，让他们安然离去。"① 葛文德透过自己的家庭和病人的故事，描述了衰老、死亡过程中的困扰、痛苦与无奈。现代医学已经扭转了婴儿死亡率和伤病致死率，但是面对衰老死亡，医学能做的仍然有限。

在刚开始接受外科训练、展开行医生涯的过程中，葛文德提到一些病人使自己不得不直视身体衰败与人终将死亡的现实。在其担任外科住院医师之初最早写下的是一位名叫约瑟夫·拉札洛夫的前列腺癌患者的故事。

> 拉札洛夫是在市政府服务的老公务员，他太太在几年前罹患肺癌先他而去。六十出头的拉札洛夫因前列腺癌广泛转移，腹水严重，鼠蹊部和双腿也都出现水肿，那阵子已瘦了二十几公斤。一天，他在家醒来发现右腿动弹不得，加上大小便失禁，于是住院治疗。
>
> 当时，我是实习医师，正在神经外科部门学习。我在拉札洛夫开刀的前一天去病房看他。我们发现，癌细胞已扩散到他的胸脊，压迫到他的脊髓。癌症进展至此，已无治愈的可能，但我们还是尽力为他治疗。神经外科医师给他两个选择：缓和医疗或是切除压迫到脊髓的肿瘤。拉札洛夫决定接受手术。我的任务就是拿同意书让他签字，代表他明白手术的风险，愿意接受手术。
>
> 我们希望借由手术使他的脊椎不再遭到进一步的损伤。然而，手术无法使他痊愈，不能使他摆脱瘫痪重新站起来，也不能让他回复原来的生活。不

---

① 原文是：Although I was given a dry, leathery corpse to dissect in my first term, that was solely a way to learn about human anatomy. Our textbooks had almost nothing on aging or frailty or dying. How the process unfolds, how people experience the end of their lives, and how it affects those around them seemed beside the point. The way we saw it, and the way our professors saw it, the purpose of medical schooling was to teach how to save lives, not how to tend to their demise。引自 GAWANDE A. Being mortal: medicine and what matters in the end [M]. New York：Metropolitan Books，2014：1–10.

管我们怎么努力，最多只能让他多活几个月，而且手术本身风险很高，术后恢复更是艰辛。由于他已经很虚弱，术后必然面临并发症的严重考验。神经外科医师已经跟拉札洛夫提过这些风险，但他坚定表达想要开刀的意愿。

他说："别放弃我，给我活下去的机会吧。"他签好同意书，他的儿子把我拉到一边说，他母亲之前在加护病房躺了很久，靠呼吸器苟延残喘，直到过世。当时，他父亲曾说，他绝不要这样，现在却一意孤行，再危险都不顾。

当时我认为拉札洛夫先生坚持开刀实在是不智之举，现在依然这么想。就算手术再怎么成功，他依然羸弱，一样需要有人照顾他。他追求的只是一个幻想，却可能因此踏上一条痛苦的死亡之路——事实正是如此。

从技术层面来看，这次的手术可说是无懈可击。但拉札洛夫一直没能恢复，在加护病房出现呼吸衰竭、全身性感染、血栓等问题。术后第十四天，他儿子请我们住手。主治医师要我为他拔除呼吸管。

自从我写下拉札洛夫先生的故事，至今已过了十多个年头。我最深的感触并非他的决定有多糟，而是我们没能诚恳地把所有选项都摊在他面前跟他讨论。

我们很会跟病人解释每一种疗法所具有的危险，但我们不曾真正碰触现实。几个月治疗下来，拉札洛夫的肿瘤科医师、放射科医师、外科医师等无一不知他不可能痊愈，但还是眼睁睁看他受尽折磨。

我们不曾使他看清事实的全貌，没坦承自己的能力终究有限，更别提跟他讨论在接近生命的终点之时，什么对他而言是最重要的。如果说他在追逐幻想，我们又何尝不是呢？我们只是给他各种各样的治疗，其次骗自己相信说不定会有奇迹出现。

在妻子死亡时拉札洛夫曾言"他绝不要靠呼吸器苟延残喘"，但最终面对死亡时还是选择了在医疗技术下艰难维生，这是患者真实的诉求吗？不尽然。但在对拉札洛夫的治疗中，医者尚未做到坦然面对患者无法拯救的命运，又何谈给予处于恐惧病痛折磨中的患者一些慰藉，帮助患者统整其人生从而梳理出其临近生命终点时内心最想要实现和完成的愿望呢？医生不是神，无法预知病患的未来，但医者可以成为住院病房的一盏温暖的灯，陪伴患者以及家属面对未知的恐惧，甚至陪伴他们走完善终之路。

面对死亡我们有太多误解，如果医者不能树立正确的生死观，就无法克服自身的死亡焦虑，更无法帮助患者善终。拉里·丘吉尔（Larry Churchill，1945——　）意识到利用文学来教导学生死亡的价值，他写道：死亡是一个非技术性可解决的问题，而是一个关于人类本质的问题。它对形式知识中可量化因素的神秘性要求较少，而对洞察力的深度、感知的敏锐度和沟通技巧的要求更多，即那种传统上与文学相关的专业知识①。对文学作家观点的沉思分析可以为医学生提供有价值的见解，并可能改变他们的生死观。这也可能增加医学生对自己将要遇到的垂死患者的同理心和怜悯心，并帮助他们认识自己的死亡，同时更好地为自己的死亡做好准备。

延伸阅读推荐

阿图·葛文德. 医生的修炼：在不完美中探索行医的真相. 欧冶译. 浙江人民出版社，2015.

阿图·葛文德. 最好的告别：关于衰老与死亡，你必须知道的常识. 彭小华译. 浙江人民出版社，2015.

（三）叙事统整赋能患者克服死亡恐惧

叙事统整是将看似没有关联的人生事件、事实重新分类，在脑海中进行再编码之后，通过一条主叙事线将其整合，形成一个有意义的故事的过程。叙事统整，尤其是生命末期的叙事统整过程就像文艺复兴时期伟大的雕塑家、艺术家米开朗琪罗（Michelangelo Buonarroti，1475—1564）所比喻的石头雕塑的过程：每一块石都有一个石像在其中，雕塑家的任务就是要发现隐藏的石像，将多余的石料部分凿掉，石像自然就呈现出来。与此类似，叙事统整就是在众多事件中发现对人生意义构建有价值的故事，将一个有逻辑框架的故事勾勒出来的过程。

小说家吉姆·哈里森（Jim Harrison，1937—2016）认为，死亡可以偷走我们的一切，但偷不走我们的故事。日本传奇尼姑作家濑户内寂听（1922—2021）在92岁那年查出罹患胆结石癌之后，通过叙事创作统整克服死亡的恐惧。濑户内寂听每月定期在《朝日新闻》连载随笔《剩余的日子》，其内容是书写自己对自然、对人生和死亡等问题的思考。她的长篇小说《为死准备》讲述在小说家"我"91岁生日的早上，长年跟随"我"的工作人员全都表达了辞职的意愿。他们希望"我"不要再为了养活这些工作人员而忙碌，而是希望"我"在晚年能专心做人生中更重要的事情。认真思考了他们的提议并被他们打动之后，"我"决定进行"卒寿革命"。"我"在最终留在身边的20岁年轻工作人员的照料下，开始思考自己的生与死，并创作《为死准备》这部作品。"我"通过回顾自己以往的人生之路、自己所爱的人和出家临终前的情景，探寻自己理想的死法。由此，死亡不再是令人恐惧的源头，而是作者为自己生命画上圆满句号的归处。作品在使人感受到一丝孤独和伤感的同时，也让人感叹其面对死亡的坦荡和洒脱。

空调制造行业开创者威利·卡瑞尔曾提出了自己面对困境的解决方式，其被称作

---

① CHURCHILL L. Why literature and medicine? [J]. Literature and Medicine, 1982, 1（1）: 35-36.

卡瑞尔定律（又称卡瑞尔万灵公式），即唯有强迫自己面对最坏的情况，在精神上先接受了它以后，才会使我们处在一个可以集中精力解决问题的地位上。这套公式帮助一位胃溃疡十分严重，且被医生认为不可救药的垂死病人艾尔·汉利体重增加了80斤。

"在20年代，我因常常焦虑发愁而患上胃溃疡。一天晚上，我的胃出血了，被送到美国西比大学医学院附属医院，体重也从150多斤降到80多斤。我的病非常严重，骨瘦如柴，医生认为我不可救药了。我只能吃苏打粉，每小时吃一匙半流质的食物。每天早晚护士都会用一条橡皮管插进我的胃里，把里面的东西洗出来。

"当我告诉那几位医生我要去周游世界的时候。他们大吃一惊，这是不可能的，并警告说，他们从来没有听说过这种事。如果我去周游世界，我就只有葬在海底了。'不，不会的'，我说，'我已经答应过我的亲人，我要葬在雷斯卡州我们老家的墓园里，所以我打算随身带着棺材。'

"我买了一具棺材，把它运上船，并和轮船公司商定，万一我死了，就把我的尸体放在冷冻仓中直到回到我的老家。我踏上了旅程，心里默念着奥玛·凯恩的那首诗：

啊，生命，即将零落为泥，

在此之前，不拼搏一番，

岂不是辜负人生？

物化为泥，永寂黄泉之下，

没酒没弦，没歌伎，而且没有明天。

"这首诗伴我度过整个航程。从洛杉矶上了亚当斯总编号船向东方航行的时候，汉利就觉得好多了，渐渐地不再吃药，也不再洗胃。不久之后，任何食物都能吃了——甚至包括许多别人说我吃了一定会送命的东西。几个星期过去了，我甚至可以抽黑雪茄，喝几杯老酒。多年来我从未这样享受过。我们在印度洋上碰到季风，在太平洋上遇到台风，可我却从这次冒险中得到了很大的乐趣。

"我在船上玩游戏、唱歌、交新朋友，晚上聊到半夜。我抛弃了所有无聊的忧虑，觉得非常舒心。回到美国后，我的体重增加了80斤，我几乎忘记我曾患过严重的胃溃疡。一生中我从未感到这么舒畅健康。"

艾尔·汉利告诉我，他发觉自己在潜意识中运用了威利·卡瑞尔克服忧虑的办法。

"首先，我问自己：'可能发生的最坏情况是什么？'答案是：死亡。

"其次，我让自己勇敢地迎接死亡。我不得不这样，因为我别无选择，几个医生都说我没有希望了。

"再次，我想方设法改善这种状况。办法是：'尽量好好享受剩下的这一点点时间'……'如果我上船后继续忧虑下去，毫无疑问我会躺在棺材里结束这次旅行。可是，我完全放松，忘记所有的烦恼，而这种心理平衡，使我产生了新的活力，拯救了我的生命。'"

事实上，人生经历的意义通常出现在遇到困境时，陷入困境会出现心灵顿悟（epiphany）。这种生命契机不一定使我们的生命得到延长，但至少一定会使我们过得更好。那场病痛其实是上天给的"恩典"。因为那场病让他开始在生命统整之后力行"减法"生活，减少不必要的社交，回归单纯，感受生命的纯粹与美好。

正如美国本土第一位哲学家和心理学家威廉·詹姆斯（William James，1842—1910）曾说："能接受既成事实，是克服随之而来的不幸的第一步。"[1] 中国著名作家林语堂在《生活的艺术》中也说过类似的话："只要心理上的平静能顶住最坏的境遇，能让你焕发新的活力。"即使患者已经接受必死的结果，在医护人员、社工和家人的正确引导下，也可能产生意想不到的生命契机。

二、隐喻叙事实现生命统整

我们常说，隐喻是通往潜意识的康庄大道。它是一种图像语言，完美地结合了左脑的认知功能和右脑的想象能力，将深刻的人生体验包装起来，让一切具体可见。无论是成年人，还是儿童，生命中的意外事件往往会触发我们打开探索内在自我、探索生命和死亡等精神层面问题的开关。对于成年人而言，直白的故事或许就能将我们带出生命的迷思，但对于未成年人而言，也许只有隐喻性的叙事方式才能更好地破解生命中的难题，引发成长。

当然，隐喻叙事统整并不限于儿童，也适用于成年人。对于完全被苦难所吞噬，且无法用语言表达的苦难者，具有深厚叙事素养的医护人员能够运用其积累的隐喻性叙事资本对其开展主动的叙事调节和叙事赋能。使用隐喻的目的在于获得亲和力（achievement of intimacy）和共通感（achievement of communicability）。隐喻性互动能创设一种生命共同体的归属感，使患者成为相互理解的共同体当中的一分子。

（一）隐喻叙事赋能儿童患者死亡教育

安宁疗护里面有一个关于"死亡教育"的问题。安宁疗护的对象不是单纯针对老年人，罹患重疾的年轻人尤其儿童也同样需要死亡教育。由于儿童的认知局限，我们

---

[1] 原文是：Acceptance of what has happened is the first step to overcoming the consequences of any misfortune。

要使用儿童能够理解的语言进行死亡教育，从而达到缓解其死亡焦虑的目的。儿童临终患者的死亡教育的最佳媒介是隐喻叙事。威廉·奥斯勒照顾一名叫珍妮特的 7 岁临终小患者的故事就能代表这一观点。

小珍妮特临终前正值寒冬，威廉·奥斯勒如常来到她家，从大衣里"变出"一朵干制的红玫瑰来，让珍妮特感到万分惊喜。接着，威廉·奥斯勒从这朵干制玫瑰的视角出发，用童话世界的语言将玫瑰花拟人化，为珍妮特讲述了玫瑰花如何在夏日目睹其他玫瑰逐渐凋零时的恐惧，又如何恳求威廉·奥斯勒帮助它避免那样的悲惨命运，如何被制成干花借由另一种生命形式存在，又如何来到珍妮特家里给她带来惊喜与快乐。威廉·奥斯勒精心准备的干制玫瑰花对于珍妮特而言是一次特别的死亡教育。珍妮特借此初步理解了生命和死亡，最终，在威廉·奥斯勒的陪伴下，珍妮特带着安心和微笑平静地离开了这个世界。

在威廉·奥斯勒的学生库欣为其所做的传记中，库欣引述小患者母亲的话讲道："11 月一个寒冬的清晨，死神即将降临到女儿的头上，奥斯勒先生将一朵用纸紧包着的漂亮玫瑰花悄悄地从上衣口袋里掏了出来。先生给我们讲述他与玫瑰花的故事，为什么玫瑰花回到了这里来看我的女儿。……我的女儿明白了：无论是精灵还是人，他们的脸不可能永远保持鲜红的玫瑰色（就像被摘掉的玫瑰花一样），不是说想要待在一个地方就能永远待在那里，在另外的空间也可以幸福。在分别的时候应该做到不让留下的人，特别是父母感到悲伤。这样，我的女儿明白了她也将像这朵玫瑰一样，将在另一个空间以另一种生命形式存在并活下来，就这样她接受了即将离开的现实，还反过来安慰我们，让我们不用太伤心。"

威廉·奥斯勒用玫瑰的故事让小患者理解生命和死亡的故事。他用最平和、简洁的语言与小患者展开关于死亡的叙事交流，达到了安宁疗护的最高境界。正如中国肝胆外科之父吴孟超所言，这世界上不缺乏专家，不缺乏权威，缺乏的是一个"人"——一个肯把自己交出去的人。当你们帮助别人时，请记得医药是有时穷尽的，唯有不竭的爱才能照亮一个受苦的灵魂。

（二）隐喻叙事赋能儿童生命叙事统整

儿童患者并非不懂哀伤，不是不懂失落与分离，更不是不惧怕死亡，而是以属于孩子的方式看待和想象死亡。《最后 12 天的生命之旅》（*Oscar and the Lady in Pink*）讲述的是一个只剩 12 天可以活的小男孩奥斯卡如何在医院社工的引导下，通过想象自己12 天的生命就是完整一生的方式来化解对死亡的恐惧，重新修复与父母关系的故事。

　　10 岁的奥斯卡身患绝症，某日不小心偷听到父母与主治医师的对话，知道自己将不久人世的坏消息。当奥斯卡发现他所信任的父母与主管医师竟然没有一个人有勇气告诉他这个事实，更没有人能够与他一起面对时，奥斯卡感到既愤恨又恐惧，他开始讨厌自己的爸妈，变得不愿与人沟通。幸运的是，奥斯卡遇到医院社工玫瑰奶奶。玫瑰奶奶说话尖酸但不失幽默，能逗男孩开心，也能用夸张的故事来教导奥斯卡生与死的道理。

　　玫瑰奶奶教导奥斯卡，把这 12 天中的每一天都当成十年来过，明天你就 20 岁，可以去追女孩，后天你就 30 岁，要更有责任感。在玫瑰奶奶的鼓励下，他开始每天写信给上帝，抒发自己内心的情感。12 封信代表奥斯卡在世的最后 12 日，每封信也代表着 10 年的时光。透过这些书信，小男孩得以想象自己历经了人生各个阶段，对人生不再有任何遗憾；透过这些书信，小男孩打开了心扉，化解了对父母的不谅解，重新找回亲情。全文紧扣着奥斯卡倒数计时的生命，探讨病童父母面对孩子即将死亡时，心疼伤恸之余应如何向孩子解释病情以及患者对生命、陪伴的渴望，让短暂的生命仍有花火般的灿烂美好。

《最后 12 天的生命之旅》精彩的地方在于你无法想象要怎么在这么短的时间里去改变一个已经将自己封闭起来的患者。事实上，没有人是完全封闭的，只是你没有找到可以进入他内心的那扇门。他的爸妈非常爱他，却害怕和他谈论死亡，反而是玫瑰奶奶很大方地告诉他每个人都会死。玫瑰奶奶不会直接告诉他要做什么，总是用一些故事来带他走下去。玫瑰奶奶走进患者的心，陪伴他度过了人生最迷茫、最恐惧的生命末期，在陪伴患者的过程中，玫瑰奶奶也疗愈了自己因感情受创而破碎的心，从中找到生命的价值与意义。

（三）隐喻叙事创作实现生命统整

《潜水钟与蝴蝶》（*The Diving Bell and the Butterfly*）的作者让-多米尼克·鲍比（Jean-Dominique Bauby，1952—1997）将自己罹患脑卒中之后的生活描述为完全退化到婴儿状态（total lapse into infancy）。这部回忆录的标题"潜水钟"和"蝴蝶"两个意象分别隐喻"生命被无法动弹的身体所禁锢的困顿状态"和"生命在想象中所具备的自由飞翔的本质"。鲍比不只是描述了自己被困在不能动弹的身体之内的感觉，而且与闭锁综合征病友们构建了苦难隐喻的共同体关系，用"注定要在神经科走廊没有出路的尽头筑窝的'折翅的鸟儿''失语的鹦鹉'"[①]这个隐喻给予脑卒中患者描述自己

---

① 原文是：broken-winged birds, voiceless parrots, ravens of doom who have made our nest in a dead-end corridor of the neurology department. 引自 BAUBY J D. The diving bell and the butterfly［M］. New York：Knopf Doubleday，2008：32.

命运的形象语言。换句话说，隐喻的社会之用不仅在于符号流通，而更在于以生命主体内在的、直接的体验为本源，以隐喻为桥梁，在人际间形成社会普遍性苦痛（social suffering）的亲和力与共通感。

三、积极叙事统整赋能疼痛舒缓

疼痛是人体的防御机制，也是身体的重要信号，正如著名的神经外科医生作家法兰克·佛杜锡克（Frank Vertosick）比喻"疼痛是上帝的扩音器"，提醒我们身体某方面出了状况。疼痛的第一位原因是我们"破碎的身心"。每一个主体在内心深处都藏有一个完整的自我。在我们被恐惧、焦虑、愤怒和担忧困住之前，我们的身心是整合在一起的，是圆满无缺的。治疗疼痛的过程，其实就是让圆满无缺的自己重见天日的过程，这个过程就是与自我进行深度连接、深度叙事统整的过程。疼痛的第二位原因是"我"没有融入社群，没有被接纳，没有归属感。人是需要人际社会支持的群体动物，当我们感到被相互接纳的时候，因孤立而带来的社会性疼痛（social pain）及社交危机（social threat）便会随之消逝，这时，活在与人连接的当下的感觉才能支持生命主体过好当下的每一刻①。反之，最终导致我们出现严重的健康危机。

（一）疼痛与人际叙事的断裂状态

生命叙事统整涉及对自己过去、现在，甚至未来故事期待的整合。为了顺利实现积极的叙事统整，临终患者必须将毕生的失败、冲突、悔恨与失望的故事也纳入他们的生命叙事进程，最后连贯成一个完整的生命故事。这个过程不单单依赖于生命主体自身的叙事统整能力，还与社会对于长者和死亡的叙事生态有着直接关联。当我们的社会充斥的都是贬低长者、贬低被照护者价值的故事时，他们则难以实现积极的叙事统整。反之，如果社会愿意创造生命统整的叙事生态，这些长者与患者的社会性疼痛方能得到舒缓。

每个生命主体的疼痛背后都有一个困扰心身的故事。

美国韦恩州立大学医学院临床医学教授霍华德·舒宾纳（Howard Schultz）称，一个人的身心是紧密关联的，感情上的伤痛可以转化为生理上的疼痛。我们的身体出现反应却没有意识到情绪的变化就是典型的例子。很多患者的偏头痛、慢性紧张性头痛、三叉神经痛或者不明原因的腹痛、颈背痛等慢性疼痛都是由一系列令人精神紧张的生活事件所引发的，而这些人都是"有故事的人"。例如，有着痛苦的感情经历不愿意面对。

疼痛，是醒悟的前奏，最深的痛不过是来唤醒你未释放、未解开的心结。如果我

---

① VANGELISTI A L, PENNEBAKER J W, BRODY N, et al. Reducing social pain: sex differences in the impact of physical pain relievers [J]. Personal Relationships, 2014, 21（2）: 349-363.

们没有领悟到这一点，就永远会受疼痛折磨。许多文学都形容孤独是一种心痛的空洞感受。其实心理疼痛和身体疼痛一样，如果我们情绪麻木（emotional numbness）了，就很难接收到心理疼痛信号，不但对自身的心理疼痛不敏感，亦对他人所感受的情绪痛苦（emotional pain）不敏感，难以理解别人情绪化的缘故，也难以预料他人对事情所衍生的情绪。这样一来，人际叙事断裂的主体与他人形成共情就变成了一件困难的事。

疼痛的存在有一定的正面意义，就是提醒自己距离爱和自由还有多远，提醒我们要改变。中国汉字有其艺术内涵，《说文解字》中，"痛"字的本意为生"病"的"蛹"，"蛹"亦即"准备开始蜕变"的状态，在需要蜕变时，如果无法让自己化茧成蝶，就只能永远做"生病的蛹"。关于"痛"的原因，不同主体因其所处的不同成长环境和不同的人生际遇都有着各异其说的深层原因，但疼痛的本质却是相同的，痛即意味着需要我们以此为契机做出改变。

当我们借由人际叙事获得归属感时，我们就可以活在与人连接的当下。失去情感痛觉的人以为自己处于一种安全状态，而实际上却已经处于与人隔绝和情绪隔绝的危险境地。也就是说，对于长期的社交孤立者或者叙事关系断裂者而言，长期孤独导致他们人际认知变弱，一旦与人打交道就很容易产生人际冲突。而人际冲突导致他们进一步从人际叙事网络中撤离，最终导致更深重的疼痛。医者只有引导患者认识疼痛的正面意义，协助其打破这种恶性循环，才能帮助其缓解疼痛。

与人际叙事断裂产生疼痛相反，人际叙事关系的修复能够对抗疼痛。皮肤科医生大卫·比罗（David Biro）在经历了罕见且致命的血液病疼痛折磨之后，创作了多本疾病回忆录，其中《聆听疼痛：为痛苦寻找话语、慈悲与宽慰》（*Listening to Pain：Finding Words, Compassion, and Relief*）是一本以疼痛为主题的叙事作品。比罗以亲身经历告诉我们，当我们愿意聆听，以创造力和想象力回应来自身心的呐喊和身心的疼痛，这种聆听和分享疼痛故事的力量便能连接整个世界，让我们从孤独中突围，在疼痛中分享，终而被疗愈。

（二）医者介入叙事统整舒缓患者疼痛

中国汉字的构成往往传递的是深刻的生命哲理。汉字"苦"是由"古"和"艹"两部分构成。这个字告诉我们，如果我们对于过往的经验或者过去的故事疏于整理，抱着一成不变的看法，就会给主体带来苦痛的感受。美国医生、生命伦理学家艾埃里·卡塞尔（Eric Cassell，1928—2021）曾说：疼痛由肉体忍受；痛苦却须人去承担。卡塞尔认为，痛苦是人的精神或存在性体验，与疼痛等身体问题是分开的，并辩称临床医学往往既未能认识到病人的疼痛，也未能解决其痛苦。卡塞尔还指出了痛苦和疼痛之间的区别，并在其《痛苦的本质与医学的目标》（"The nature of suffering and the goals of medicine"）一文中告知临床医生如何识别这种人类体验的方法 ①，即通过同情的聆听、共情的沟通、同理的体贴引导患者宣泄内心压抑的情绪感受，以及如何通过叙事性关怀回应患者痛苦，以此为每个个体提供个性化的医疗服务。内科医生隆·安德森医生（Ron Anderson）践行的就是这种消除病人痛苦的行医理念。以下是他带着学生查房时与一位罹患慢性哮喘的老太太的故事。

> 安德森医生会先问些与疾病相关的平常问题，比如，"昨晚睡得如何？呼吸顺畅点了吗？"听完之后，他接着会问老太太，"哮喘发生之前，发生了什么事情吗，能不能跟我说说？"这个问题往往会让深受科学思维和循证理念影响的学生感到诧异。而安德森医生则会向满脸困惑的学生解释说，"我们知道，发生在患者身上的一些焦虑实践往往会使许多疾病恶化，尤其是哮喘这种慢性病。所以，我们必须找出引发她的压力感的故事，帮助她想办法去因应。否则，她很快会再住进来，下次我们可能就救不了她了"。
>
> 安德森医生特别强调与患者建立疾病症状之外的叙事连接，这是我们真正疗愈患者、帮助患者减缓痛苦的唯一路径。作为医生，我们不能开了药方就扭头走掉，这样会造成医疗上的严重疏失。我们必须花时间了解她的生命故事，她如何在这个世界上生活，她秉持什么样的价值观，生活中能够支持她忍受痛苦的动力是什么？如果不知道她的唯一支柱是她的儿子，也不知道她最近经历了失业，我们对她的哮喘进行的医疗处置效果就会变差。现代医学有高超的科技，但安德森医生相信，人文关爱也是一种有益舒缓疼痛的良药。

任何以解决身处痛苦的人的需求为工作中心的人，都需要工具来帮助他应对似乎无穷尽的人类苦痛。每天接待患者的医护工作者在一定程度上都被迫变得麻木。然而麻痹自己不仅会造成人际关系障碍，还会给医护工作者带来职业倦怠以至困扰终生。而叙事是针对医护工作者情感上的冷漠和麻木的有效"解毒剂"，因为它是体验我们自身人性的"救生绳"，也是连接我们与他人的桥梁。叙事连接可以突破由职业身份、判断、偏见、假设、情感压力所建立的障碍。

在最基本的层面上，倾听他人的生活故事会提醒我们，人不是客体的物。真正对自己和患者的生活故事有一定了解的医护工作者才能与患者建立真正的治愈关系。仅仅依靠专业学位、技术知识、技能培训和职称只会让我们止步于疾病。医护工作者必须找到一种根植于人类共同体验中的更深层次的连接力量。一旦建立了这种人际连接，医护工作者与患者之间就可以建立治愈关系，这不仅有利于医护工作者了解患者

---

① CASSEL E J. The nature of suffering and the goals of medicine [J]. New England Journal of Medicine, 1982, 306（11）: 639-645.

的苦痛，帮助其实现全人疗愈，还有助于双方在叙事互动中构建出完整的自我①。

正如曾获文学奖的凯伦·希区考克（Karen Hitchcock，1943—2019）医生在其职业成长叙事作品《处方笺：一位医者的思索笔记》（*The Medicine：A Doctor's Notes*）中对疼痛和疾病做出的诊断：疼痛和疾病的解方并不在医院里；人之所以生病，并非自身的抵抗力不足，而是回应社会、回应日常时产生的损耗。而病痛，不只是个人身体状况的提醒，更是对家庭和社会状态的某种警讯。医者只有回到社会和社区中，去完整看待人，重新检视家庭、社区、职场和医院的叙事生态，才有机会找到舒缓疼痛与苦难的办法。

四、患者叙事统整实现安宁离世

"安宁疗护之母"西西里·桑德斯（Cicely Saunders，1918—2005）主张要像和正常人说话一样和临终者对话，因为他们就是正常人。我们要鼓励大众与临终者和丧亲家属交流并认真倾听他们的故事，这对他们来说十分重要，讲述和被聆听的过程能让他们在情况不利于自己的境遇下掌握主动权。在医学，尤其是安宁疗护这个领域，这个理念已经被正式纳入干预措施，生命回顾（life review）和尊严疗法（dignity therapy）的治疗理念都是基于叙事对生命个体起到的身份整合和肯定作用。

临终者和他人的谈话是限于当下的对话性叙事，而记录下来的访谈故事则让其成为生命个体的遗产，从而将它们转变为永恒的叙事。对于临终者而言，他们所要面对的并非单纯的生或死，往往人在此阶段会开始反省自己的人生过往，就像石世明在《伴你最后一程》中所言：这个阶段，通过回顾隐晦而幽暗的过去历史，可以亮起光芒来照引前方的道路。对处于生命末期的人来说，失去生存的意义和目的才是更大的痛苦。建构个人故事分享的机会是维持人生意义的根本。

（一）末期患者叙事统整打开心结

日本著名的女性童话作家安房直子（1943—1993）的作品就非常适合临终患者阅读，因为她所创作的故事往往深刻地洞悉出人性中的永恒秘密，比如生者对死者的怀念、盲人对颜色的渴望、时间对生命的不同意义等。正是这些超越时空的元素衔接了两个世界的断裂，模糊了从现实进入幻想的界限，让现实沉入幽幽的幻想底层，支撑起另一个世界的瑰丽大厦，从而给那些精神的漫游者提供一个驻足休憩的驿站，让漂泊无依、孤寂无望的心灵在这里短暂停留。

安房直子的许多篇作品都涉及了死。死，曾经是儿童文学的一大禁忌，长久以

---

① SIERPINA V S, KREITZER M J, MACKENZIE E, et al. Regaining our humanity through story [J]. EXPLORE, 2007, 3（6）：626-632.

来，它以潜意识的形式在我们的身体里沉睡着，而安房直子用一个个奇幻的故事将之具象化了，并用这故事唤醒了我们。她用童话的形式写下了一篇篇甘美而又诱发乡愁的作品。尽管那幻想中弥漫着一种无边的寂寞，却是那么的美丽而抒情。安房直子笔下的死亡，丝毫不给读者绝望和恐怖之感，相反，聆听着她笔下生与死的对话可以品味到的总是生的希望和对未来的向往。

受养女身世的影响，安房直子的个性变得孤僻又软弱，因而她借由沉浸在图画的世界里来找寻自己的生命意义。安房直子临终前在医院里完成了《直到花豆煮熟》。通过这部作品，安房直子以叙事创作的方式完成了自己关于身份与家庭的生命叙事统整，最终从容面对死亡。安房直子透过主角小夜的视角，如实地反映出自己幼时与母亲死别的伤痛，这也是所谓的"记忆的阴影"。小夜没有妈妈，她的妈妈自始至终只出现在奶奶告诉她的故事与她的想象里。小夜梦中的妈妈是来自"一个要翻过许多座大山、梅花开得非常好看的村子"，那里是没有人类可以涉足的，只属于大山、天空、树木和精灵的世界。

（二）医者的叙事介入与患者的终极叙事统整

将生命叙事统整运用于安宁疗护实践中，提升末期患者生命质量是中国叙事医学体系中的重要观点。有"台湾安宁疗护之母"之誉的赵可式教授曾提及，生命故事的回顾或生命叙事统整有助于临终主体重建秩序（make order）、发现或重新诠释"人生意义"、释放冲突（reconcile conflict）或不满（ disappointment）、放下恩怨与仇恨，同时将自我的小生命统整到宇宙的大秩序中。因而，对于临终主体而言，医者愿意倾听病人的生命故事远比阅读病历上记载的病人信息更为重要，如何最大化地帮助他们实现安宁是医者"最后的期末考"。

美籍华裔外科医师陈葆琳（Pauline W．Chen）在《最后的期末考》（*Final Exam：A Surgeon's Reflections on Mortality*）中提出，医生是生命最终的监护者，引领着病患和家属走过通往终点的艰难路段。医生能否在病患的生命终点提供真诚的关怀与支持，如同医者所面对的最严峻的"最后期末考"。医者可以引导临终主体和家人借助照片剪影、族谱、家族史、写日记、创作自传、寻根之旅或旧地重游等方式来展开生命叙事统整。拨开心灵的帷幕，统整生命故事能使被囚禁的能量得到释放，生命中的不同的故事不但造就了生命，也滋养了人生。

在南方医科大学某附属医院的特诊病房里，一位45岁胆管癌全身转移患者陈先生正在接受最后的舒缓医疗和临终关怀。陈先生30多岁从家电企业辞职出来后，白手起家，依靠自己的勤奋与智慧成功创业，开了一家家电企业。然而，还没来得及真正享受自己打拼下来的幸福人生，一次体检就直接将死神引到自己身边。陈先生被诊断为胆管癌四期，已经没有手术的可能性。突如其来的打击让陈先生从一个善于交谈的生意人变成了整日郁郁寡欢、只盯着手机看的沉默者。

　　住院的陈先生容貌枯槁，与之前帅气自信的样子相差甚远。因为不想让亲友和同事看到自己的样子，陈先生拒绝了亲友的探视。而癌痛让他每时每刻都经受着非人的折磨，最大剂量的吗啡也无法缓解其疼痛。陪伴在一旁的妻子阿梅也无能为力，只能掩面叹息，默默流泪。作为叙事医学团队成员，特诊中心主任决定引导其进行积极的终极叙事统整。与阿梅商量之后，医者给陈先生组织了一场不见面的线上探视会。

　　从陈先生老家过来投奔陈先生的亲友与同乡一个接一个地讲述曾经受惠于陈先生的故事，陈先生的儿女也讲述了与父亲相处的点点滴滴。本来处于青春叛逆期的儿子突然也像是懂事了很多，表达了对爸爸深切的爱，也理解了爸爸的不容易与曾经对他的严格要求。陈先生泪流满面，他主动要求打开摄像头，不再在意自己的面容，对着所有亲友和员工展现了自己真实的现状，回顾了自己从小到大的经历和顶着压力创业的故事。从那天以后，陈先生不再沉默，也接受了现实。

　　病人的故事中隐藏着许多无解的难题，而这些难题都是一般表象价值的度量，只有在其中找到意义，这些故事才能被赋予生命的力量，成为生命的动能。作为末期主体生命叙事统整过程中的倾听者，尊重与接纳的态度比打针吃药更为重要，此时医者要善于感受每个生命主体内在的复原力。如果愿意分出一点时间来介入末期主体的叙事统整，那么，其生命就会得到更温润的滋养。人活在世上，钱没有了还可以再赚，但时间过了就永不回来，当你愿意花时间陪伴一个人，就是最珍贵的付出。

　　生命叙事统整是一种重温的过程，关注故事主体在叙说中如何看待现在、过去、未来的自己，是具疗愈性的生命回顾，有别于没有经过引导的生命追忆。医者受到临终主体的邀请参与他们的终极生命叙事统整是一种信任与恩宠，唯有了解故事在主体生命中的分量，方能了解这个人。在生命叙事统整过程中，叙事者与倾听者贴近彼此，终极疗愈就在这种"临在"（being with）中酝酿能量。倾听者在与病人生命交会的这些瞬间得以寻回自己遗失许久的内在柔软，学会在忙碌的临床情境里保有柔软之心，学会在无用与无助下依然能坚定地存在，专注聆听，等待可以渗入力量的缝隙，感受能量的流动，在光影交叠中看见生命的层次。

结语：叙事统整实现临终者道生

　　生命故事的叙事统整过程是一个让生命叙事进程不断推进、不断蜕变的过程。说故事，其实是一个人真诚面对自己生命的时刻。生命的转折处是生命能量聚集的时机，重新回过头去看待自己的生命故事，重新叙述故事里的点点滴滴，这一切，往往会带来改变的契机，因为故事就在那反复地叙说，更在这一过程中创造出新的意义。"我"在叙事统整中不断地转化蜕变，生命在这种稳定性和开放性的平衡中得以生生不息。经由生命末期的故事分享与聆听回应，才可以实现生命统整与自我赋能，才能增加家庭叙事连接，促进家族文化传承。

延伸阅读推荐

许荣哲．故事课 1：说故事的人最有影响力．北京联合出版公司，2018．
许荣哲．故事课 2：好故事可以收服人心．北京联合出版公司，2018．
陈希．我疼．人民文学出版社，2014．
亚当·凯．疼痛难免．姚庭栀译．湖南文艺出版社，2022．
罗伯·雷纳（Rob Reiner）．遗愿清单，2008．

课后思考题 1

阅读托尔斯泰的中篇小说《伊凡·伊里奇之死》（*The Death of Ivan Ilych*）。托尔斯泰在小说中所要传达的讯息是：人性关怀及同情心的重要性，如家里的仆人格拉西姆对伊凡·伊里奇的照顾与临终关怀，存在性的陪伴与叙事性的交流胜过医生例行公事的看诊和亲友们机械的、浮于表面的安慰之词。结合临床实践，分享相关故事，谈谈你对临终叙事统整缓解死亡焦虑的看法。

课后思考题 2

台湾安宁疗护舵手陈荣基教授曾经讲过这样一个小故事，请结合自己的经历，谈谈医者尊重和理解临终患者意愿背后故事的重要性。

阿枝阿妈受糖尿病所苦已经 5 年多，也一直不愿意锯掉自己的一条腿，她常说："我宁愿死也不要少一条腿。"家人虽然担心阿妈病情恶化，但也尊重她对生命质量的选择与坚持。然而随阿妈病情越来越严重，当医师与家属试着与阿妈谈签署不施行心肺复苏术文件时，阿枝阿妈却坚持插管，这样的抉择与医生预期的答案完全不同，也跟她坚持保留一条腿的决定有很大的矛盾。但与阿妈在签署不施行心肺复苏术这件事情上建立叙事连接之后，我们了解到背后的故事——阿枝阿妈对年轻时来不及见到母亲最后一面一直耿耿于怀；现在自己即将面对死亡，可是孩子们都还在国外，所以她希望自己的孩子日后不要经历她所受的苦与遗憾，才下了插管的决定，让孩子们能见到她最后一面。

具备良好职业叙事能力的医者距离更好的自己更近，距离生命的真谛更近，距离患者的内心更近，距离健康与幸福更近，距离自己职业抱负的实现更近。

——生命健康叙事分享创始人杨晓霖

第二节　临终叙事：重疾告知与终极生命规划

一、重症诊断告知的沟通方法与技巧

（一）重症诊断沟通

无论从事何种行业，告知坏消息对于所有的人来说都是一件困难的事。但是，如果告知者能运用叙事沟通能力将难以启齿的坏消息传递给对方，有时坏消息告知能成为开启彼此信赖的契机。反之，如果医护人员对患者病情的严重性有所保留，不允许他人在临终病床上与医护人员和家人公开谈论死亡这件事，在某种程度上是在贬抑临终患者身为一个生命主体应有的权利。也就是说，没有真实的告知，也就没有真正的沟通，最终总会发生许多让人深感遗憾的结局。

大多数的医生在行医过程中无可避免地必须随着患者病情的变化，将有关患者的消息告知本人与家属，这就包括好消息与坏消息。而坏消息，泛指任何带负面色彩，且会严重影响个人未来想法的消息（any news that has a bad and severe effect on individuals' perceptions of their future）。告知坏消息一般是重症科、急诊科和肿瘤科医师的工作之一，常见的坏消息包括突发重症的告知、车祸伤亡情况知会、恶性肿瘤的诊断确认、癌症复发确诊、抗癌治疗终止并考虑实施安宁疗护等。缺乏叙事素养的医师在宣布坏消息之前，经常会倍感压力，而不知该如何启齿。

苏珊·桑塔格（Susan Sontag）在《疾病的隐喻》（*The Metaphor of Illness*）一书中指出，心脏病与癌症的死亡率差不多，然而，很少人会对心脏病患者隐瞒病情，但社会大众面对癌症却难以启齿；自身为癌症患者的桑塔格指出：癌症病人被隐瞒病情是因为癌症是（或被认为是）绝症。

在绝症告知中，许多医生和家属都心存犹疑，因为他们不确定直接告知是否会对患者造成致命的打击。总体而言，患者对于坏消息的承受能力远超出我们的想象，绝大多数患者更倾向知道自己的病情真相和治疗过程中的变化，这样不仅有利于患者和

医师密切配合，而且有利于患者安排和处理工作上、生活上和家庭中的各种事情。医学伦理强调知情同意原则（informed consent），这一原则就是要求医护人员在告知患者足够的信息，并获得患者本人的同意之后，方可对其进行医疗诊治。

在绝症患者面前讲述善意的谎言，会让医护人员面临新的问题，比如这种自认为善意的行为是否阻碍患者正确认知自己人生意义的所在，是否阻碍患者在最后的生命时光中去实现自己未竟的梦想，是否会阻碍患者反思和顿悟以前不健康的生活方式，进而下决心做出改变？事实上，患者疗愈的真正希望常寄托于病情真相的深刻了解，而虚假的希望之所以虚幻，正是因为它建立在虚假认知的基础之上。一旦现实介入，幻象最终会倒塌。

因而，在生命健康叙事语境下，笔者认为癌症诊断告知应该是医护人员和患者家属将癌症诊断真相如实但有技巧地与患者进行沟通。医护人员需要考虑的是如何告知的问题，因为呈现坏消息在方法和技巧上的微小差异会影响患者及其家属对疾病的理解和态度。患者对自己疾病的看法在很大程度上取决于医护人员向他们呈现坏消息的方式。在沟通过程中，一定要将叙事元素纳入癌症沟通，让医护人员以医学科学语言难以企及的方式最终达成最佳沟通效果。

充满人性关怀的癌症告知沟通给医护患多方带来诸多益处：首先，可以引导患者及其家属积极规划未来；其次，可以给予患者及其家人情绪上的支持；最后，可以在医患间形成更高效的合作关系。

医生在告知癌症诊断时容易陷入几个误区：第一，一直占据着话语主动权，没有给予患者叙事权利；第二，一直使用医学世界语言，与患者沟通上出现障碍；第三，一直关注疾病如何诊治，忽视对患者的全人关怀。

亚瑟·弗兰克（Arthur Frank）在疾病回忆录中这么描述被告知罹患胃癌的一幕。

> 医生告诉我他观察到我的胃部有巨大淋巴结（massive lymphadenopathy）。这对于我而言无异于晴天霹雳，但这位医生除告知我这个结果之外，再也没有开口说话。就这么一句话，甚至连再见或好运之类的话都没有说，我与他的会谈就结束了，我就这么走出他的诊室。这是科学的凯旋和人性的落幕。

诊断结果对患者的人生影响与医生语言的精简之间产生强烈对比。精准诊断和客观描述是科学的重要特征。但从人文的角度而言，这是医生职业素养的失败，因为他完全无视患者的情绪与反应，完全没有考虑贸然地将这样一个噩耗告知患者会给对方造成怎样的情绪冲击。弗兰克说：

> 如果疾病话语测的是身体的话，疾苦话语则表达正在崩塌垮掉的身体内部的惊恐与绝望。……我的生命有体温和循环，但同时也有希望与失望，欢乐与哀伤，这些情感因素却无一被检测。

根据弗兰克的说法，医院给他创设了一个医院版本的身份，他从一个活生生的人变成了医生眼中口中的"P53基因突变型精原细胞瘤"。

这个案例让笔者想起叙事医学理念的创建者——丽塔·卡伦医师曾提到过的一位患者对医生将她视为瘤子的经历。这位患者说："我不是一个会喘气的瘤子！"如果对患者的治疗感受、患病的痛苦和体验医生全然不知也全然不顾的话，那么医生看到的只是患者的瘤子，而非患者作为一个普通人的存在。这样的医生没有意识到作为科学的医学并不是导向患者健康的充分必要条件；健康的维护需要医生与患者本人的共同参与，并非"疾病"或者某种"病变器官"。

这些故事批判的都是医生在告知疾病时所表现出的"理性和技术至上主义"的职业反应。他们只会使用没有感情的科学语言，而不会使用同情的语言（language of warmth, sympathy and understanding），他们不知道这样的疾病告知方式会对患者和患者家属造成严重伤害，甚至毁灭性打击。

对于绝症告知方式似乎没有标准答案，因为每一个患者都是独一无二的生命体，医护人员的告知决定应该基于患者的社会背景和心理背景，基于他们的生命故事。作为一名叙事素养高的人文主义医生，我们告知患者及其家属这一信息之前，最首要的是医护人员自己必须对生老病死有正确的认知。在告知的过程中，可能会涉及极其敏感甚至令人局促不安的话题，比如死亡（mortality），未经叙事医学培养的医护人员可能无法掌握告知技巧，但这些话题在关于疾病告知的虚构叙事作品中都有所涉及，因而，笔者建议医学生们要在医学教育过程中主动阅读不同视角的疾病告知叙事作品。

（二）癌症诊断告知的步骤与模式

从以上文字中我们了解到癌症诊断不存在告不告知的问题，只存在如何告知的问题。在中国古代传统医学中，医家诊病时多遵循"医不欺患，据实以告"的原则。医生在对患者全面检查的基础上，对发现的病情和病源均"言必以实"，但也强调了告知时的方式方法。明代医学家李梴在《医学入门》中强调："不可牵强文饰，务宜从容拟议，不可急迫激切，以至恐吓。"告知的过程需要融合医生的科学知识和人文艺术或者叙事智慧。

下面，我们主要介绍两种最重要的癌症告知方式——"SPIKES模式"告知六步骤和SHARE癌症告知模式。

1. "SPIKES模式"告知六步骤

美国安德森癌症中心医生华特·F. 贝勒（Walter F. Baile）创建了"SPIKES模式"告知六步骤（即Setting、Perceives、Invitation、Knowledge、Empathy、Summary）。这六个步骤分别是："S"为关于诊断的对话做准备（环境）。安排确保隐私和舒适安全的地点，让双方可以畅所欲言。"P"先行了解患者的理解能力（感受）。借由开放式的问题，评估患者对于病情的了解程度。"I"判断患者的诊断接受程度（引导）。尊重患者希望知道多少病情的意愿，是想知道所有细节，还是只需知道重点即可。"K"预先说明对话涉及的知识（信息）。告知患者想要了解的信息，并使用对方能听懂的语言给予充分解释。"E"观察情况与对话者的反应（同理）。当患者出现负面情绪或情绪波动，需感同身受并支持他的情绪。"S"让患者主动参与方案制定（总结）。总结双方所讨论的信息重点，尽量避免让患者带着情绪离开。

这六个步骤以患者自主权为核心价值，尽量让患者获得完整详细的信息，强调如何处理和面对患者被告知后所引发的情绪与压力，并建议医生告知患者病情的时间约需 60 分钟。

柏林夏里特妇科医院负责人、全球顶尖的德国肿瘤专家之一的雅利德·席胡利（Jalid Sehouli，1968— ）是一位叙事素养非常高的医生，著有《说坏消息的艺术》一书。这部与医生语言艺术相关的著作就是以贝勒的"SPIKES 模式"告知六步骤作为框架，用临床与人生故事作为内容，构建了医患语言沟通模式。其中有癌症患者就医的故事，有儿子带父母度假父亲却突然暴毙的故事，有年轻警察通知老父他的儿子车祸身亡的故事，有席胡利坦言自己面临母亲过世的故事，也有在火车上与刑警交换告知坏消息经验的故事，等等。

此外，除了设立舒服的谈话环境，非言语的良性互动也很重要。首先可以与患者握手，进行礼节性的问候，避免单刀直入直奔主题。告知情况时应尽量不使用过多专业术语，切忌长篇大论，适时停顿和沉默，或用身体语言（body language）辅助，让患者有时间思考并适时提出疑问。著名的小说家雷蒙德·卡佛（Raymond Carver，1938—1988）在被诊断为肺癌之后创作诗歌《医生告诉我》（"What the Doctor Said"），描述的正是医生告知癌症消息的故事。这首诗被选入美国医学院的必修课程里。在这首诗里，卡佛将医生塑造成了一位情感敏锐、具有同情心，并能给予患者心理支持的形象。通过阅读这首诗，医学生可以了解医生如何通过口头语言和肢体语言将绝症诊断消息告知给患者。

2．SHARE 癌症告知模式

日本心理肿瘤专家内附庸介和藤森麻衣子建构出 SHARE 癌症告知模式（以下简称"SHARE 模式"）。"SHARE 模式"即清楚呈现在病情告知过程中，表现为注重患者对告知方法、情绪支持、提供信息及环境营造的喜好，且相较于美国的"SPIKES 模式"，"SHARE 模式"更重视告知过程中"再确定与情绪支持"的重要性，也更强调沟通的动态性和连续性。

"SHARE 模式"从四个方面为医师提供指导，即：S—— 设定支持性环境（Supportive environment）；H——掌握并运用告知坏消息的技巧（How to deliver the bad news）；A——提供患者主动询问的附加信息（Additional information）；RE——再次确定诊断信息的有效传递，并提供情感支持（Reassurance and emotional support）。

医者在开始癌症告知前要主动了解患者的家庭背景、工作状况、生老病死认知水平、文化教育程度、社会阅历和地位、性格特征、经济状况及对健康素养认知等相关信息，预判患者在知晓病情后可能出现的心理和情绪反应等。

支持性环境能够提供合适、有效且促进医患沟通及交流的条件及氛围，支持性环境"三要素"指的是：①人物，即患者和家属在场；②时间，即保证充分的沟通时间；③空间，即设立安静、私密、舒适的空间。

告知"四环节"有：起——准备并开始面谈；承——逐渐引向坏消息；转——讨论治疗的方案；合——总结告知的情况。

注意采用通俗易懂的语言和患者及其家属能接受的方式，表达清晰，解释仔细；用词谨慎，避免过多使用"癌症"等敏感字眼，态度诚恳，富有同理心。

撰写了两本癌症自传的林虹汝在 20 岁被诊断出霍奇金淋巴瘤（hodgkin's siymphoma）。在 27 岁时癌症复发，林虹汝的主管医生在对她的情况进行全面评估之后，开始癌症复发告知。在沟通过程中，除了治疗建议之外，医生与她探讨了"取卵"，进行生育力保护（fertility preservation）的议题。因为霍奇金淋巴瘤是一种威胁生命的疾病，治疗需采用手术等癌症治疗手段，尤其是过高剂量的化疗后，可能出现早发性停经，也就是说，癌症治疗在遏制癌细胞蔓延的同时，可能会损害患者的性腺功能，最终导致不孕不育。

医生在提供患者所需的附加信息方面，尽量提供患者希望了解的信息，如手术、后期治疗、疾病对生活的影响等，适时提出替代方案、建议及预后。还鼓励患者提出问题、说出困惑，了解患者的需求与关切，并给予针对性的解答，及时评估患者对相关信息的掌握及接受程度，找出认知偏差，予以正向引导，帮助建立战胜疾病或者与疾病和谐共生的信心。医护人员在提供信息的同时，也要介绍目前疾病治疗研究的有效进展以及成功案例，并承诺医护团队一定会尽全力诊治和提供帮助，给患者提供希望，激发其与病魔做斗争的勇气。同时关心患者和家属的情绪反应，鼓励表达情感，允许其适当发泄，给予心理和情感上的认同和支持。

（三）不同群体的癌症诊断告知

1. 儿童癌症诊断告知

儿童癌症类型与其他所有年龄段的人群有很大不同。一般而言，白血病是最主要的儿童癌症，其他最常见的癌症是淋巴瘤和中枢神经系统肿瘤。作为成年人的医护人员，试图保护孩子不被困难、忧虑和苦难打倒是很自然的本能反应。但是，如果不向患儿及其家属解释清楚癌症诊断及相关治疗，会让患儿更加容易受到伤害，因为这剥夺了患儿公开讲述他们自己的恐惧和困扰的机会。事实上，儿童跟成人一样，在面对疾病或死亡时都会产生疑惑及焦虑。因此，当我们想要保护孩子而刻意不去讨论死亡的问题，忽略了癌症患儿的内心反应时，孩子会感到不安和痛苦，很可能因此失去疾病中再次成长的机会。

2. 长者癌症诊断告知

当医生的至亲患上绝症，作为医生的家属是否能以合适的方式将疾病告知自己的亲人呢？

蒂什卡的《病魔》是"21世纪年度最佳外国小说"评选的入选作品。这部小说不仅能引发我们思考"疾病与死亡"这一沉重话题，还讲述了关于疾病告知的故事。小说的主人公安德烈·米兰达（Andres Miranda）医生在疾病告知方面主张无论患者患有怎样的疾病，都应毫无保留地告知真相。这与通常医院里主张对绝症患者隐瞒病情的观点大相径庭，但在几十年的行医生涯中，他还是坚决贯彻了这一观念。如果不是医生自己的父亲哈维尔·米兰达（Javier Miranda）罹患鳞状棘细胞癌（squamous cell carcinoma）晚期并且扩散到脑部，他也许仍然坚持毫不留情地向绝症患者宣布："你没有几个月可活了，放弃治疗吧，抓紧时间，做点你想做的事情。"

绝症的话题从安德烈医生作为患者儿子的视角展开。他的父亲被检查出患有癌症，严肃认真的科学态度不允许医生欺骗自己的父亲，可深厚的父子感情又让医生不忍心说出实情。安德烈医生每天都面对患者的生老病死，却没做好接受父亲癌症晚期这一事实的准备。多年以前，母亲死于空难给父亲带来了难以抚平的创伤，为了避免伤痛，父亲从此不再乘坐飞机。如今，父亲身患重病，安德烈担心告诉父亲实情会给他带来致命打击。

这个时候，安德烈才获得了反思自己一贯的疾病告知方式的契机。从前他能冷酷、不假思索地告知病情，是因为这些患者与自己没什么关系，而现在，他要面对的是父亲。没有护士或者社工可以帮他向父亲道出事实。因此，责任完全落在自己的肩上。刚开始安德烈医生无法在个人层面上接受这个事实，无法面对父亲，也无法想象没有父亲的世界，因此，不得不通过谎言和欺骗来拖延。然而，这位诚实的医生和孝顺的儿子内心深知"生为过客，死为归宿"的道理，懂得"生是偶然，死是必然"的规律，最终对父亲说了实话。其实，当作为医生的儿子告诉作为患者的父亲这一切时，父亲已经感觉到了身体的逐渐虚弱，对死亡也已有了预见。最终，父亲坦然面对即将来临的死亡。

确诊癌症常会引发恐惧、焦虑、愤怒及其他情绪，有些患者及家属甚至会感到混乱和无助。这些都是遭遇生死存亡最大挑战时而产生的身体自然或者本能的应激反应。医护人员不能因为害怕患者的这些反应而不予以知情告知。对于癌症患者来讲，医护人员应该了解医生只能在营造人文关怀和叙事照护氛围的前提下告知患者真实情况，帮助患者及其家属做出决定（self decision making），而不是替他们做决定（surrogate decision making）。知情同意（informed consent）蕴含一种告知的艺术，也是临床医学的根本之道。

二、与不同家属沟通患癌话题的技巧

当家中成员生病，受影响的从来不会只有患者本人，还有家里的其他成员——患者家属。生病从来不是一个人的事情，而是全家人要共同面对的事情。在家庭生活中，癌症患者的主要照护工作多由家属承担，他们的身份通常是患者的父母、配偶、兄弟姐妹等。为罹患癌症的患者做治疗的医护人员应该深切地了解到对任何一位癌症患者的照护，最理想的是状态是：要能达到全人、全家、全程、全团队的照护目标，让患者本人在生命终末期感受到人性的温暖，享受生命最后旅程的存在感和尊严感。因而，我们医护人员与患者家属主动沟通的意识和技巧也格外重要。

癌症的特性与复杂的治疗流程不仅让患者吃尽苦头，同时对照护者产生极大心理压力与精神负担。家属和患者一起坦然面对疾病可以有效提升患者及其家属的生命质量。医护人员应该与患者家属建立良好的人际叙事关系，一方面，告知家属不能像过滤器一样，只准患者知道什么信息，不准他们知道什么信息，剥夺患者的疾病认知和诊治过程的知情权和自主选择权（autonomy）；另一方面，叙事素养高的医护人员可以指导和帮助患者家属成为更好的照护者，与患者建立更亲密的叙事连接，用理智和情感连同叙事艺术共同抵抗癌症带给患者的恐惧与绝望。

（一）一般家庭成员沟通技巧

医护人员在与患者及其家属的沟通上发挥着非常重要的桥梁作用。诚实告知、诚信医疗、诚心照顾是能更好地帮助患者及其家属度过人生危机的首要原则。告知坏消息之后，患者通常会经历许多心理转变的过程，从否认、愤怒、寻求转机、沮丧抑郁到最后无奈接受，整个过程或快或慢、或连续或断断续续，这时候患者极亟需家人与亲友的关心陪伴，以走过这一段充满危机的心灵转折期。医护人员如能与家属妥善沟通相关事项，使家属在全面认知疾病后消解自身因至亲突患恶疾而产生的慌乱无措感，便能成为抚慰患者的支柱力量，在照护过程中为患者创设积极正向的治疗空间和患者所钟爱的治疗环境。

家庭照护者在与患者一起对抗疾病的过程中主要面临三大挑战：一是对患者疾病未来演变充满不确定感；二是需用大量时间管理患者的心理情绪；三是很难执行医疗诊治和家庭照护任务。这些都应是医护人员在与家属沟通时需涉及的话题。具备一定叙事素养的医护人员会引导患者家属阅读有针对性的疾病叙事作品，借助通俗易懂的语言和故事情节来了解疾病的发生发展和转归等全过程以及相关医学治疗与家庭照护的注意事项等，从而在一定程度上消除家属对患者未来的不确定感以及由此衍生的焦灼感与无力感。此外家属在阅读过程中能从患者第一视角体验患病者的情绪反应和治疗过程中的痛苦煎熬，在日常照护中便能更敏锐地察觉患者的情绪困境并能第一时间给予及时有效的回应。不同叙事作品中所呈现的医护人员以及家属在面临患者病后的突发问题以及照护过程中的众多难题的举措无疑也为家属提供了应对的参考。

罹患癌症从来都不是病患必须独自承担的，家人及亲友的陪伴在患者的癌症治疗过程中扮演着非常重要的角色。

　　26 岁罹患胃癌晚期的韩国青年金普通的《我的第二次人生：癌后那些日子》采取单格漫画、对答与回忆的叙事方式描述家属如何陪伴癌症患者，以及患者可能面临的诸多挑战及心理转折等。和一般励志抗癌书籍不同，该书的作者曾经是癌症患者家属和照护者，十年前自己的父亲同样罹患胃癌晚期。

　　金普通以"森林"比喻患者的内心世界，而侵蚀森林的"沙漠化现象"正是癌症。"森林"中居住着各种奇妙的生物，将带着患者一同揭发"森林沙漠化"的真相。该书描绘出癌症患者的不安与烦恼、痛苦与焦虑，以及陪伴患者度过人生最后一段路程的亲属之间的羁绊。这部绘本以更优美细腻的笔触描绘出患者心情的变化与转折，这使得照护癌症的家人在阅读这本书时更能感同身受。这部疾病叙事作品可以带给自己、家人，还有那些已经失去心爱之人、行将失去心爱之人，以及正独自游走在"沙漠"中的所有人以极大心灵抚慰和情感支持。

英国国宝级编剧阿兰·本奈特（Alan Bennett，1934—　）的作品 "A life like other people's" 非常坦率地描述了他的母亲从抑郁症到老年痴呆的精神和身体状况恶化的全过程，以及在与美国医疗健康体系频繁打交道的细节中展开的思考。这是一部从儿子的视角对母亲疾病以及疾病是如何影响和改变家庭状况和家庭关系进行描述的叙事性作品。因此在阅读亲历疾病的患者撰写的疾病自传叙事之外，医护人员还可以引导家属阅读亲属撰写的疾病叙事作品。

除了阅读他人的患病故事汲取经验之外，医护人员还应引导家属倾听患者本人的倾诉。当患者家属和医护人员愿意关注聆听患者讲述和回顾他的人生故事、了解他的心声，积极回应患者因疾病治疗或人生遗憾所背负的痛苦，患者的痛苦和创伤就能够在分享的过程被分担，医护人员才能给予更贴心的人文照护。良好的人际叙事关系、亲近的家人和几位知心朋友都是许多癌症患者在对抗疾病时的重要力量来源。一项在《临床肿瘤学杂志》(Journal of Clinical Oncology) 发表的研究表明：拥有亲友相伴的早期乳癌患者存活率要比独自面对疾病的患者多出 4 倍。

（二）未成年家属的癌症沟通

罹患癌症的长辈向未成年家属正确告知病情需要一定的叙事智慧。与未成年家属正确沟通癌症治疗过程不仅能够有效缓解作为患者的焦虑，也有利于患者的治疗和康复。长幼之间良好的沟通旨在帮助患者家属学习如何理解与处理彼此心理上的需求，让家庭叙事关系更紧密更和谐。一方面，这可以成为孩子认识生命、疾病和死亡的良好机会；另一方面，也是与生病的家人形成更亲密叙事连接的最佳契机。因此，对于未成年家属，医护人员首先要建议患者不要对孩子刻意隐瞒自己的病情，而是教育患者以未成年人可理解的方式坦诚说明自身的疾病状态以及后续可能要面对或者经历的各种治疗措施等。

针对未成年家属，医护人员可通过推荐带有插图的叙事绘本讲述癌症这一话题，帮助癌症患者以正向乐观的方式与孩子谈论癌症，同时教育未成年人应如何支持家人共同渡过人生难关，这样既能达到叙事健康科普的目的，又能给予未成年人心灵上的慰藉。通过向未成年家属推荐阅读有针对性的叙事性绘本，提前教育未成年人，使其对长辈癌症治疗过程中所流露出来的喜怒哀乐等情绪有个初步了解和把控；借由叙事性绘本教育，让未成年人珍惜家人间的欢乐时光，从而达到教育未成年人调适心情、减缓焦虑，并以正确的心态协助家人共同投身治疗和康复的效果。

在前面章节笔者提到绘本叙事对于未成年人的科普功能，讲述过乳腺癌患者不懂得如何告知孩子自己的疾病状况和为什么要进行手术，这让对癌症毫无认知的孩子误以为自己的母亲被医护人员伤害，因而对医护人员非常不友好的故事。没有职业叙事意识的医护人员往往不分青红皂白批评孩子的不礼貌和爸爸的不管教，而具有叙事素养的医护人员则懂得询问孩子无理取闹背后的理由，在聆听了故事之后给孩子推荐合适的叙事性读物，帮助孩子理解妈妈的状况。当医护人员指引孩子阅读了《妈妈的肿块》和《为什么妈妈好好的却要做手术》等叙事作品之后，孩子便平静了下来，不再踢打医护人员，而且在妈妈做完手术之后，还对医护人员说了谢谢，感谢他们为妈妈做的一切，也对着妈妈说："妈妈，我知道你生病了，我以后会更乖，陪着妈妈一起变得越来越健康……"

三、癌症治疗过程的叙事调节与沟通

癌症对于任何人而言都是一个噩耗。癌症可怕的扩散速度以及患者在癌症治疗过程中所经历的巨大创伤使得癌症令人望而生畏，人们经常谈癌色变。一个人一旦被确诊为癌症患者，震惊、恐惧、愤怒与绝望等心情可能同时涌现，患者必定经历痛苦而又复杂的情绪。肿瘤科的医生在患者治疗过程中更像是扮演着牧羊人的角色，面对的虽不是战场，但是每天要面对一座又一座的高山，与患者同行，时时给予他们方向的指引和灵魂的慰藉。

医护人员及时与患者及其家属展开疾病治疗交流对于康复至关重要。医护人员有责任引导患者真诚地表达自己的真实情感和诉求，坦诚地与亲人及医护人员沟通，使其得到更多的理解和支持，减少因癌症引起的焦虑、恐惧及疼痛。

现代医学将医治身体的医生和医治心灵的医生截然分开是不对的。身体和心灵的治疗是密不可分的。具备良好叙事素养的医护人员理解面对疾病时感到焦虑、恐惧是人正常的心理反应，并非某种心理疾病。因此医护人员除了例行的问诊疗流程外，也要关注患者罹患重病后滋生的情绪困扰问题，积极引导患者及其家属进行及时的表达以宣泄情绪，避免不必要的心理压力和痛苦。

医护人员要学会适时运用叙事调节的能力。叙事调节不主张盲目地将患者暂时的心理情绪困境等同于心理问题，或者试图用心理类药物治疗或干预。遍布全国各地的叙事中心经过大量临床实践表明：叙事调节的及时运用比心理医生的治疗更直接也更有效，患者也更容易接受叙事调节这一全新理念。通过学习和引导，医护人员或者患者家属很容易掌握或者拥有叙事调节的能力。叙事调节能力应该是每一位医护人员的职业必备素养。

（一）叙事调节在癌症治疗过程的应用

大多数患者在没有心理准备的情况下面临罹癌的事实，他们的生活方式也因而改变，甚至有些患者会突然感到自己完全丧失了对生活的向往。

主要会历经五个阶段，包括：否认疾病（denial）、感到愤怒（anger）、寻求转机的可能性（bargaining）、陷入悲伤低郁的情绪（depression）、接受罹癌的事实（acceptance）。

具备良好叙事沟通能力的医护人员能够引导患者尽快走出负面情绪，接受事实，转变心态，以平稳的情绪积极配合治疗。古希腊医学之父希波克拉底（Ἱπποκράτης，前460—前370）提出，医学的三大法宝是语言、药物和手术刀。医学发展到今天，三大法宝已然进化为叙事、药物和手术刀。叙事医学强调的正是一种尊重大健康语境下每一位生命主体独特的生命故事的临床人文落地模式。叙事理念强调医者跟患者建立人际叙事连接，谦卑地聆听、关注、阐释并回应患者的生命故事，帮助其进行全人健康调节，引导患者走出叙事闭锁和人际叙事断裂状态，是在与周围人建立亲密叙事连接中找到对抗癌症带来的恐惧的最佳方式。

医生以言治病。在医患社会体系中，患者被恐惧和其他情绪所触动，这些情绪往往会被医生的言语和措辞所调节。拥有近二十年临床经验的医生和神经学家乔·迪斯本札（Joe Dispenza）在其研究中提出，例外癌症患者，亦即超出生命预期的患者，基因和环境都没有成为从癌症病症中走出来的绝对因素；例外患者能够得以痊愈的原因在于得到了人文主义医生的指引，对自我展开了积极的叙事调节，舍弃了愤恨的心情，也就是舍弃"旧的不利于心身健康的故事"，最终得以超越当下病痛的处境。即使不能成为超出生命预期的例外患者，医护人员叙事调节能力的运用也能极大改善癌症患者的生命质量。

17世纪著名人文主义医生托马斯·布朗每天巡查完病房之后，都会搬张椅子坐在患者的病床旁，从口袋里掏出一张纸在患者身边低声朗诵，附近病床的患者也常常侧耳倾听。布朗朗诵的不是患者的病危通知书，也不是癌症诊断告知书或手术风险告知书，而是他写给患者的一封信。每一封信的内容都基于医生对患者及其家庭的深入了解，每一句话都能深深触动患者的内心，鼓励患者提起精神，不要被眼前的病痛压垮，让患者感受到一个医者对于他的人文关爱。布朗的信后来结集成《写给朋友的一封信》（*A Letter to a Friend*）出版。

医生不是修理损坏机器的"技工"，他们的疗愈对象是有灵魂、有思想、有血和肉的人。每一个患者都有自己不一样的生命故事。医生跟不同患者的沟通方式应该是千差万别的。约翰·霍普金斯医院的四大创立医生之一的威廉·奥斯勒将布朗当作自己的终身职业偶像。奥斯勒在与患者沟通中一向坚持采用友善、幽默和乐观的措辞，在了解患者生命故事的基础上与其建立亲密的人际叙事关系。医生不仅给患者开具药物，而且还通过语言影响药物的效果，换一句话说：医生的语言对患者的影响甚至比药物对患者的影响更大。

日本医生作家渡边淳一的短篇小说《宣告》谈论了医者在与临终患者沟通中起到的积极作用。

艺术家祁答院罹患直肠癌，在术后预计只能再活一年。一般人认为，将死期告诉病者是残忍的、不人道的行为，那无疑是在摧毁病者的生存信心，甚至加速病人的死亡。但船津医生对祁答院作为艺术家的人生故事进行全面了解之后，决定将这一坏消息告知患者。船津医生认为，肉体迟早要腐朽，化为尘土，灭于无形，但艺术品不同，艺术品可永久存留下去。对于一位艺术家而言，创作便是他的生命。船津医生在创设的良好氛围中向祁答院"宣告"了他的死期。最初，这对祁答院的刺激和打击是巨大的。但是，船津医生认为，家人的爱与他对艺术的追求能够帮助他对抗死亡，因而船津医生鼓励家人与患者建立更亲密的叙事连接。

《宣告》详细描述了癌症患者从消沉到振作的变化过程，这得益于船津医生叙事调节能力的灵活运用。《自然心药：会治疗的故事》（*Kitchen Table Wisdom: Stories That Heal*）的作者米切尔·内奥米·瑞曼（Rachel Naomi Remen）医生认为，生病是一种心灵的邀约和通道，加深我们的灵魂与生命之间的联系。疾病的目的是唤醒我们，把生命中重要的事物再次带回到我们身边。艺术家对创作的热爱、家人的陪伴和医生的鼓励让奇迹发生了，祁答院创作出生命旅程中最后两幅超越自我的画作：一幅是故乡的全景，另一幅是以爱妻为模特的现代派人体画。故事的最后，患者无牵挂地死去了。从小说中，船津医生能够体会到这样的深意：虽然患者因体力消耗过大而缩短寿命，但他没有留下太多遗憾，也没有恐惧，而是平和、有尊严感。

具备基本的生命健康叙事素养的医护人员可以主动对癌症患者展开深入沟通，从而进行叙事调节。生命健康叙事素养是一种综合能力，拥有这种能力的主体对生老病死有深刻、正确的认知，善于通过阅读、讲述、写作和反思他人故事来形成人际叙事智慧，帮助自我和他人回顾过去的人生故事、想象未来的人生故事，走出不利于身心健康的叙事闭锁状态，重构与自我、与家庭、与他人、与社会的和谐关系，提升战胜癌症的生命复原力，实现全人健康。

（二）癌症患者治疗过程中的沟通策略

癌症患者的照顾和治疗中的沟通往往包括：信息交换、情绪表达与意义的了解。医生在治疗沟通中应该给患者提供以下必要信息。

医学上的问题（medical problem）、预定的治疗选择（proposed treatment or procedure）、预期的效果（expected treatment benefits）、可能的风险（potential risk）、有无其他变通的治疗方式及其预期结果（alternative treatment and expected outcome）。

医患之间除了诊疗过程关于医学决策信息的交换，沟通过程中也应注重提供情绪上的人文关怀和情感支持。但大多数医护人员只将患者视作教科书上疾病的具象化实例，一般采取例行规范化的通知和标准化的问询流程，患者在他们眼中成为 X 光片上的一团病灶或病历上的数据报告。在查尔斯·马汀（Charles Martin）创作的一部从乳腺癌患者家属的角度讲述故事的作品《在河的尽头》（*When River Ends*）里我们看到，一位深爱自己罹患乳腺癌妻子的男主人公对着叫"1054 要换点滴"的医护人员说了一句："拜托你们看看我卧病在床的太太，她是一个活生生的人，求求你们别当她是一组数字，或一串数据。"

因而在关注疾病信息外，医护人员也不应忽视患者面对突患疾病所产生的情感上的适应障碍和治疗过程中的痛苦感受。当被诊断为癌症时，患者表现出担心、害怕、恐惧、失望、忧伤、愤怒、生气、无奈等情绪是很正常的反应。情绪反应还可以协助生命主体吸收灾难性的创伤经验，并将它减缓到尽量不妨害生命概念系统的常态运作。情绪除了吸收创伤、缓和创伤经验的冲击之外，还具备社会性沟通功能，让周遭的人了解当事人的状况从而伸出援手。

当医护人员感受到患者的不稳定情绪时，医护人员可以在跟他们的深度沟通中引导他们回头看，并感受情绪的根源问题在所在。清楚检视担心的事情，可以让医护人员更容易进行有效引导，减少患者无谓的体力消耗，增强患者对抗疾病的信心。

以患者为中心的医疗照护常使用的是 LEARN 沟通模式，即：

"L"：以同理心倾听（listen）并了解患者的诉求；"E"：详细说明自己（explain）对治疗方案和治疗效果的看法；"A"：认知（acknowledge）医患双方对于临床状况的不同视角，充分融合视域差距；"R"：提出检查及治疗的建议（recommend）；"N"：与病患者协商（negotiate）决定彼此可接受的方案。

"同理—说明—再同理"的"三明治"结构在帮助患者进行情绪表达时助益良多。举例来说，癌症患者拖延许久才来做治疗，以致病情始终不见好转，陪同的家属向医护人员抱怨患者总是固执不愿意就医，怎么劝也不听，由此可知，患者不遵从医嘱并非缺乏知识，而是情绪上不愿意配合。此时医护人员要做的并不是马上说明病况或对患者进行"教育"，而是分析患者的行为与感受他们的情绪，从中进一步接纳患者的情绪并做情绪引导。

医生能感同身受患者的情绪甚至引导患者进行情绪表达的过程也是压力与恐惧释放的过程。只有当非理性的情感冲动得到宣泄，理性才能重回大脑，思考并做出诊疗措施。此外，运用富含同理心的话语也可以逐步减缓患者与家属的焦虑程度，让患者感受到"医生理解并愿意与他们站在同一阵线上"，还能让患者明白自己在与疾病抗争的路上并不是孤军奋战，而是团队协作。

（三）癌症患者的叙事沟通与疼痛缓解

疼痛是癌症患者最普遍、最常发生及最令人难以忍受的症状之一，严重影响癌症患者生活品质。广义来说与癌症相关的疼痛，可能来自肿瘤压迫或浸润身体某个部位产生的疼痛，也可能是皮肤、神经或者其他激素失衡、免疫反应引起的变化所带来的不适感。其中慢性疼痛多由疾病本身或内心情绪状态所引起的，而急性疼痛多由治疗或诊断的过程引起。在疼痛过程中，患者心理状态总是欠佳的，甚至愈发觉得自己没用，成为家人的累赘；还有的患者因恐惧而不停思考死亡和后事。如果疼痛问题能够解决，患者的生活质量则会有所提升，他们对疾病或死亡的恐惧感也会降低。

生命主体承受痛苦的第一反应往往是无法言说，因为主体往往是在突然间"被抛入"某种痛苦境遇中的。奥匈帝国作家弗兰兹·卡夫卡（Franz Kafka，1883—1924）的《变形记》（The Metamorphosis）中的主人公格里戈在一觉醒来后变成甲壳虫，其实就是对那些突然罹患恶疾的患者所面临的语言隔绝状态的最好隐喻。变成甲壳虫之后的格里戈无法像以前一样用人类语言进行情感交流，也无法倾诉自己的痛苦。

在癌症自传叙事作品《平淡人生：疾病回忆录》（Ordinary Life：A Memoir of Illness）中，康威（Kathlyn Conway）这么描述收到癌症诊断的患者。

> 从听到诊断的那一刻起，就进入了一个封闭的圈子，这个圈子将患者与他以前的正常生活隔离，与过去那个正常的自己隔离，与那些他们所爱的人们隔离；在那个封闭的圈子里，患者就像一个来自不同物种的生物。

这一描述与卡夫卡的《变形记》里主人公变成甲壳虫的状况是一样的。患病也正是如此，自己毫无防备地从健康国度被拉入疾病国度，原本使心神得以安居的身体在疾病的侵袭下渐渐出现诸多不适，原本最为亲密的身体无以为家，病体的他者性（otherness）与陌异不安感进一步使自我与健康世界的伙伴隔绝，完全生活在自我孤独和焦虑中。

人与人之间本有的叙事连接变成完全真空的地带，隔着一个没有语言可以沟通的空间，患者类似被隔绝在一个透明的玻璃屋内，外面那个缤纷的世界已经远离自己。正因痛苦的内向性特征，其宣泄和释放便需要找到外向的载体或者媒介，故事的隐喻性和替代性无疑是承载痛苦经历的良好容器。

在癌痛患者中开展叙事实践与叙事沟通，可以弥补医护进行量化疼痛评估的不足。临床中对癌痛的量化评估有数字分级法（NRS）、面部表情疼痛评估法（FPS）及主诉疼痛程度分级法（VRS）。有时在疼痛评估中，患者可能变成"不可靠的叙事者"，故意隐瞒疼痛。医护人员必须换位思考理解患者不愿意说出疼痛的原因，可以尝试有针对性地与患者进行沟通，解开患者的心结。量表只能评估疼痛等级，但舒缓疼痛必须用到医护人员的叙事沟通能力。医护人员可以通过鼓励患者用隐喻性叙事描述自己的疼痛，以此来缓解。

疼痛缓解叙事有两个类别，一个是通过叙事沟通引导患者将自己消极的经验重新解释，通过修正事实，将经验中的痛苦以一种积极的方式去看待；另一个是通过叙述同胞的不幸命运，给予患者忍耐人生苦痛的力量。深谙生命叙事智慧的医护人员善用叙事能力及时与患者进行叙事沟通，帮助他们启动重新体验和阐释人生故事的按钮，调动患者的内在资源，实现内在转变（transition），使其获得由内而外突破闭锁的能量，改变对癌症和死亡的负面认知，从而达到引导患者主动走出痛苦境遇的目的。查尔斯·马汀在他创作的小说《在河的尽头》里提到：癌症造成的不只是生理上的痛。若说癌症有什么好处，的确有一个：癌症患者开始真正反思过去的人生，顿悟之后的改变让患者在当下活得比之前更真实。小说中，罹患乳腺癌四期的女主人公艾比说她"罹癌前的人生是六寸的黑白电视，罹癌后的人生则是超大荧幕的立体电影"。

在生命健康叙事语境下，疾病和死亡在特定情境下也意味着生命叙事进程的重新开始，而不是结束。乳腺癌患者麦克纳尼在康复后创作出《癌症的礼物》一书，赞颂痛苦所蕴含的生命启示的力量——"癌症是门票，能让人体验真正的人生；癌症是护照，能让人前往真正想过的生活"。

> **例外患者及其他癌症叙事作品推荐**
>
> 索尔仁尼琴. 癌症楼. 姜明河译. 漓江出版社，2001.

四、叙事安宁缓和医疗的概念与实践

临终病情的告知及讨论是一门科学，更是一种艺术。安宁沟通是每个医护人员都应该学习的基本知识和智慧。在生命的最后阶段，如果医护人员能够运用自己的叙事智慧跟患者和患者家属进行沟通，就能够提升患者生命质量，甚至能够引导患者实现终极成长。反之，如果医护人员只懂得运用科学知识和专业技能对待患者，患者将被物化，失去其应有的尊严，最终离开人世。

（一）安宁缓和医疗的叙事沟通

安宁缓和医疗是指在慢性病、重症和突发意外的患者面对生命期受限（life-limiting condition）的情况下，将着重治愈（cure）的治疗方案转向以提升生命质量为终极目标的临终关怀照护（terminal care）方案，这是一种整合医疗模式（integrated model）。在患者临终之际，尽职不懈的医护人员及万般不舍的家属应将沟通的焦点转向重视患者的生存价值，尽力维护其生活质量和生命质量，并协助临终者统整其生命故事，实现其生命的终极意义，坦然面对和接受死亡。

人生进入老年期或生命末期，也就到了社会学家艾利克·艾瑞克森（Erik Erikson）提出的以寻求生命意义为核心的人生第八阶。我们生而具备一个叙事的大脑，在人类生命周期的最后阶段，只有接受"我的故事中有缺点也有局限，但它仍然是足够好的"，人们才能感受到生命的完整，并坦然面对死亡。对于癌末临终患者而言，他们需要整合的不再是身体，而是他的人生故事。因而，我们必须花一些时间与患者待在一起"深入生命故事，创设一个可能发生愈合的空间"。

人与人之间亲密的叙事连接是生命个体对抗一切痛苦、疾病乃至死亡的唯一解药。在围死亡期，医护人员应该多引导临终患者家属用爱去触动之前完全被恐惧触及的临终者的内心。说故事就是强化认识自我的工具，故事以想象力开启超越性的经历，支撑主体的信念，唤醒内在意识。说故事是将身体心灵结合为一个整体的过程[①]。很多人会回顾一生，为自己一生所做的事做一个定论，写下生命叙事的完结篇。

生命其实就是人与人关系的联结，死亡则可视为人与人关系的切断。因而，当癌症患者得知自己快要死亡的时候，其注意力往往都会不自觉地集中在自己的人际关系上。因此，医护人员在照护癌末患者的过程中需要有技巧地倾听和回应患者的故事和情绪，主动帮助患者解决或修复困扰他们的人际关系，鼓励家人一起陪伴患者一起回忆往事，感受爱与被爱，感悟人间温暖，在生命最后关头维护其尊严，并协助其实现终极成长。

对临终患者进行照护的医护人员应具备五项叙事沟通技巧：①在对患者进行全面了解的基础上，与患者建立生命共同体关系。②以简单易懂的方式，协助患者及其家属理解关键医疗信息。③通过引导临终者回顾和统整人生故事，帮助其深化生命意义和死亡认知，化解家属的悲痛情绪。④协助临终者找出最关心的事件，完成生前愿望，从而达到身心安适的最佳状态。⑤借由叙事调解，引导临终者重建或修复亲友间的叙事连接，在家人的陪伴中度过人生的最后时光。

对于癌症末期可能出现突发情况的关键医疗信息，医护人员应及时沟通。巴拉班（Balaban）在他的《医生临终关怀对话指南》（"A physician's guide to talking about

---

① LAWRENCE R L, PAIGE D S. What our ancestors knew: teaching and learning through storytelling [J]. New directions for adult and continuing education, 2016（149）: 63–72.

end-of-life care"）一文中指出与临终患者交谈的四个步骤——发起讨论、澄清预后、确定临终前的目标以及制订治疗计划。在确定临终前的目标这一步当中，医生应该与患者一起探讨医疗以及非医疗的目标，包括确保与家里人相处的时间和减少不必要的治疗等。这里目标的确定都必须基于患者及其家人的个人化故事，而非医护人员单方面的判断和决定。

（二）引导临终者展开预立遗嘱沟通

许多癌症患者家属经常对于治疗内容感到困惑。信息交换包括医护人员与患者、患者家属对于患者治疗措施、步骤以及方案等的解释与确认。这一过程不是医护人员的独角戏，患者与患者家属在治疗过程中的声音甚至更为重要。但对于那些大脑已经严重丧失功能的患者而言，他们的"意识"已永久丧失。

医护人员难免会困惑究竟其存活的意义何在，应该给予何种程度的维生治疗，究竟要延长多久才最适宜。这些都是医护人员和临终照护者所面临的困境。因此，医护人员及早与患者及其家属讨论"生前预嘱"成为重要的沟通环节。医护人员除了跟患者及其家属沟通各种治疗方案外，也应坦然分析治疗成功与失败的概率，讨论如果治疗效果不佳时，将如何进一步处理，是否需要施行急救，可以接受哪些措施，当患者失去意识时，将指定谁作为其医疗代理人。及早详细沟通有助于避免将医护人员置于急救与撤除维生治疗之伦理法律两难处境，最重要的还是要保障末期重症患者的自主权益与尊严，还患者一个安宁与善终的权利。很多时候，不是临终患者没有准备好接受死亡这一事实，而是临终照护者不知如何与临终患者沟通预立遗嘱（living will）和处置身后事（advance directive）等话题。

在当代的小家庭格局中，大多数家属是第一次面对重病的家人，他们没有相关的沟通经验。照顾者通常不愿主动提及死亡议题，除了想保护患者免于心理承受压力之外，也缺乏对自我沟通效能（communication efficacy）的自信，认为自己和患者都没有做好谈论和决策死亡议题的准备，这在临终患者和照顾者之间就形成了某种沉默的合谋现象（mutual conspiracy of silence）。也就是说，很多时候是家属自己难以接纳事实，从而将沟通障碍投射到患者身上。因而这个时候，需要医护人员做患者家属的沟通助手，指引他们打破沉默。

戏剧叙事作品《心灵病房》常被许多医科院校和医院用作临终关怀和死亡教育的人文素材。该作品不仅获得美国普利策奖和国家医学教育改革奖。戏剧讲述一位晚期卵巢癌患者薇薇安教授的故事，描述主人公从确诊到死亡之间的医疗经历。

苏西没有突兀地与患者谈论预立遗嘱的话题，而是先营造氛围，与患者建立亲密的叙事连接。苏西为患者涂抹润肤露缓解因为化疗带来的皮肤不适，还帮助患者将遮住秃头的棒球帽戴正，凌晨四点为了让薇薇安的胃肠道舒服点，苏西还去给患者买冰棍。在与患者一起分享冰棍，回忆儿时追赶售卖冰棍的小卡车的情景之后，开始与其拒绝是否拒绝心肺复苏术（DNR）。最终，患者获得了生命最后的自主权。当医患双方都具备良好的死亡素养，理解医疗也有极限，彼此才能互相尊重，成为生命共同体，一起帮助患者走向善终。

对临终患者隐瞒病情会带来三大问题，一是财产规划和后事交代等很难找到时机讨论，严重的还可能造成家庭纷争；二是患者无法自主做出最后关头的救治决定；三是患者没有办法利用余下的生命跟家人道别。医护人员要让患者家属意识到，只有掌握生命尊严的钥匙才能真正做到生死两相安。

（三）临终患者的终极叙事沟通

美国神经外科医生保罗·卡拉尼提在 36 岁刚完成长期而严格的医疗训练后，发现自己患上肺癌第四期。正因为卡拉尼提由医生转为患者的经历，他选择拿起笔，写出一本超乎寻常的癌症叙事作品《当呼吸化为空气》。在成为患者之后卡拉尼提才顿悟到，每个生命主体终将面临死亡，肿瘤医生及其他重症科医生最高的理想不是解救生命，而是引导患者及其家属认知疾病并了解死亡；对于癌症末期患者而言，最后的生命不在于避免受苦，而在于创造意义。

塞尔维亚人佐兰·日夫科维奇（Zoran Zivkovic）的短篇小说《小提琴手》（"Violinist"）涉及临终关怀、护理关怀、医护关系、医患关系和叙事沟通交流等多个维度。

在这篇小说里，一位普林斯顿教授只剩下生命中的最后一晚了。故事的前几页都在讲述这位教授的主管医生迪恩在面对濒死患者时如何尴尬且不知所措。迪恩医生深夜去了患者病房，但他很不擅长与濒死之人交流，每当这个时候，他都深感局促不安。他总是假装情形还算乐观，给濒死患者虚幻不实的希望。因为说的是谎言，迪恩医生往往需要与患者保持距离，不敢与患者有眼神接触，总是借故匆忙离开病房。

临床医学发展至今让人类的生死问题都被彻底地"医学化"。现代医学技术和传媒的推波助澜给我们普通民众造成"医学万能"的错觉和假象，至少普通民众想当然地这样认为。这直接导致我们对于死亡已过于陌生，甚至将死亡等同于疾病而加以根治，或者我们干脆拒绝死亡。医生总是认为自己的首要职责是治愈患者或尽可能地延缓死亡。然而，当病人已经达到无法施救的地步时，医生很容易产生一种强烈的挫败感或者无力感。这种无力感往往让医生不知不觉间疏远和逃避临终患者。

在这个故事里，一位名叫罗泽尔的护士在护理工作中投入了最大的同情和关爱。在患者入睡前，她给了教授一颗蓝色药丸来缓解他胃部的反复疼痛，也能给他沉重的身体带去愉悦的轻飘感。患者听到了不知从何处传来的悠扬小提琴乐曲。罗泽尔女士却根本听不到，也感觉不到乐曲声。但是，罗泽尔认真聆听并回应着教授讲述的故事。原来，教授年轻时是一位小提琴手，这乐曲声带着他回到了过去。60年前，还是15岁的少年时，教授去参观了意大利的一座小镇。村镇的静谧被天籁般的小提琴音乐打破。时间似乎都为其停滞驻足。

在进入无边无际的黑暗之前，他感觉自己被光芒包围，沉浸在温暖的光泽里。我们无法判断这是一种死前的内心觉悟还是心脏的最后搏动引发的幻觉。他醒过来，看见了一位牧师盘旋在他身体上方。这位临终患者将罗泽尔护士叫去身边，试图将自己所见到的一切景象告诉她，这可能就是一种临终知觉。尽管教授的语言已经变得含混难懂，罗泽尔护士仍然倾尽全力仔细聆听。

这是安宁疗护中开展终极关怀的重要一环——仔细聆听临终者所说的话，无论多么模糊或混乱，可能都包含着重要信息。患者在离世过程中总会经历各种临终梦境，这些梦境能让他们回到过去，不仅可以去见最想见的人，还可以对往事进行"编辑"，弥补今生的遗憾。这个过程，能让人们平静而有尊严地离开这个世界。生命终结不只是医学论题，临终过程也不只是肉眼所见的生理痛苦。通过交谈或梦境，临终者常常有意无意地回忆起生命中最美好的部分和最重要的事情。

这些状态完全不同于精神错乱，因为临终患者会清晰而深刻地描述一种安详、宁静的临终体验，其中包含许多抚慰心灵的主观体验（例如临终梦境）。事实上，在人的死亡过程中，听觉是最后消失的知觉。越来越多证据表明，患者在没有意识的状况下听觉仍可以延续到宣布死亡之后的一段时间。临终患者通常因为体力与专注力不足而无法正常说话，但依然能感知谁在身边，听到他们的谈话。所以，即便患者似乎毫无反应，或是处于昏迷和谵妄状态，医护人员和家属都可以继续跟临终患者说话，尤其是说些心里话。临终患者看似沉睡的样子其实是在准备面对自己离开人世的过程。临终患者被包围在我们的声音之下，情绪便能稳定下来，平静地迎接最后一刻的到来。

事实上，面对患者生命不可避免地走向结束，医生应该具备敬畏生命的谦卑之心，敢于承认医学科学与技术的局限性和不确定性，愿意放下自己高人一等的专家身份，乐于以平等的生命主体身份与患者进行面对面和开诚布公的叙事性交流，同患者和家属站在同一立场上直面死亡。医患之间只有沟通顺畅，才能做出明智不失庄重的决定。

结语：叙事赋能生命末期的危机化解

死亡是生命进程中的最后一个过渡仪式。无论对于死者或生者的生命状态、家族伦理、社会关系而言，死亡均预示着重大的转变，并潜藏一定的危机。生命健康叙事理念提出，生命进程的任何过渡都需要叙事介入和叙事照护，死亡也是一样。在这一理念的倡导下，临终叙事陪护师这一概念应运而生。

死亡不可预期，更无法避免，临终者所求本不多，无非需要更多的人文关怀和照护。在整个过程中，临终叙事陪护师与患者家属紧密沟通，在关照患者的同时也抚慰亲属，引导他们正确认知生老病死的自然生命旅程。当临终者死亡，临终叙事陪护师会指引家属余下的哀悼仪式，亦教育他们如何纾解亲人离逝的悲痛情绪。通过与临终叙事陪护师的叙事沟通交流，生者才能重整心绪接受新的变局，家族秩序和人际关系得到顺利重整。

临终叙事沟通作品阅读推荐

玛姬·克拉兰，派翠西亚·克莉. 最后的拥抱. 李文绮译. 华夏出版社，2013.

课后思考题 1

结合这一节的学习内容，阅读以下故事，谈谈自己的看法。一项日本的医学研究发现，有 90% 的患者在插管之后无法治愈，有 45% 的家属因逝者在临终前接受的激进治疗而被创伤后压力症所困扰。

> 34 岁的胡先生因左腹腰部及上背部疼痛来医院求诊，经常规胸部 X 光片及腹部计算机断层扫描发现肾脏有一个不正常的阴影，进一步的诊察确认他罹患了肾上腺肿瘤。由于胡先生事业才待开展，面对罹癌的实情，李太太及兄长讨论是否该一五一十告知胡先生，他们对此感到非常的犹豫，几经协商，医师尊重家属的看法，并未全盘告诉胡先生癌症病情的真相，以免胡先生丧失与病魔搏斗的意志与信心。另一方面家属请医师尽力救治，并鼓励胡先生奋斗到底来战胜病魔。
>
> 故胡先生接受外科手术。但进入手术室后医生才发现肿瘤已扩散，且邻近血管分布丰富，不适宜开刀，故仅缝合伤口后再次推回病房。医师与家属商量后续的治疗计划时，也仅向胡先生说明投入化疗及放疗的必要性，但

对于预估疗效却未告知病人。当胡先生接受两个疗程的化学治疗及合并放射线治疗后，其副作用着实令胡先生饱受折腾，又因放射治疗造成左腹腰部皮肤发炎红肿，伴随肠瘘管破裂，引发肿瘤伤口感染。此现象增加医护人员及家属照顾上的困扰，虽胡先生本人曾请教医护人员为何自己的病情会变成这样，但医师基于对家属的承诺，仅跟胡先生提到会尽力帮助改善目前状况。半个月后，因肿瘤伤口感染并发败血症，胡先生意识逐渐模糊，呼吸急促。此时，李太太及兄长强烈要求医师一定要全力抢救病人。

医师不忍心就此剥夺他们最后一丝希望，在几乎没有机会与胡先生本人及其家属讨论是否给予心肺复苏术的情况之下，胡先生因血氧偏低，紧急插入气管内管，接上呼吸器，送入重症病房。等到胡先生意识稍微清醒时，他常用无助的眼神比着死亡的手势来表达自己的无奈。由于插管及使用呼吸器造成的不适，胡先生常躁动难安，因而，医护人员给予镇静剂及肌肉松弛剂，使其平静与昏睡。在这种情况下，家属仍要求"尽力抢救到底"，几天之后，胡先生咽下最后一口气，所有的身后事皆没有机会向家人交代。

胡先生离世之后，其兄长曾打电话到护理站询问并表达了深切的懊悔之情："自己决定弟弟的医疗，是不是错了，有谁能决定人生的去留呢？但生命不能重来，我很难过，最后我都没听到他的声音。"

课后思考题2

阅读以下故事，结合你的临床实际，谈谈你对医护人员引导临终患者与自我和解，与家人修复关系的重要意义。

通过了解患者的故事，指导他们意识到生前有哪些关系存在问题，并帮助患者修复他们的关系，最终实现和解。这是安宁疗护中的一个重要维度。临终患者在宽恕中会变得轻松，不再因强烈的负面情绪而喘不过气，心态也更自由，能去追求正向的东西。当临终患者与自我或与家人的重要关系得到导正，冲突得以解除，有时奇迹真的会出现。

罹患白血病末期的60多岁的伊夫琳拖着输血的吊瓶坐在轮椅上参与了故事分享，她告诉大家："我知道我要死了，我可以接受它。这已经不重要了。但真正重要的是我的女儿。她在毒害我最后的日子！"患者形容她的女儿是"一个心存报复、没有爱的女人"。几个月前，她的女儿照顾她的猫，给它喂错了食物，然后她们之间发生了激烈的争吵。从那以后，她们再也没有说过话。

听完她的故事，另外一位患者萨尔简洁有力地说道："听我说，伊夫琳，我也快要死了。让我问你：你的猫吃什么很重要吗？谁先低头认错又有什么关系？你知道你没多少时间了。让我们不要再假装了吧。你女儿的爱对你来说才是世界上最重要的事情。如果没有告诉她这一点，就别死，请别死！这将毒害她的生命，她将永远无法恢复……打破这个循环！打破这个循环，伊夫琳！"

萨尔对伊夫琳的故事的回应起作用了。虽然伊夫琳在几天后去世，但病房护士告诉我们，伊夫琳受萨尔言辞的影响，与她女儿最终热泪盈眶地和解了。

第五章　临终叙事生态助力生命健康过渡

能触动你的，从来都不是别人的故事，而是别人的故事里，藏着你自己的心事。

——励志作家小姿《你值得被理解》

第一节　叙事照护：叙事安宁疗护与终极成长

村上春树曾说："仪式是一件很重要的事。它让我们对在意的事情心怀敬畏，让我们对生活更加铭记和珍惜。"死亡是生命进程中的最后一个过渡仪式。无论如何，对于死者或生者的生命状态、家族伦理、社会关系而言，死亡均预示着重大的转变，并潜藏一定的危机。生命健康叙事理念提出，生命进程的任何过渡都需要叙事介入和叙事照护，死亡也是一样。在这一理念的倡导下，"临终叙事照护师"这一职业便应运而生。

医患关系往往是最坚强也是最脆弱的存在，当生命面临考验，病人对于医者而言只是其中之一，但对于他/她的家属却是唯一。叙事医学倡导的安宁叙事之光能照亮前路，引导病人及其家人行过幽谷。"临终叙事照护"以叙事理念为框架，对生命末期的主体及其家人提供情感、身体、精神上的支持，近距离地陪伴临终者，聆听他们的人生故事，帮助他们记录和口述个人自传，重建和修复人际叙事连接，甚至与临终者共同策划葬礼细节等。临终叙事照护师将围绕死亡创造出一种个性化和人性化的仪式与流程，将现代医疗语境下所丢失的人性重新归还给死亡本身。

一、过渡仪式与各主体的叙事照护

人类的出生和死亡处于生命的两端，一生一死，自然轮回，天经地义。面对小生命的呱呱坠地，我们总是充满无限喜悦和期待。但是，我们却惧怕死亡，谈之色变，唯恐避之不及。死亡并非一个简单的医学事件。死亡，作为主体生命叙事进程中的最后一个过渡仪式（final transition），无论对于死者或生者的生命状态、家族伦理、社会关系，均充满重大的影响或者改变，其中也暗藏危机，需要正确面对和及时化解，而这一过程需要一定的叙事素养和叙事智慧。

"过渡仪式"（rites of passage）这一概念由社会人类学家阿诺德·范热内普（Arnold van Gennep）提出。过渡仪式指的是在一个人从生命中的一个阶段进入另一个阶段的过程中，每一个生命主体的生命叙事进程会遭遇重要关口和重大危机，这些过渡阶段主要包括出生、成年、工作、结婚、终老、死亡等，仪式可以帮助主体尽快适应新的人生阶段。这些仪式体现的是生命主体的地位或身份的转变，主要有分离礼仪、过渡礼仪和结合礼仪三种。这些仪式使生命主体与家人及整个家族、社会群体的人际关系达到新的平衡状态，重整迈入新的生命阶段。

生命叙事进程的任何转换和过渡都需要叙事介入和叙事照护，死亡也是一样。尽管死亡已是生命最后阶段，但关于濒死者的记忆与伤痛、未完成的愿望和未修复的人际叙事关系等仍会在其社会关系、家庭关系中延续。如果处理不得当，将会让生者陷入危机之中，不利于其生命叙事进程正常向前推进。当前，世界各地都倡导设立安宁疗护病房，开展某些方面的临终关怀服务，但临终关怀大多只是沦为一星期或数小时的安宁治疗，难以真正深入临终者的内心，达到抚慰临终者心灵的功效。与此同时，临终者和临终者家人也很难欣然接纳与平静面对死亡这一终极课题，临终者更难安详地与家人和这个世界做最后的道别，这无论对于逝者还是生者而言，都会留下诸多遗憾，如昨日幽灵一般困扰当事人未来的人生路。

为了提升生命主体的死亡质量，很多学者发起了"死亡健康"（death wellness）运动，倡导"当死亡无法避免，我们不去强求治愈，而是盼望舒缓临终者的心身疼痛，并且尽力去安慰，安慰临终者对死亡的恐惧，也安抚在世者失去挚爱的创伤"。在经历了去人性化离世的恐惧之后，许多安宁疗护者逐渐意识到，临终者的心身安适和善终必须在家人的陪伴下和温馨的叙事环境中才能实现，善终不仅涉及逝者本人，还应涉及家人在其离世之后的心身安适。正是在这一语境下，临终叙事陪护师职业应运而生。

陪产员（doula）一词来自古希腊语，意为"服务的女人"（woman who serves）。美国著名文化和医疗人类学家丹娜·拉斐尔（Dana Raphael）于1973年中将"doula"这个概念带到英语研究语境中，用于描述协助产妇的非医学人员（non-medical caregiver），陪产员能帮助产妇顺利实现从女孩到母职身份的过渡（matrescence）。在医学高度发展之前，陪产员可以说是家庭成员的生育阶段普遍存在的一种职业。除了提供生育过程的情感支持和关怀之外，有产子经验的陪产员还会传递一些有关怀孕、分娩和育儿方面的实践智慧。中国古代也有类似的女性陪产员，也称抱腰人或看产人。

此后，这个概念延伸到产科之外的许多领域，如谵妄陪伴员（delirium doula）（Balas、Gale、& Kagan，2004）、堕胎陪伴员（abortion doula）（Chor，Lyman，& Gilliam，2016）、残疾陪护员（disability doula）（McGarry，Stenfert Kroese，& Cox，2016）和疾病陪护员（illness doula）（Robinson，Spencer，& Lewis，2017）等。而陪产员毫无疑问是研究和实践中被提及最多的一类陪护人员。就像人类在生育时会有协助分娩的女性"陪产员"（birth doula）一样，在死亡的过程中也应有协助生命主体迎接死亡的"临终陪伴者"，我们也可以称其为"死亡陪护师"（end of lfe doula）或"临终陪护师"（death doula）。

死亡陪伴照护职业的兴起遵循着与分娩陪伴照护相似的逻辑。随着医学技术的发展和服务范围的扩大，医疗化也渗透到了人类的死亡过程中。在 20 世纪 80 年代中期，西方民众在医院死亡的案例占据所有死亡案例的 80% 以上。在医学主导的死亡事件中，死亡已经变得高度医学化（hyper-medicalization），甚至将"逝者"排除在死亡过程之外。生命主体在死亡过程中失去了内在的自我，甚至临终者无权决定自己的死亡，任由亲人处置。这种医疗化、仪器化和去人性化的终极情形会让民众陷入一种死亡恐慌之中，否定死亡、惧怕死亡已然成为一种流行文化，民众离善终似乎越来越远。

与此同时，家人和亲属等也失去了对临终者情感上的慰藉和精神层面的关注，失去了对临终者人性层面最基本的关怀和照护。我们无法想象一个正在分娩的女人周围没有家人，没有人跟她谈论关于如何生产和如何接受自己马上成为母亲需要做的各种准备。如果我们像对待死亡一样对待出生，一定会被认为是极度的不人性。但是，当我们在让一个临终者孤独地面对死亡，没有人陪伴，没有人教他如何准备时，却丝毫没有自责和反思。正如著名诗人、作家、人道主义者和瑜伽大师萨古鲁（Sadhguru）所言："如果我们不能像庆祝新生那样庆祝死亡，我们就不会了解生命。"① 如果我们能平等对待死亡和出生，尊重人性并且极力呼唤人性的回归，那么死亡和出生将同样散发出人性的光辉和伟岸，给周遭的人以正能量和正确指引。

随着 20 世纪末人性化回归的声音不断传播，西方民众在医院死亡的数量和比例大幅降低。在家里死亡的生命主体更需要的不再是医学专业人员的医疗干预，而是人性的照护。在这一语境下，"陪护员"这一职业出现兴起趋势，随着近年"积极面对死亡运动"或"死亡健康运动"的不断发展，越来越多的人意识到在生命行将结束时也需要类似的过渡性关怀。中国在叙事医学与生命健康叙事学者的推动下，将叙事理念融入安宁疗护，积极倡导临终叙事陪护师的培养和实践。

---

① 原文是：If we cannot celebrate death as we celebrate birth，we will not know life。

二、叙事照护赋能医者临终关怀力

全球范围内的临终关怀领域正在不断发生变化，老龄化人口的寿命越来越长，其照护需求日益复杂。全球的低死亡率和低生育率意味着更多的人在生命的尽头将独自面对死亡。面对老龄化和少子化的社会现实，医疗机构和养老机构承担了越来越多的临终照护责任。人际叙事在临终关怀过程中起到重要的调节作用。叙事连接和叙事介入是医者展示自己对临终患者及其照护者的关怀能力的重要媒介。

（一）生命最后的人性化叙事连接

中国目前面临的少子化、离婚和分居所引起的家庭结构变化也会影响家庭成员临终关怀的可获得性，越来越多的临终者必须接受非亲属临终照护。即使有家庭成员在身边，因为不再有以前的大家族和熟人社区所有的过渡仪式和照护传统的亲身体验，加上经历的死亡事件极其有限，现代人大多不再具备临终关怀和筹划能力。因而，大部分生命主体的死亡场景都交给医院，死亡也简化成一个医疗事件，甚至在人死亡之后，无效医疗还在延续。最终，见证其死亡的是作为陌生人的医护人员和冰冷的医疗器械。

安宁疗护理念首先承认疾病、衰老和与世界告别是世间所有生命必须经历的重要过程。然而，由于当代医疗语境下，大多发生在医院的死亡变得格外孤独，本应与家人告别的过程变成了急救设备和急救人员包围的机械化及非人化的过程……日本日野原重明在行医之初所遇到的患者死亡故事改变了自己的行医理念。他在对这个故事进程做充分的叙事统整之后意识到，一个绝症末期病人的死亡不是医疗的失败，不能够协助病人安详往生才是医疗的真正失败。

> 日野原重明在刚刚行医时面对一位少女的死亡，却束手无措，这个经历让他思考了医学的局限性和人文关怀的可能性。
> 这位16岁少女因结核性腹膜炎恶化反复发烧住院，母亲因为家贫需赚取生活费与医疗费，无法长时间待在医院照顾女儿。后来少女病况恶化，双手合十对日野原重明说："医生，谢谢你这段时间的照顾，我真的熬不住了，我妈妈一直为我操心，请帮我转告她，谢谢她，但很抱歉。"听到即将死亡，并表示已然接纳命运的少女的这席话，日野原重明居然不知如何回应。日野原重明没有答应转告的事情，反而安慰少女说，不要说傻话，你会好，请你再振作些。但这时少女脸色突然大变，吐出胆汁，大大喘了几口气，就没了气息。日野原重明大喊："护士长，打针、打针。"并帮她注射了强心剂。在医护人员的慌乱抢救中，少女带着遗憾离开了这个世界。

这个经历成为日野原重明往后重视临终关怀，并创设日本首家安宁医院的重要原因。在此之前，日野原重明一直以为医生是挡在疾病的前面，全力救治病患的生命的英雄，而不是眼睁睁地看着患者被死神召唤走。然而，经历这次事件之后，日野原重明意识到不管医学科学和技术再怎么高速发展，人类仍然会不可避免地走向死亡。当患者感到死亡到来，并表示接受的时候，与其骚动焦躁地大喊注射和抢救，进行心肺复苏，还不如珍惜最后一刻，紧紧握着病人的手，与其建立叙事连接，听他/她好好说完最后的遗言。医生不只是要挡在疾病前面，更要有一同承担死亡面对死亡的勇气与感性。

日本的"安宁疗护之父"柏木哲夫博士（Dr. Tetsuo kashiwagi）用七个单词构成"hospice"的七个方面，并形成"hospice"一词的首字母缩略。引申出的七个单词，精准贴切地表现了安宁疗护的内涵，它们分别是 hospitality（亲切和善）、organized care（团队关怀照护）、symptom control（症状控制）、psychological support（精神支持）、individualized care（个性化的关怀照护）、communication（全面沟通）和education（生死教育）。其中只有"症状控制"这一个维度看上去与叙事关系不大，其他几个维度都与人际叙事关系密切相关。

（二）围死亡期的医者叙事互动态度

生命健康叙事理念倡导社区、老人院和医院等机构积极培养具备一定叙事素养和死亡认知的工作人员，并鼓励更多人担任"临终叙事照护师"或"死亡叙事陪伴师"以协助临终者迎接死亡和坦然接纳并最终拥抱死亡。王一方教授也曾在"围产期"的基础上提出"围死亡期"的概念。我们可以称这一职业为"围死亡期叙事照护者"。就像出生一样，死亡不是生命主体可以轻易地独自承担的行为。如果说，在爱我们的人的陪伴和安抚中出生是每一个生命主体的最初愿望的话，那么在爱我们的人的陪伴和安抚中离开一定是每一个生命主体的终极愿望。

叙事安宁疗护不再侧重医学科学，它是一种生存方式，更是一种生命艺术。临终陪护员与医务工作者的区别在于前者不涉及医疗问题，主要是以叙事理念为框架，对生命末期的主体及其家人提供情感、身体、精神上的支持，近距离地陪伴临终者，聆听他们的人生故事，帮助他们记录和口述个人自传，甚至与临终者共同策划葬礼细节等。也就是说，临终陪护员除了提供死亡过程的情感支持和关怀之外，还会传递一些有关死亡和家庭成员关系方面的叙事智慧或者称为代际叙事智慧，以使临终者更好地实现人生的终极转化——在临终前实现生命的最后成长和生命故事的最后统整。

人际叙事关系是最人性化的伦理关怀关系。人本主义心理学派创始人卡尔·兰塞姆·罗杰斯（Carl Ransom Rogers）认为，人们在关系中愈能表达关怀、赞美与接纳的态度，愈用非占有的方式与人互动，彼此的关系便愈可能建立。人际叙事关系或叙事连接就是一种更好地表达关怀和接纳的互动模式。在罗杰斯的观点的基础上，叙事医学学者认为，人际叙事关系构建中有三种基本态度有助于建立良好的互动关系。

一是共情态度（empathy）。在《中国叙事医学与医者职业素养》一书中，我们特别提到叙事性倾听和共情式回应这一叙事医学的核心概念。作为临终叙事照护师，我们能敏锐、正确地理解当事人的感受。共情力和同理心是一种能够在人际交往过程中设身处地体会他人的情绪和想法、理解他人的立场和感受，并站在他人的角度思考和处理问题的能力。

二是无条件的正面关怀与接纳（unconditional positive regard）。作为临终叙事照护师，我们在关系中对当事人所展现出的关怀是无条件的，而且不对当事人的感觉、想法与行为强加批评。安宁照顾之无条件的接纳，是指照顾者（医生、护士、心理咨询师、社工、志愿者等）对于患者及其家属的关怀是无私且不求回报的，完全以温馨、接纳的态度对待他们。但需注意，无条件的正面关怀与接纳并非全然赞同他们的所有行为（例如，病友寻求自杀），而是在态度上接纳他们。

三是真诚如一（congruence）。作为临终叙事陪护师，我们在人际互动或治疗关系中表现出坦诚、整合与真实的态度。人们的内在经验与外在表现是一致的、不虚伪的。在关系互动中，也能开放地向对方揭露当下的感觉及态度。

这三项基本态度都强调围死亡期照护者的叙事素养，唯有透过人际叙事连接，共情、关怀、接纳和真诚才能得以传递。三项态度中，"真诚如一"的叙事态度是最重要的，透过真诚的互动，才能使当事人努力朝向真实的自我前进，才能帮助主体无限接近最本真的自我，实现生命最后的成长与升华。叙事连接是失智和围死亡期产生的恐惧和焦虑的唯一解药。

故事分享与讲述在失智患者围死亡期照护中起到提升生命质量的作用。美国密苏里大学罗琳·菲利浦（Lorraine Phillips）教授展开过一项关于叙事照护的实验，当照护者连续 6 周在照护中心陪伴长者，引导他们讲述故事，以每周 2 次、每次 1 小时的频率实施，结果发现失智长者透过说故事训练，情绪得到提升，社交技巧得到改善，而且疗程过后，效果还在延续。菲利浦教授表示，这一叙事疗程有效地将叙事与创意、视觉艺术、音乐、人际互动和照护介入等元素融合起来。

在生命健康叙事语境下，围死亡期照护者是一种新型的生命健康职业：一方面，可帮助临终者有效提升生命质量和死亡质量；另一方面，也帮助在生者顺利过渡，避免陷入丧亲叙事闭锁。根据许多机构的调研，75% 左右的人期待在家中或者熟悉的地方去世。在步向生命终点时若有人陪在身旁，临终者会感到安心，恐惧也能平复。而能够陪着你所爱的人走到生命终点，是一种非常特殊的经验，将会让你学到更多关于生命的一切。

故事交流的双方必须具备界域性和他者性——讲述故事的人带来的是一个不同于我的经验的另一个世界，而且，他也要求聆听故事的人必须撤出某部分自我世界的防线。故事倾听和回应正是在差异与同一中逐渐消融转化的历程。完美的医疗行为不一定以患者的康复告终，但必定是由医生与患者共同谱出的乐章。医生不是冰冷又遥远的权威者，而是与患者在同一战线上，共同挖掘与探讨疾病，甚至生命的本质。临终叙事照护理念正是帮助医护实现与患者灵魂共同升华的一种医学理念。

三、叙事医学的临终叙事照护实践

生命健康叙事语境下，临终叙事照护理论的关键词是"叙事"，强调叙事元素始终贯穿于临终照护的全过程。如纽约时报书评版主编阿纳托尔·布洛雅德（Anatole Broyard）在他的癌症自传叙事作品《病人狂想曲》里所言：人死之后，也就失去了本来有的人性，也就是说，他／她不再以人的形式存在于世。但是，语言、文字、故事、叙事是保持人性的最有效方式，对将逝的亲人沉默不语，不与他进行叙事性交流，那就相当于对他关闭了人性之门。

临终叙事照护师弥补了时代的缺口，为临终者提供全人支援和照护，真正实现现代人的善终。在整个过程中，临终叙事照护师与临终家人紧密沟通，以减缓他们的压力。当临终者死亡，陪伴者会指引家属完成余下的哀悼仪式和流程等，同时安抚临终者家人的悲痛情绪。临终者家人通过临终叙事照护师的协助和指引，能重整心绪坦然接受和面对家人的离世，以实现生者坚强，逝者安详。与此同时，家族伦理和家族成员之间的人际叙事连接也可以得到重新建立和重新整合，以使家族叙事智慧得以传承和延续。

（一）营造叙事性交流的温馨祥和氛围

从外在环境方面，医者可以指导围死亡期的照护者为临终者布置好温馨祥和的离世氛围，包括音乐、绿植和家人的照片等，比如收集临终者想听的音乐并放给他们听，周遭放置他们偏爱的盆栽种类，在墙上挂他们喜爱的装饰、照片或图画。从内在调节方面，我们应竭尽全力帮助临终者实现人生最后的愿望，积极修复与亲朋好友之间曾经断裂的人际叙事关系。临终叙事照护师最为关键的事情是开采这位临近生命末期的生命主体最丰富的矿脉，也就是专注于让围死期主体更好地体验死亡，协助临终者重新挖掘生命中更深层次和更微妙的价值和意义所在。

台北医学大学附设医院安宁缓和疗护科吴森棋医生讲过一个故事。

> 一个情绪很低落、不断怨天尤人的女性患者，每天不停抱怨。原来，患者罹患妇科癌症，转移前一直是院内的标准病人，遵从医嘱，定期回诊，从来没漏掉任何的定期追踪。后来因吞咽困难，转到肠胃科看诊，医师认为是胃食道逆流导致，吃药后虽有改善，但不久又感觉到不舒服，进一步计算机断层扫描拍摄后，才知癌细胞已转移到纵隔腔淋巴结，并压迫到食道。因她吞咽困难，无法进食只好做胃造口，但不幸又伤口感染，身体承受很大痛苦，使得向来理性的她，觉得自己如此配合，居然还是病情恶化，而且如此严重才被发现。这么多并发症折磨着她，使她痛苦万分，长期心情低潮才会怨天尤人。

细问之下得知，患者原是理化教师，具有理性的个性及逻辑，于是，吴医师从专业角度耐心解释她的病情发展。他通过分析目前医疗技术让患者知道，现今影像能照到的 1 立方厘米，里面是 10 亿个癌细胞，目前最好的仪器能筛检出的最小值是 0.2 立方厘米，这么小的面积里，所含的癌细胞量已达几千万个，这表示当癌细胞只有几百万个，仪器也检查不出来。患者一听，立刻明白自己的病情并非误诊。为了与患者建立感情和人际叙事连接，吴医生突发奇想，唱歌给她听，没想到竟唤起患者热爱合唱的往事，主动谈起学生时代与先生在合唱团相遇、在教堂唱圣歌的事情。对年轻岁月的回顾，似乎给了她无比勇气，她立刻决定转进安宁病房做疼痛控制，逐渐走出怨天尤人的低落情绪。

住进安宁疗护病房后，家人亲友来看她，都感觉她像是变了一个人，不仅不再埋怨，面对担心自己病情而哀伤的亲友，她反而还能安慰对方，而她也主动回顾人生往事，心情变得宽慰，逐渐对生死释怀。一个多月后，她安详地踏上人生的另一段旅程。最后留给亲朋好友的印象，也不再是那个怨天尤人、不停咒骂的末期癌症患者，而是她温暖、关怀、豁达且坦然的心态。

（二）引导临终者统整生命故事

人的生命只有一次，如果错失机会，临终者再次深刻审视自己的生活和传承生命意义的机会就会被永远地错过。叙事导向的生命回顾不是简单的回忆，而是一个围死期照护者运用叙事智慧来引导临终者统整生命故事的过程。我们对他们的生命故事进行深入、结构化的回顾，帮助他们接受和调整自己，与自我和解。在临终前的人生第八阶（社会学家艾利克·艾瑞克森的人生分阶概念中的最后一阶），濒死者在亲人陪伴下回顾人生故事是不可或缺的殡葬礼仪前奏曲。

只有通过生命故事的回顾才能接纳自己的人生并接纳死亡，消除对死亡的恐惧。这时，临终者需要愈合 / 整合的不再是他 / 她的身体，而是他 / 她的人生故事。叙事医学语境下的安宁疗护一定要将与患者和老年人一起开展生命回顾和促进患者和老年人的生命统整作为重要内容。生命构成叙事的根本基础，而叙事为生命提供了顺序、架构和方向，以更丰富与更整合的方式发展其意义。暮年人常思过往。人生可谓一幅刺绣：人在前半生看到的是刺绣的正面，后半生看到的应是其背面。刺绣背面不如正面针线清晰，却因它能让我们清楚各根丝线如何编织在一起而变得更加有意义。回顾不只是重拾曾经体验过的真实生活的过程，更是一种发挥想象力，从时间残余物中雕琢出人生意义的创造性过程。

在完成回顾和统整之后，死亡的恐惧自然会消失，临终者能在安宁平静的氛围中接纳死亡。因而，我们必须花一些时间与临终亲人待在一起，"深入他 / 她的生命故事，创设一个可能发生愈合的空间"。亲密的叙事连接是生命个体对抗一切痛苦、疾病、乃至死亡的唯一解药。让临终患者认识到亲密关系对于自己生命的重要价值，才能在充满伤痛与怨愤的时刻，唤回感恩与宽容的心态。而当我们做到了宽容和修复时，我们回想起来，会感到非常惊讶[1]，原来一切并没有那么难。围死亡期叙事照护者需要引导临终者家人用爱去触动之前完全被恐惧触及的临终者内心。

在《中国叙事医学与医者职业素养》一书中关于"创伤叙事闭锁与叙事赋能"的章节里，我们讲到过胰腺癌晚期患者阿杰的故事。在阿杰生命的末期，医护人员通过引导阿杰进行叙事阅读调节（安房直子的《原野之音》）的方式，帮助他实现了终极成长。

> 读完之后，阿杰大哭了一场，父母也一起抱头痛哭，忏悔他们当时只顾照顾妹妹，没有照顾好阿杰。阿杰在妹妹去世后，半年没怎么说话，一向活泼的阿杰从此变得内向寡言，父母也从此回避在他面前谈论妹妹。阿杰与父母之间的隔阂越来越深。而在医者的这次叙事介入下，之后每一天，阿杰都会主动讲起与妹妹之间的事情，也会跟父母一起回顾小时候的事情和大学里的一些学习生活情况。处在创伤闭锁状态的阿杰与实现生命故事统整状态的阿杰判若两人，这无论对于阿杰本人还是对其父母而言都具有完全不同的意义。

跟自己和解就是治愈的第一步，再跟周围人和解，表达谅解是进一步的治愈。这就是为什么美国著名作家和能量医疗领域先驱卡罗琳·迈斯（Caroline Myss）在其著作《点燃疗愈之火》中提到，"人类精神最烈性的毒药是无法原谅自己或他人。宽恕不再是一种选择，而是治愈的必要条件"，临终者的人生也需要这种终极治愈。宽恕会使人变得轻松，不再因强烈的负面情绪而喘不过气，也会让心态变得更加平和自由，有机会再利用剩余不多的生命去构建更正向的关系。

《西藏生死书》（*The Tibetan Book of Living and Dying*）的作者索甲仁波切曾说，生命最重要的事情，就是与他人建立毫无顾忌而贴心的沟通。让濒死者与至亲之间可以互相真诚地表达对彼此的感情，不留伤害和遗憾，生命就可以画下完整的句点。在阿杰的故事里，生命最后的日子里，他与父母建立起贴心的叙事连接。通过叙事安宁疗护，医者帮助濒死者从"不良死亡"（dysthanasia）的困境中重获"优良死亡"（euthanasia）的可能，这种叙事照护是濒死者得以善终的最好出路。

美国临终关怀事业的开创者——伊丽莎白·库伯勒-罗斯（Elizabeth Kübler-Ross）提出，直面死亡，让一个人获得生命最后成长的机会。从每个人一生的个别际遇出

---

[1]　美国作家亨利·B. 艾宁（Henry B. Eyring）曾说：To find gratitude and generosity when you could reasonably find hurt and resentment will surprise you。

发，到了生命最后都能够发掘可成长的方面，有的人学习到如何付出爱，有的人修复与家人的关系，有的人则是学习如何接受他人的爱，有的人要学会的是承担，有的人要学会的是放下。只有在与患者建立叙事连接的基础上，才能让患者真正理解自己的故事和需求，帮助他们成长。

在某种意义上，叙事医学引领医护人员寻找到一条崭新的医患叙事互动之路。有了叙事医学理念，医护人员明白患者才是自己生命故事的专家，应该尊重眼前这个人，秉持着好奇心，与其一起摆脱单薄的疾病故事，共同探索生命的独特之处。对于末期患者，照护者最重要的任务不再是运用精熟的技术与专业的知识，而是能否保持开放、好奇、尊重的态度面对每一位患者的生命故事，和患者一起写下那个对他/她而言别具意义的生命故事。借由这一理念，阿杰这样的临终患者才有机会在到达生命终点之前，活出生命应该的样子。

四、叙事医学的临终叙事照护职责

临终过程是大多数的生命主体从无视生命实相的状态，到重回源生之地的返归过程。这是一段从殊相返回共相，进而探究生命究竟的旅程。在临终叙事照护过程中，医者可以引导临终患者动身往生命最深层的向度走去，动身之后我们会发现其中的峰回路转，最终与生命的实相融合为一，这就是生命末期的终极叙事统整。从某种意义上而言，临终叙事统整的职责要义在于，让末期主体从活着迈向死亡（dying while living）的阶段过渡到临死之际还真正地活着（living while dying）的状态。

在安宁叙事照护理念的指引下，主体接纳并整合自己生命更深层的向度。越来越多真挚和诚恳的态度，如和解、谦卑、道歉、宽恕和感恩等开始出现在人的生命里。这种更加宽阔的生命向度是让人懂得适时"放手"（letting go）的主要动力。经过放手、自我宽恕和生命了悟之后，生命主体的存在状态出现明显改变。我们开始生起慈悲心，对他人和自己都有更多的怜悯；我们变得更加清明，可以深入体会当下，有更多直观真理的能力。这就是为什么很多人在临终之际指出，他们从来没有这么真切地活过。

（一）临终叙事照护师的主要职责

临终叙事照护师将围绕死亡创造出一种个性化和人性化的仪式和流程，极大地满足临终者的愿望和要求，将现代医疗语境下所丢失的人性重新归还给死亡本身。临终叙事照护师帮助临终者重新梳理自己的亲密叙事关系，在某种程度上，也是帮助他/她重建和修复最后的人际叙事关系。当生命主体在温馨而充满人性、平静而没有恐惧的状态下死亡时，身体会试图释放出一种能够帮助临终者脱离物理三维世界的"极光体"。

临终叙事照护师通过叙事介入和叙事照护，帮助临终者从三维世界（生理、情感和精神）释放"极光体"，以使临终者可以顺利达到精神愉悦的另一个空间，实现超然死亡，达到天人合一的最佳状态。人生的悲剧通常都不是死亡或是疾病本身。真正的悲剧是到了死亡发生的刹那，才后悔好多该做的事情没有做、太多想说的话没有来得及说。死去的人带着太多来不及离开、活着的人也留下许许多多的懊悔与遗憾，到了天人永隔的时候，一切都只剩下内心无尽的悲痛、无言的悔恨。

《西藏生死书》作者索甲仁波切说，"虚空不空，真相无相；了了生死，如如不动。死，是天下最公平的结局，没有死便不会再有新生。不管你用一生撞向富贵，还是用一世遇见贫贱，最终都会遇到死亡。是有准备地迎接它，还是无预期地撞到它，其实反映出一种人生智慧，体现出一种生命态度"，"生命最重要的事情，就是与他人建立无所顾忌而贴心的沟通，其中又以与临终者的沟通最为重要"。好的叙事照护会让临终者欣然接受"临终是人类生命中自然发生的一个转化历程"这一事实。

因而，在生命健康叙事语境下，临终叙事照护师的职责主要体现在四个方面。

一是通过引导临终者回顾和统整人生故事，帮助临终者深化生命意义和死亡认知。

二是协助主体通过叙事调节和叙事反思，与内在自我和谐相处，实现未竟心愿，达到心身安适的最佳状态。

三是借由叙事调解，引导临终者重建或修复与亲友之间的亲密人际叙事连接，及时道谢、道歉、道别，在家人温馨的陪伴中度过最后时光。

四是激发主体的叙事想象力，积极建立与自然宇宙的深度连接，喜悦地感知自己将与自然深度融合，甚至感受到神性连接，免于恐惧地迎接和拥抱死亡。

（二）临终叙事照护师对末期患者的人性疗愈

有句关于安宁疗护的名言：凡事希望有最好的结果，但别忘记做最坏的打算。我们要让患者做好死亡的准备。虽然临终患者这时的身体已经衰颓，认知功能已经退化，失去独立性，但在安宁疗护院里仍然可以受到应有的尊重。

暴民农里麻（Mobu Norio）的小说《介护入门》的主角是个29岁无正当职业的自由音乐家，成天不是瘫在地上听音乐，就是沉迷于吸食毒品的感官刺激之中，"社会"在他眼里是个无用且充满敌意的字汇，血缘、家族制度对他来说也近乎毫无意义。他的血液里充斥着暴动叛逆的因子，对现实有太多的不满和痛恨。因此他的不务正业，似乎可以看成他抵抗这个世界的逃避行为。但是自从患有痴呆症的祖母，因摔倒撞裂头骨盖入院之后，主角开始对现实有了进一步的接触和理解：原本什么都不在乎的他，因为照顾祖母而开始理解家人间的关系，也重拾了生命的意义。

主角将照料卧病祖母这件事，当成在这个丑恶世界中积极生存下去的唯一支柱。唯有在祖母身边，在替她翻身、喂她吃饭、帮她清理身体等琐事的过程之中，他才能得到喘息的机会。不是别的，只因祖母将他视为世上最乖最懂事的孙子；因为她对他付出的，是货真价实的爱。《介护入门》除了是一则看护现场的真实记录，更提出了人类对生命最本质的思考和疑问。

日本著名作家山口雅也在《活尸之死》中说，要驯服自己的死亡、成为它的主宰，首先必须死在自己家中最喜欢的房间里面。医院可不行，待在那种地方，等于是把死交付在别人手上。因为对医生和护士来说，用科学方法延续人的生命，要比有尊严地死亡来得更重要。在被硬戴上氧气罩、自己什么时候会死都不知道的情况下，哪有可能发表什么感性的辞世宣言呢？

作为一种后现代的生命理念，叙事医学开始对这些困境做出回应。叙事医学语境下的安宁疗护能够帮助濒死者从"不良死亡"的困境中找到"优良死亡"的可能，也即是善终的出路。"善终"是免除一切无谓的医疗介入、接纳死亡并带着尊严离开。

濒死者盼望濒死过程不要有难以忍受的痛苦（suffering），包括：生理、心理、灵理、社会、经济的整体痛苦（total pain），这是由"安宁疗护之母"西西里·桑德斯女士所提出的概念。

从善终到善生。濒死者不希望是自己一个人孤独走完人生最后一程。他／她知道自己将与所爱的家人诀别，期盼与家人有更多相聚与分享的机会，以及获得家人的陪伴与支持。濒死者面临生死关头时，内心会探寻在苦难与死亡中生命是否有其终极意义、目的与价值，这需要亲人或者安宁照护者倾听他们的人生故事，帮助他们构建意义。面临死亡的老者或绝症患者就像枯萎的花朵，等待的只是最后的凋零。如果我们强行送到医院，给他们插管子、上呼吸机、做手术、切气管，就如同给即将枯萎的植物拼命浇水、施肥，不会唤回生机，只会让植物长虫、发霉、变黑、腐烂。但是，假如我们能让他们回到家里，也许他们能够像樱花一样在凋零时绽放，享受到生命中最后一段花开的时间。

哈佛大学学者纽文（Henri J. M. Nouwen）在他的《念，别了母亲后》（In Memoriam，1991）中提到，"当知道母亲将要离世时，我们决定由那一刻开始，要不分昼夜地陪伴着她，要逐日逐时、逐分逐秒地陪她与痛苦搏斗"，这才是真正的存在性陪伴、情感性陪伴和关系性陪伴。而我们绝大多数人却将濒死的亲人弃于抢救机器设备中，让他们在承受关系性、生存性和情感性的孤独中悲惨地离开世界。

结语：叙事助力临终叙事生态构建

生命健康叙事理念倡导更多养老机构开设临终叙事照护师项目。叙事安宁疗护的倡导者生命健康叙事分享中心创始人杨晓霖教授也尝试鼓励一些曾经经历丧亲却错过了陪伴机会，或罹患死亡恐惧症、因惧怕死亡影响到心身健康的人参与到课程中来，展开临终叙事陪护实践。最终，这些陪伴者减轻了对自己临终和死亡的焦虑感，逐渐坦然接受人的必死性，更好地去过好当下的人生。许多因为经历了亲人离世或者因为工作繁忙而错过了出席亲人丧葬仪式的人，也就是我们常说的"悲伤剥夺者"在接受叙事临终照护师系列课程的培养与实践之后，也逐步从创伤和阴影中走出，重新回归正常的生命叙事进程中。

因而，这一新理念和新职业不仅可以有效帮助到临终者本人，还可以帮助生者更理性和充满人性地看待生命和对待生命。在这一职业训练的过程中，通过与死亡的近距离接触，我们学会了关于生命的智慧，懂得了人类存在的终极意义，明白了在场陪伴的非凡价值以及花时间陪伴和照顾家人所带来的亲密互动的重要意义所在。借由这种人与人之间展现的善意、理解和同情，我们才能成为生活和人际关系中的最大受益者。

安宁疗护这项伟大的事业正在中华大地处处开花，硕果累累。当死亡不可预期，更无法避免，临终者所求本不多，无非需要更多的人文关怀和精神照护。临终叙事照护师弥补了时代的缺口，为临终者提供全人支援和照护。在整个过程中，临终叙事照护师与对象家人紧密沟通，以减缓他们的压力。当临终者死亡，临终叙事照护师会指引家属完成余下的哀悼仪式，亦教育他们如何纾解亲人离逝的悲痛情绪。通过临终叙事照护师的协助，生者能重整心绪接受新的变局，家族伦理和人际关系得到顺利重整。我们期待能够传播关于围死亡期的正确理念，为临终者和临终家庭做一些有益的尝试，以便协助民众进一步提升生命质量尤其是临终者的死亡质量。

临终叙事陪护相关作品推荐

迈克·尼科尔斯（Mike Nichols）. 心灵病房（*Wit*），2001.

克里斯蒂·沃森. 护士的故事：善良的语言. 王扬译. 湖南人民出版社，2020.

雷切尔·克拉克. 亲爱的生命：关于爱与失去的生命课. 大婧译. 四川文艺出版社，2021.

尹亚兰."健"愈心灵，"裕"见安宁——陪伴癌夫圆满人生的历程. 丽文文化，2019.

玛格丽特·莱斯（Margaret Rice）. 生命的最后一刻，如何能走得安然（*A Good Death：A Compassionate and Practical Guide to Prepare for The End of Life*），2021.

课后思考题 1

观看影片《亲爱的医生》，讲述你对优秀医生的理解，并结合你的临床实践，谈论你对末期疾病患者的叙事性连接需求的理解。

电影中的故事发生在一个偏远的村庄。村庄里只剩下年迈的长者，村里的医疗也仅由一位资深的医生伊野负责，从接生、高血压、心脏病到阿尔茨海默病，大病小病一手包办，医术高明的他被全村奉为神明。伊野医生不仅关心村民的健康，还会陪老人们聊心事，村民都十分喜爱。某日，从外地前来实习的年轻医生相马来到村里，开始乡野见习的生活。相马医生目睹村民对老医生的信任，对伊野医生佩服得五体投地，因而立志和他一样，将自己奉献给偏远乡下享受不到社会医疗资源的民众。然而，相马医生在一段时间的相处之后，却意外发现伊野医师来到小村庄的秘密……

从伊野医师亲切地与病人及其家属闲话家常、嘘寒问暖的互动过程，以及几桩神乎其技的医疗事件中，观众也不禁和相马医生一样，视伊野医生为德术兼具的良医典范。借由伊野医生治疗寡居乡村、心情忧郁又罹患胃癌的鸟饲太太的故事，影片将鸟饲太太与同是医生的女儿律子间的关系和内心冲突展现出来，点出普遍存在于当代的长者照护问题。律子医生知道母亲的病况后，随即将她接到自己工作的大医院诊疗，在强调标准作业流程、医学专业服务的大型医院里，或许这位妇人的身体疾病得到更好的诊治；但从电影最后一幕这位伊野医生又巧扮成医护人员，与老妇人对望而笑来看，显然这个妇人最需要的，还是被当成独特的个体得到关心。影片从头到尾一直在辩证地探问着"如何才算是真正具备职业素养的医生"这一问题。

课后思考题 2

美国医师、畅销书作家葛文德说："虽然我在医学院学到很多知识，可从来没有人教会我们面对死亡……医学训练的目的就是教我们如何救治病人，而非照顾临终病人，让他们安然离去。"

《心灵病房》这部戏剧曾获得美国普利策奖和国家医学教育改革奖。戏剧讲述一位晚期卵巢癌患者的故事，描述主人公从确诊到死亡的医疗经历。这部戏剧被许多医科院校和医院用作临终关怀和死亡教育的人文素材。请观看《心灵病房》这部影片，通过影片当中的细节，阐述《心灵病房》这部戏剧中所蕴含的死亡反思和生命顿悟的分析给医护人员何种启示。

> 我们常在生命中增加岁月，却鲜少为岁月注入生命。叙事统整让我们在生命叙事进程中注入更多的生命，而非单纯地平添岁月。
>
> ——生命健康叙事分享中心创始人杨晓霖

💠 第二节　抚慰叙事：哀伤辅导与生命进程过渡

丧亲是人生重要的过渡时期，是人生经历中压力最高的事件，也是展开叙事统整和哀伤后成长的重要契机。年老、疾病，尤其死亡，是每个生命都会面临的必然状态，但却无法预知其时日与形式。死亡必然，则丧亲亦必然，悲伤乃由是而生。医院是见证死亡最多的场所，许多死亡事件发生之后，丧亲的家人没有得到及时的哀伤叙事调节。这一过程的缺失所引发的"哀伤剥夺"对丧亲者的身心健康、日后生命观和价值观及其他问题的情绪调节能力等都有相当程度的影响。

如果主体在丧亲事件中其哀伤没有被承认或被支持，没有经历必要的哀悼历程或没有沉浸于相关仪式，那么，这个丧亲失落事件所引发的困境会造成潜在危机，如果主体无法超越这个危机，则容易导致心身失衡，出现健康问题。因而，适当地针对当事人进行悲伤辅导的重要性不言而喻。唯有在经历了失落与悲伤之后，准确找到身心灵安顿之道，我们才能真正摸索出走向健康的康复之路。

中国叙事医学体系构建的最后一个维度就是死亡和殡者叙事生态的构建。让民众，尤其是医疗机构和养老机构的从业人员具备良好的哀伤叙事调节能力，能够帮助更多丧亲者顺利走出丧亲叙事闭锁。缺乏叙事调解能力和叙事统整意识的患者及其家属往往会错失这个契机，引发许多潜在的危机，如幼年丧亲导致的观念和行为偏差、老年丧偶导致的忧郁自杀、白发人送黑发人导致的夫妻离异等。而具备良好的职业叙事能力的医者懂得在患者及其家属的这个重要人生过渡阶段，通过适时的叙事介入，引导其开展积极的叙事统整，帮助其尽快找到心身灵安顿之道。

一、亲友亡故的哀伤调节模式

哀伤调节与丧亲抚慰是一个精神关怀的概念。当家人离世之后，医者如果能够将对丧亲家属的关怀任务承接下来，就能构成一个完整的安宁疗护过程。德国著名绘本作家布丽塔·泰肯特拉普（Britta Teckentrup）在其创作的绘本《回忆树》（*The Memory Tree*，2019）以老狐狸的离世为隐喻，通过各种动物分享彼此共同的回忆和故事，老狐狸以故事的形式陪伴在大家周围的场景，表达了一个观点，那就是，想念的方式有许多种，透过讲述逝去亲友的故事，他们以另外一种形式活在我们心里，叙事才是永恒的连接。反之，从我们不再分享关于他们的故事的那一刻起，亲友就真的从我们的生命中彻底消失了。

（一）哀伤调节中的阶段与任务

佛教称死亡是"往生"，因为死是生的开始；死亡不足惧，怕的是我们放不下，不能安。一个人在承受丧亲的失落之后，为了完成悲伤过程，必须要完成某些特定的悲伤任务。而这些任务的完成，都需要我们展开反思和统整；否则会像社会学家艾利克·艾瑞克森提到的人类各生命阶段的成长与发展一样，在某一特定层次没有完成其应该完成的任务，会影响其追求下一生命阶段更高层次的任务的完成。

凯伦·凯塔菲丝（Karen Katafiasz）在其著作《当所爱远逝》（*Grief Therapy*，2008）中，曾写下这段话：我们都是死亡事件的旁观者，但是，生命的遽逝，却引发我们最深沉的悲痛。很少有某件事情像所爱的人逝去那样强烈影响到我们的生命。陷入悲伤、难过的情绪，是迈向生命复原的必经过程。只有让自己体验哀伤，你才有机会超越哀伤；这并非否认你的哀伤，而是用超越的心态，将"失去"整合进生命里，使自己能获得更深刻的心灵成长新体验。

哀悼可以分为震惊麻木期（shock and numbness）、渴念期（searching and pining）、解组和绝望期（disorganization and despair）、重组期（reorganization）等阶段：第一期是震惊麻木期，主体拒绝相信丧亲的事实，时而苦闷、愤怒；第二期为渴念期，希望亲人能够回来，想回到不曾发生失落的时刻，但当一切都是枉然，会伴随着愤怒、痛苦、害怕与焦虑；第三期为解组和绝望期，主体逐渐转为绝望，丧亲者很难正常进入当下角色；第四期为重组期，开始有相当程度的自我重新组织，逐渐接受事实，展开新的生活。

威廉·沃登提到四项哀伤任务：接受失落的事实、经验悲伤的痛苦、重新适应逝者不存在的新环境、找到一个纪念逝者的方式并将对逝者的情感重新投注在未来生活上。失落悲伤者需完成这些任务，以走出悲伤、完成哀悼的过程，不完全的悲伤调适可能会损害下一步的成长和发展。国际知名哀伤辅导学者罗伯特·A.内米耶尔教授（Robert A. Neimeyer）在此基础上将任务扩充为五个，包括：①承认失落的事实；②让自己愿意面对痛苦；③修订自己的认知叙事架构；④与失去的人重建叙事关系；⑤重新定位自己。

（二）单纯性哀伤与复杂性哀伤

悲伤是爱的延伸，因为有爱，所以才会悲恸，才会哀伤。依据哀伤事件的重大程度及每个主体的生命复原力（resilience）的差异，哀伤适应的形态可以分成很多种。例如，具备叙事素养和生命复原力的生命主体只需一段时间消化就可以化哀伤为力量继续成长，这种形态被称作"单纯性哀伤"（normal grief）；反过来，不具备生命韧性的生命主体难以消化丧亲之痛，无法走出丧亲造成的创伤叙事闭锁，最终会导致"复杂性哀伤"（complicated grief）。

悲伤，本是一种身体调适机制。失落和分离是生命进程的极大创伤，丧亲者借由悲伤来哀悼失落，并宣告分离。也就是说，悲伤属于解决问题的情绪类型，它让我们暂时停下来，思考现在身处的境遇，然后才能更顺利地继续过渡到人生的下一个阶段。单纯性哀伤是指主体遭遇丧亲后常见的感觉、生理、想法及行为等方面的反应。一些看似不健康的反应，其实是个体为避免承受不了痛苦而做出的本能防卫，是应激反应，并非不正常。因此，单纯性哀伤也被称作"正常哀伤"。

复杂性哀伤又称"未解决的哀伤"（unresolved grief）。复杂性哀伤很可能是遭受哀伤剥夺所导致。当个体经历失落的悲伤但无法被认知、无法公开哀悼或是无法得到社会支持时，他／她的悲伤就被剥夺了。哀伤剥夺是一种掉进社会裂缝的无助状态。如果丧亲哀伤被剥夺，无法宣泄自己的哀痛，没有机会接受具有一定叙事素养的智者的干预和点拨，协助其讲述故事，分享苦难，进而构建关于丧亲话题的叙事连接，那么丧亲主体在未来生命叙事进程中难以与人建立亲密的叙事连接和情感互动。

当个体无法顺畅地表达自己的悲伤，消化悲伤，久而久之，悲伤就会演变成一种生理性疾病，困扰丧亲个体的心身。通常，被压抑的悲伤会变成胃肠病、心脏病、高血压、成瘾或自杀等健康问题[1]。《悲伤的力量》（*Grief Works*）一书的作者、英国妇幼保健先驱朱莉娅·塞缪尔（Julia Samuel）表示，所有生理障碍中，15% 来自于"没有解决的悲伤"。这些患者如果来到医院进行医治，医者除了开具药物之外，更重要的是连接他／她所处的哀伤阶段，对其进行有效的叙事照护和调节。

荷兰哀伤辅导专家玛格丽特·斯特罗（Margaret Stroebe）和亨克·舒特（Henk Schut）针对哀伤提出了"双轨摆荡理论"（dual process theory），哀恸者会在失落与复元两者间摆荡，试图找出新的平衡。也就是说，面对哀伤，主体面前会同时出现两条并行的轨道，一条是以失落情绪为导向的（loss oriented），另一条轨道是以重建行动为导向的（restoration-oriented）。有时我们会反刍思绪，拒绝接受失落带给生活的骤变；有时我们会试图转移注意力，尝试建立新的兴趣、新的身份与新的关系。透过秋千般的摆荡，在动荡的世界中渐渐形塑出新的自己，活出即使失落仍带着希望与韧性的新生命。

（三）工具性哀伤调节与叙事性哀伤调节

人生路上，我们终将失去自己所爱之人。当挚爱的人离开自己，去了另一个世界，丧亲者就必定需要经历哀伤。那段哀伤的道路，有些人只花了一小段时间，就回归到自己的生命叙事进程应有的节奏上来；而有些人却用尽一生的力气，依然陷在哀伤的漩涡里，一直在与自我的生命叙事进程若即若离，难以真正融进当下。如何正视哀伤、疗愈哀伤、与哀伤共存，为丧亲之痛找到出口，适应人际关系的转变，重新定位自我，是每一个人的必修课。

认清死亡的事实，接受死亡的结果，对于悲伤者而言，可以说是极为重要的一个关键点。《凝视死亡的公开课》（*Understanding Dying*，*Death & Bereavement*）的作者迈可·雷明（Michael R. Leming）与乔治·狄金森（George E. Dickinson）表示："只有在接受死亡的真实性及终结性时，我们才能将一直以来投注在死者身上的情感抽回，

---

[1] KRISTENSEN P, WEISAETH L. HEIRT. Bereavement and mental health after sudden and violent losses: a review [J]. Psychiatry: Interpersonal and Biological Processes, 2012, 75 (1): 76-97.

并寻求建立与失去亲人的新关系。"

在以上的"双轨摆荡理论"中，当主体在失落的情绪和重建的行为中找到平衡点时，主体就已经接近"成长的边界"（growth edge），即将走出丧亲哀伤。然而，现实生活中，我们发现，总体而言，女性多停留于双轨的"失落情感"的轨道上，而男性则较倾向在"重建行动"这个轨道上行走。前者会出现较强烈的悲伤及伤痛，后者则致力于行动的改变上，如多参与职场活动，尝试新事物，发展新社会角色、新身份及人际关系，避免让自己因悲伤而困扰。

从对应的调节方式而言，男性的这种"重建行动导向"是一种"工具式哀伤调节"（instrumental grief adjustment）。而女性的"失落情感导向"则更需要"叙事性哀伤调节"（narrative grief adjustment）。在应对悲伤的方式上的巨大差异，可能会让女性误认为唯有自己陷入悲伤，而男性亲人并不悲伤，也不能理解自己的悲伤，因而引发男女之间的误解，医者要引导他们互相理解。此外，医者要帮助哀伤的人，须注意不同性别的不同处理方法，要鼓励女性从哀伤情绪中跳出来，面对当下的生活；要帮助男性停下来，感受失去的痛苦。

> 生命虚构叙事影片《看不见的女人》（*The Invisible Woman*）里就讲述了男女在丧婴事件上的哀伤调节方式的差异。影片里特别记录了狄更斯的秘密情人特南怀胎十月，产下死婴的痛苦往事。在失婴之后，狄更斯偷偷剪下孩子的头发夹在自己创作的剧本当中。狄更斯采用的正是工具式哀伤调节法，投入自己的创作和社会活动中，而特南则因为情妇的秘密身份，无法与亲友分享自己的丧子情绪。当看到狄更斯忙于创作和社交时，特南感受到了更深刻的寂寞，在失去婴儿这件事情上完全丧失了与狄更斯之间的叙事连接。陷入深深的创伤闭锁中的特南从此与狄更斯之间的感情出现难以逾越的隔阂。

事实上，无论男性、女性都可能因为丧亲遭遇创伤型叙事闭锁，尤其是遭遇亲人的非正常死亡事件，如不在场的死亡、非预期死亡、自杀和突发的意外事故等情况下，都需要有叙事智慧的人对其展开叙事介入。丧亲主体除了身体上的调整之外，更需要的是长期的叙事连接和全人关怀。如果我们没有好好走出丧亲的悲伤，便会丧失治疗灵魂、心理与情感的宝贵机会。如果应对得当，叙事调节得及时，悲伤会给哀伤主体带来反省和再次成长的机会，帮助悲伤者尽快走出困境。

除了提出四项哀伤任务之外，沃登提出的几项悲伤辅导技巧都与叙事性哀伤调节和与逝者建立新的叙事连接相关，如通过亡者的照片、信件、视频或者衣物等引发"物叙事"，借由生者写信给亡者，制作有关逝者的回忆录的叙事创作调节方式，表达思念和悲伤情感；想象逝者坐在空椅子（empty chair）上，开启当事人与逝者的第一人称和现在时对话，展开叙事性想象空间的创设。这几项技巧不断从外在连接转向内在连接的重新构建，是一个渐进的叙事哀伤调节过程。

人生好像一部电影。每一个人就是这部电影中的主角，在每一场、每一幕中，有情节和剧本设计，也有行动。丧亲事件发生之后的叙事统整能帮助我们总结上一场有逝者一起出场的戏剧的原有走向和参与作用，在叙事进程中，主动改变主角未来没有逝者出场的这出戏的行进方向和可能行动。哀伤叙事统整的过程让我们意识到，我们必须在失去逝者的情境中，以及往后的人生舞台上重新拉起另一幕戏，扮演新的角色、建立新的关系，演出不同的人生戏码。

（四）叙事创作调节走出丧亲叙事闭锁

美国当代文坛地位显赫的女作家琼·狄迪恩（Joan Didion，1934—2021）创作了照护回忆录《奇思之年》（*The Year of Magical Thinking*，2005）。这是一个对疾病、衰老、恐惧、死亡、失去亲人的痛苦的准确、坦诚和具有穿透力的真实记录，被誉为"伤恸文学（mourning literature）的经典之作"。2003年，狄迪恩的女儿因肺炎引起脓血症，住进重症监护病房，生命危在旦夕；几天后的一个夜晚，同是著名作家的丈夫邓恩突发心脏病，于当夜抢救无效离世。生命无常的变故令人措手不及，使狄迪恩在其后一年中，陷入无休止的回忆与狂想。从狄迪恩的回忆录中，医生能够认识患者家属内心深处哀伤的根源与本质。狄迪恩说，我们给自己讲故事，以求活下去。

这句话以及这部回忆录叙事给了另一位患者家属——桑塔格的儿子大卫·里夫（David Rieff）在母亲死后以无限启示。里夫于《纽约时报》杂志发表长文《疾病：不仅仅是隐喻》，细腻追忆母亲以同样无惧的勇气与疾病及死亡相搏的历程。在母亲逝世三周年时，里夫又出版新书《游过死亡大海：母亲桑塔格最后的岁月》（*Swimming in a Sea of Death：A Son's Memoir*，2008）。这是一部回忆录，也是一份医学现场报告。里夫勇敢、热切且毫无保留地记录下桑塔格从最初诊断罹病到死亡这最后九个月的人生。他不仅以个人的体验刻画出母子之间的深厚情感，也呈现出一个重病之人为求生而奋战，以及如何有尊严地死去的过程。

二、哀伤辅导中的叙事连接力

庄子言："夫大块载我以形，劳我以生，佚我以老，息我以死。故善吾生者，乃所以善吾死也。"意思是大自然把人形赋予我们，用生来使我们劳碌，用老来使我们安逸，用死来使我们长眠。所以善待我们的生和善待我们的死是同一道理。善终不只是要求照护者为患者提供身体和心灵的舒适照护，更是在做出每一个困难的决定之前，保持同理心，倾听、尊重患者的意见，深入陪伴患者及其家属的同在历程，并在患者离世后，去陪伴伤痛的家属，让他们重新与生命中的爱连接，从中转化蜕变。

因而叙事医学强调医者在对逝世患者的家属或者沉浸于丧失家人的悲痛中的病人透过叙事连接来展开哀伤辅导。如果说死亡是回忆的起点，那么，对逝者的挽歌则是文化的泉源，可填满裂开的空缺和突来的寂静。当医者向哀伤者分享自己或者其他哀伤者的失亲故事，哀伤者就有可能将自己的故事讲述出来，从几乎将其溺毙的哀伤海洋中挣脱出来。当医者倾听他们的故事，就会发现每一个丧亲者讲述的故事都是一首诗。

（一）哀伤辅导中的叙事性回应

死亡事件往往会改变家庭叙事生态的样貌。丧亲之痛不只是个人的心理历程，也是涉及整个家庭的集体历程。悲伤的疼痛就像爱的喜乐，是生命的一部分。《哀伤咨询与哀伤治疗》的作者威廉·沃登曾说：没有人能杜绝悲伤，除非他没有爱。有悲伤是因为我们爱得深。存在治疗大师欧文·亚隆也说：悲伤，是我们为敢爱所付出的代价。哀伤的情绪是我们爱的印记。在哀伤辅导中，最重要的力量是由亲密叙事连接化身的"爱"。

有一对中年夫妇，他们在四十几岁高龄时有了他们的第一个孩子，但不幸的是，这个父母已经取好名字的男婴在出生第 7 天就因感染疾病夭折。夫妇俩非常痛苦，丈夫为安慰每天沉浸在悲恸之中、茶饭不思、夜不能寐的妻子，想了很多办法，都无法将妻子从丧子之痛中解救出来。自己承受着丧子之痛，还要照顾生病的妻子，这让丈夫心力交瘁，身体状况也明显受到影响。丈夫冥思苦想，悟到一个方法。他试着以夭折的孩子的名义给孩子母亲写了一封信，诉说自己离开他们之后，在天国过着幸福的生活，请爸妈不要太过惦念。信件摘选如下：

亲爱的妈妈：

　　我是保罗，我在这边过得很好，跟大家一起愉快地唱着颂歌。在这里，只要在世的双亲仍在挂念着我们，仍在继续为我们祈祷，仍常讲起我们的故事，我们就可以每隔三四个天堂月给双亲写封信。亲爱的妈妈，谢谢你一直把我放在心中，让我获得了给你写信的机会。

　　你知道吗？我感觉自己就像一阵轻盈的风，在梦中悠游到现在居住的地方。当我醒来，一睁开眼睛，就欣喜地发现自己身处绿意盎然的美景之中，欢快的喷泉、青葱的树木、柔软的沙发，还有一群温柔的小女孩陪伴着我，带我一起玩耍。假如你看到数百个像我这样的孩子在同一天被送达这里时的模样，你一定会忍俊不禁。

　　但是我得首先告诉你，亲爱的妈妈，我们是怎么被安排到这里的。我花了好几天时间才真正悟到其中的玄机。其实，天堂就是人世的另一面，它们合在一起就是完整的人生。我们从人世间到达天堂的某一处并非被随意安排，而是来自美国的都会被安排在天堂的同一个地方，来自美国马里兰州的又被安排在同一个地方，每个小镇都有在天堂里对应的空间，好让新来天堂的人找到自己已经在天堂里生活的亲人。

我到达的当天，"治愈之神"阿尔泰亚（Althea）给了我两枝天鹅羽毛，上面分别写着朱力斯·凯撒（Julius Caesar）和爱玛·奥斯勒（Emma Osler）的名字。我很快知道凯撒就是你和父亲提起过的那位小哥哥，我一直都想戴上他的小帽子，但是爱玛我就不认识了，还好，阿尔泰亚告诉我，爱玛是爸爸的小妹，我的姑姑……

这位丈夫能够站在妻子的视角，理解和回应妻子的担忧。用"感觉自己就像一阵轻盈的风，在梦中悠游到现在居住的地方"回应妻子对患病离世的孩子承受深重的身体痛苦的担忧，用"数百个像我这样的孩子在同一天被送达这里"来告诉妻子失去孩子的家庭、失去孩子的妈妈不只是她一个，还有许多同样的家庭遭受了类似的命运，用"天堂就是人世的另一面，它们合在一起就是完整的人生"表明，未来，当在世的人去世后，会与更早去世的家人在天堂里再次相聚，为妻子创设了期待的空间，也告诉妻子，已经在天堂里的双方家人，哥哥和姑姑都会照护好保罗……

妻子读完信，痛哭了一场之后，身体逐渐康复，恢复了日常生活。一年之后，一个健康的男婴出生，多年后，孩子长成了帅小伙儿。改变故事，就是改变命，主体的故事并非一成不变，而是处于时时发展和不断修订之中。叙事性哀伤调节可以帮助我们将悲伤痛苦的故事转化为有正向意义的"新故事"。丈夫创设的故事显然比现实生活中丧子的悲恸故事更能让妻子接受，更能抚慰她的内心，因而在两者之间，妻子选择进入了同时作为医生和患者家属的奥斯勒为她创设的故事中。丈夫为妻子开启了从旧故事迈向新故事的契机。

故事里的丈夫就是现代临床医学教育之父，医学教育住培模式的开创者——威廉·奥斯勒爵士。奥斯勒不愧为所处时代最伟大的人文主义医生，他具备非常高的叙事素养。故事里，奥斯勒既是患者，又是患者家属，作为孩子父亲，他一定也因丧子而心身俱伤，但他同时也是医生，能够在三个身份之间自由转换，因而他更好地利用换视角思考的契机，理解了不同主体的内心和情感。对于奥斯勒而言，在某种意义上，他本人也在创作天堂来信的过程中，成为故事创设的受益者。在这个故事中，奥斯勒经历的是治疗性叙事写作，他在叙事过程中，充分地表达了压抑已久的情感。

无论是家庭成员之间，还是医患之间，责任心一词非常重要，而责任心指的是回应对方的能力。故事里，妻子的病是由丧子造成的，是因为突发的压力性事件造成的心理威胁在身体上的表现，因而，光靠药物无法真正回应患者的内心伤痛。这时对患者开展生命共同体之间的存在性陪伴，帮助其创设有利于心身恢复的故事空间，从不利于患者的故事中走出来，比对其进行"技术性帮助"要更重要。通过存在性陪伴、情感性沟通和关系性互动，医护人员和患者家属才能将患者解救出来，这是一门需要掌握的叙事艺术。

医学职业能力本身包含"叙事想象力",叙事想象力是医者的重要职业素养。当一个人的痛苦无法在现实中找到好的解决方法,具有叙事想象力的医者或照护者也许能够天马行空地帮助现实生活中受困的人寻获一种绝佳的替代方案。在这个故事里,妻子的丧子之痛在现实中无法找到好的解脱方案,因而一直沉浸在痛苦带来的心身困扰中。兼具照护者和医生双重身份的奥斯勒具有非凡的叙事想象力,他能够换视角地理解妻子的伤痛,又能创造性地使用夭折的孩子的叙事语言,创设孩子在另一个空间里愉快存在的生活点滴。《天堂的来信》就是一种运用叙事想象力和连接力创造出来的绝佳替代方案。

(二)哀伤辅导中沉默和陪伴的力量

陪伴(companioning),是纯净的心灵接触过程,是情绪共振的状态。陪伴也是从内心深处觉察所陪伴对象的处境,承接对方心灵的过程。真正意义上的陪伴是以内在的连接为媒介的共在状态,我们不应该将哀恸医疗化为一种病态,以权威的、专业的、高高在上的、疏离的身份,从外在于哀伤事件的视角去评估、分析、诊断、治疗哀伤主体的悲伤,而是应该与哀伤者在悲伤气氛中共存,以内在于其故事的视角一起看待哀伤,甚至成为他/她灵魂的暂时守护者。也就是说,这一抚慰过程强调的是叙事医学中的横向平等连接,而非纵向关系。

传记电影《影子大地》(*Shadowlands*,1993)有一段沉默在哀伤辅导中的作用的细节描述。这部传记影片讲述的是 20 世纪中叶最杰出的学者、作家及神学家、《纳尼亚传奇》(*The Chronicles of Narnia*)的作者 C. S. 路易斯(C. S. Lewis,1898—1963)及其继子之间的故事。路易斯一手写中世纪及文艺复兴时代的学术著作,另一手写家喻户晓的奇幻文学作品,一生在现代文坛、学术批评、宗教哲学思想三大领域建树颇丰。路易斯创作的《狮子、女巫与魔衣橱》(*The Lion*,*The Witch and The Wardrobe*)至今仍风靡全世界,深入许多大人小孩的心灵。

> 《影子大地》之所以成功,除了故事本身感人之外,还在于它跨越特定的时间、空间、角色,触及人类共通的感情和不可避免的经验——面对亲人死亡和生命无常的挣扎。这段既凄美又温馨的故事从一九五二年展开,五十多岁的路易斯当时已是知名的学者、作家,任教于牛津,过了大半辈子的单身生活;乔伊·格雷沙姆(Joy Gresham)三十七岁,美籍犹太裔诗人,与前夫离异,带着儿子定居在英格兰。乔伊一直就很崇拜路易斯,常常向路易斯请教,帮他打字,两人渐渐成为好朋友。一九五六年,乔伊申请延长居留被拒绝,路易斯为了帮助她取得合法的居留权,和她注册结婚,不过两人仍维

持纯友谊的交往。

路易斯慢慢被乔伊的坦率聪慧所吸引，进而爱上她，当乔伊被诊断出骨癌时，他们决定真正结婚，一场正式简单的婚礼在病房中举行。婚后，乔伊的病一度减轻，两人沉醉于神奇的恩典中，享受宝贵而短暂的家庭生活。路易斯曾经为乔伊奇迹式的康复做过见证，但两年后在一次定期检查中，医生发现乔伊癌症复发。她虽然表现得很坚强，但终不敌病魔的侵袭。她的死带给路易斯沉重的冲击。不过故事并没有结束在垂死、无望的深渊。路易斯慢慢学会从伤痛中接纳伤痛，从苦难中认清自己，并且从另一种角度来看亲人丧亡的问题："现在的痛苦是过去快乐的一部分。"（The pain now is part of the happiness then）

路易斯曾经在《卿卿如晤》（ A Grief Observed ）这本小书中诚实而且深刻地描绘这段时期的人生转折。乔伊去世后，留下一位不到10岁大的孩子道格拉斯·格雷沙姆（Douglas Gresham），需要路易斯照顾。乔伊离世后的一个夜晚，道格拉斯与路易斯并肩坐在灯光昏暗的阁楼上，这时本来静默的道格拉斯突然问继父："为什么妈妈要离开我们？"路易斯哽咽地回答："我也不明白她为何要死，但我不能紧握不放。得放她走。"之后，两人都沉默了一段时间，相拥而泣。这样的沉默带来的是无比的力量，它冲破了语言的限制与枷锁，连接起这对父子对妻子／母亲的思念。这本书能够帮助一些跟他有相同处境的人，度过亲人死亡的伤心期。

很多时候，人们不知如何安慰他人，所以选择回避谈论或者消失，而事实上，即使是默默地对处于哀伤之中的主体展开存在性陪伴，也能给予对方走出哀伤的力量。这种沉默的力量，甚至能让人脱离自我的藩篱，带给自己或双方关系成长的契机。因此，沉默并非是无言以对的、消极的；相反地，沉默是一种深层的接纳、尊重与共情。它是一种宁静的陪伴与祝福，是心灵契合的交会。

（三）叙事调节帮助丧亲者接受现实

创伤像是许多揉成一团、丢进垃圾桶的小纸片，而走出创伤的过程是引导创伤主体仔细检视每一张纸，重新凑对感受和事实，建构出一个清楚、有统整性的故事。佩特里克·内斯（Patrick Ness，1971 —　　）的绘本叙事《当怪物来敲门》（ A Monster Calls，2016）改编成了同名电影。这部电影被称作具有治愈力的暗黑童话。这部电影其实讲述的正是主人公康纳接纳亲人离去、展开自我哀伤辅导的成长故事。没有一个人的成长道路是平坦的，谁都会遇到困难坎坷，谁都会滋生负面情绪，体验到悲欢离合、酸甜苦辣。慢慢学会疏导负面情绪，调整好心态是成长中必经的过程。

影片讲述一个内向孤独的 12 岁男孩康纳的故事，他在学校遭受着同学的霸凌。康纳父母离异，与妈妈生活在一起。但妈妈罹患癌症，需要进行化疗，头发脱落，变得憔悴衰弱。自从妈妈开始化疗，康纳每天晚上 12：07 都被噩梦困扰。梦中总是一片漆黑阴暗，狂风声、尖叫声让人不寒而栗，最让他感到折磨的是无论怎么努力都不能紧握母亲的双手。他每天重复做着同样内容的噩梦，一次次重演着与母亲的生离死别。

直到有一天家里出现一位不速之客，拥有古老气息的怪兽告诉康纳自己是受康纳的召唤而来，它要以三个故事交换一个康纳自己真实的故事。康纳并不害怕恶魔，因为他在面对的事——最心爱的妈妈正一步步走向死亡，这是更加恐怖的事情。起初康纳并不想听，他除了妈妈谁也不想关心。但是此后，每晚 12：07 怪兽都会来给康纳讲一个故事。巨大的怪物"树人"的出现，让深藏于康纳内心的恐惧慢慢消解。我们每一个人都是一个不同版本的康纳，在迷茫与痛苦中挣扎，面对离别、面对死亡、面对从未经历过的各种事情，只有正确面对它们，才能最终找到一条正确道路，迎来一个好的结局。

电影结尾，康纳翻看着妈妈小时候的画册，发现那个怪兽和怪兽讲的那些故事都出现在妈妈的画里，画册的最后，一个小女孩坐在怪兽肩头看着远方。原来，妈妈一直都是懂得他的。只是面对最爱的人，我们往往无法表达，无法说出真相。现实是残酷的，每个人都会与这个世界告别，人生其实就是一场漫长的告别。

死亡、疾病和离别这样的残酷现实就像一头突然敲响家门的怪物，你是本能害怕地逃避，还是勇敢地直视？如果你选择逃避，就永远逃离不了噩梦的纠缠。如果你敢于直面它，它反而能够帮助你摆脱痛苦。直面怪物，直面心魔，直面内心，与它和解，就是与自己和解。这个影片告诉我们，孤独总是存在的，不要试图摆脱它，要学会跟孤独相处，那是内心充盈的必经之路。树怪要小男孩说出第四个故事。小男孩不敢，他说说了就会死去。而他宁愿死，也不愿说出真相。也就是说，有时面对现实，比死还要难。

终于，小男孩在树怪的引导和鼓励下勇敢地说出心里的巨大痛苦——"妈妈，我不想让你走！"他也明白了有些告别，是注定要发生的，接受事实，是疗愈的第一步。只有在接受死亡的真实性及终结性，接受依附关系的结束时，我们才能将投注在逝者身上的情感抽回来，重新调整自我，寻求与死者构建一种全新的关系。这是一个痛苦的成长过程。成长意味着我们要学会与不想失去的人告别。真正地长大，是一场不可避免的"生长痛"，只有真实地感受到生活中的挣扎和内心中的恐惧，才是自我疗愈的真正开始。

其他丧亲叙事调节绘本作品推荐

失去父亲：文智娜. 宁静又美丽的回忆国度.

失去母亲：皮姆·范·赫斯特（Pimm van Hest）. 爱，无所不在.

失去爷爷：内田麟太郎. 可以哭，但不要太伤心，2016.

　　葛洛莉雅·戈拉内尔（Glòria Granell）. 爷爷是怎么消失的？.

失去奶奶：安恩永. 奶奶，你在哪里呢？.

　　葛伦·林特威德（Glenn Ringtved）. 好好哭吧. (*Cry, Heart, But Never Break*)

失去孩子：城井文. 云上的阿里，2017.

三、宠物死亡的叙事哀伤调节

随着现代社会生活与人际互动模式的改变，养宠物成为普遍的生活形态之一。宠物在现代人的生活中被赋予一种新的角色地位。宠物每天生活在我们的周围，已经成为我们生命体验中一部分。也就是说，人和宠物的关系不再是纯粹的物质拥有关系，而是已经转化为精神上的陪伴。这种越来越亲密的关系，使得人们在宠物死亡离去那天，同样地也会面临失落和悲伤冲击。在英语里，描述面对宠物死亡的悲伤与描述丧亲或丧友的悲伤是用的同一个单词"bereavement"。由此看出，宠物死亡对于个体有着与至亲和友人死亡一样的特殊意义。

然而，宠物虽然给人类生命个体以陪伴，但死亡之后，往往不可能在丧葬这一形式上受到与亲人死亡一样的礼遇。宠物死亡之后，丧宠者只能抑制自己的悲伤。葬礼仪式的缺失和情感宣泄渠道的不畅造成生命主体陷入"悲伤剥夺"（disenfranchised grief）的状态，最终导致心身健康出现危机。当生命主体经历失落的哀伤或悲伤不被认可和认知，无法公开哀悼时，这种状态也被称作"哀伤剥夺"。然而，绝大多数家庭并没有意识到丧宠的哀伤辅导的重要性，往往对死亡话题选择回避，不与失去宠物的家庭成员建立关于这个话题的叙事关系，最终导致悲剧发生。

（一）宠物死亡后的哀伤剥夺与健康危机

医院叙事中心曾接待一位自残且有购物癖的 12 岁女孩阿慧，阿慧出现这些问题背后的故事是独自面对陪伴自己八九年的宠物的死亡。通过对其进行哀伤剥夺之后的叙事介入，我们帮助其恢复了正常生活。

在出现自残之前，阿慧已在妈妈的陪伴下去了好几家心理辅导机构，也服用了精神类药物一段时间，但阿慧因激素导致身体肥胖，更加自卑，刚上初中不久便提出转学。父母也费尽关系，成功实现女儿的转学愿望。然而，阿慧去了新学校两三天之后仍然不愿意上学，并且在家里出现自残现象。医护人员分别听取父母和孩子不同视角的故事之后，了解到父母做网购生意，一直非常忙，而女儿从小就乖巧懂事，他们也就很放心地让她从小学二年级开始就独自放学回家。父母给她足够的零花钱，她自己买饮料和快餐作为晚餐，一直到四年级下学期，每天似乎都很顺利，没有给他们添过任何乱，专心做生意的他们也积累了一定财富，家长一直引以为豪。

作为补偿和奖励，父母经常会多给女孩些零花钱。而四年级下学期的某一天，家里从小比父母陪伴自己的时间还要更多的摩卡猫在小女孩面前突然死去。恐惧、悲伤、无助的女孩打电话给父母，打了好多次都没有通。半小时后，终于打通妈妈电话，但正在忙碌的妈妈只是安慰了一句，死了就死了，我们再养一只。孩子一个人陪着死去的猫直到父母深夜回到家里，在这期间，阿慧跟父母要了两千元钱，买了五六杯奶茶，又疯狂地在网上买了二十几双鞋和十几套衣服。此后，父母与孩子之间在猫死亡这件事上并没有交流。阿慧多次出现半夜感觉不舒服，要去看急诊的情况，但是每次查不出问题。父母没有意识到，她的购物癖、情绪失控和疑病症就是在这个时候因为家长忽视孩子的丧宠哀伤而造成的。

父母长期在陪伴上的缺失，以及宠物死亡之后对孩子的哀伤辅导和死亡教育上的叙事交流的缺失，导致孩子的悲伤情绪被剥夺，只能通过购物来排遣内心的恐惧和悲伤，也在后来的日子里经常莫名其妙地情绪失控。然而，这种扭曲的购物心态和偶尔的情绪失控仍然没有得到父母的重视。直到上了初中之后，阿慧在新的环境里因为情绪失控而被老师批评，从此不愿意再去上学，学校也要求父母开具心理健康证明才能复学，这时父母才决定去找心理医生。到这时，父母也还没意识到女儿心身危机问题的责任多在家长身上，还一味地责怪女儿不珍惜，太作，给了她那么多，她还不满足，耽误他们挣钱做生意。于是，孩子将自己关在房间里自残，并多次提出自己不如死了还更好。来到中心时，我们可以看到女孩手臂上一道道伤痕仍然触目惊心。

事实上，宠物死亡往往是儿童第一次被迫面对的生死冲击，孩子往往视宠物如家人，因此，失去宠物的内心伤痛不亚于失去至亲。单纯通过换新的宠物来弥补孩子的失落是不够的，因为我们没有真正回应孩子面临的困境。孩子得不到父母的回应，内心的情绪看似在那一刻已经被扼杀，但就像一种能量守恒原则，它们隐秘地集聚在内心里，会变成一种失控的情绪慢慢地分次爆发。而且，家庭对死亡这个话题的叙事关系的缺失和淡漠使得孩子对生命最初的那份真诚也会在这样的家庭叙事生态中消失殆尽，对生命不再柔软，对爱也会产生质疑。而睿智的家长则会以宠物死亡为契机，思考如何帮助他们学习面对永久的失去和悲伤的情绪。

也就是说，丧宠对刚开始认识生命和理解人生的孩子而言既是生命中无法回避的重要课题，也是需要获得大人足够的重视并陪伴共渡的一个难关。对于女孩而言，她在父母陪伴缺失的情况下，与摩卡猫之间建立起来的是一种极度依附的关系，失去摩卡的过程也是女孩安全感崩塌的过程。女孩之后的一系列心身健康危机的出现都与丧宠之后的葬礼仪式、哀伤辅导和死亡教育的缺失相关。虽然丧宠事件已经过去一年多，但如果不对这个压抑已久的情绪进行叙事调节和叙事赋能，女孩无论服用多少精神类药物都无法真正摆脱丧宠创伤，会一直将自己闭锁在当时的情绪中，爆发出更多的问题。

（二）叙事赋能宠物丧失哀伤调节

"创伤在哪里，叙事就在哪里。"在这种理念框架的指引下，叙事中心的工作人员与这个孩子一起阅读丽塔·雷诺斯（Rita M. Reynolds）的《陪它到最后：动物的临终关怀》（*Blessing the Bridge：What Animals Teach us about Death，Dying，and Beyond*）、英国绘本作家朱迪斯·克尔（Judith Kerr）的《再见，莫格》（*Goodbye Mog*）和荷兰知名童书作家皮姆·范·赫斯特的丧宠绘本《谢谢你陪伴我这么久》。女孩边读边哭，最终失控大哭。我们等到她将全部的悲伤发泄出来之后，引导她与我们分享了失去摩卡之后的"被抽空的感觉"。我们为她补了一场对摩卡的"追思会"，让她讲述了摩卡陪伴她时的点点滴滴，还让她写下自己想对摩卡所说的话，并在她家的院子里种下一颗纪念摩卡的小树。

在生命健康叙事语境中，丧亲者和丧宠者都需要进行死亡教育和哀伤辅导，而叙事处方是其中最有效的媒介。1938年，美国知名的童书作家玛格丽特·怀兹·布朗（Margaret Wise Brown）女士，以一群在林间嬉闹的孩子发现一只死去的鸟儿为叙事进程，创作了《小鸟的葬礼》（*The Dead Bird*）这部绘本叙事作品。借由这个故事，布朗女士带领孩子们直视生命结束的样貌，并学习如何送别死去的生命个体。孩子们发现死去的小鸟后感到非常难过，于是决定好好与小鸟道别。孩子们在公园的林子里给小鸟挖了一个专属的洞，用暖暖的甜蕨草、叶子、花朵和泥土将小鸟安葬。他们对着小鸟的坟墓唱歌，每天给它献花，终于，他们慢慢学会遗忘。

这个绘本的出版激发了许多创作者以不同故事形式，如辛西娅·赖兰特（Cynthia Rylant）的《狗天堂》和《猫天堂》、茱蒂丝·维斯特（Judith Viorst）的《想念巴尼》（*The Tenth Good Thing about Barney*）、艾伦·霍华德和马克·格拉厄姆（Ellen Howard & Mark Graham）的《墨菲和凯特》（*Murphy and Kate*）、玛格利特·怀尔德（Margaret Wild）的《托比》（*Toby*）等，它们都能够引领儿童认识和思考死亡的真相与意义，也为遭遇相似经历并受困于死亡事件情绪的孩子寻觅出路，尤其是为宠物死亡事件搭建理解桥梁。

（三）叙事赋能宠物丧失哀伤调节

未成年人在上一辈人的叙事教育的滋养下，才能从宠物死亡事件中参悟生命的价值和意义，进而珍惜生命，珍惜与周围仍然在生的家人之间的陪伴和情感维系。《陪它到最后：动物的临终关怀》的作者雷诺斯说，其实，陪伴我们的动物都是生命大师，它们一路从容面对生命，超越生命。它们教会我活在当下，留心生命每个片刻；更教会我理解，当下的付出与回应，才是最重要的。

事实上，许多饲养宠物的家庭里都有孤独的老人或年幼的儿童，丧宠造成的心身困境应该引起全社会的重视。对于生活在健康和谐的家庭叙事生态中的生命主体而言，叙事素养高的家人往往善于以宠物死亡为契机，促进家庭叙事产生更亲密的连接。生命健康叙事理念倡导更多的家庭成员和社会力量关注丧宠者的心身健康，通过生命健康叙事理念的传播，让更多的人的悲伤权力不被剥夺，让更多的宠物死亡事件可以通过为丧宠者开具叙事处方，赋予他们对死亡的内在认识，纾解悲伤情绪的能量，最终得以重新调整自己，走出闭锁，顺利融入和谐健康的生命叙事进程中。

四、殡葬叙事生态与社会和谐

有谚语曰："生死事大。"这就是说，生死乃每个生命主体一生中最重大的事件。死亡是生命的一个环节。既生为人，不管曾是什么背景，有过怎样辉煌或是黯淡的人生历程，最后都要屈服于它，一律平等地卸下此生所扮演的角色。故解决生死大事，乃是人生必修课业。生命全过程仪礼的最后一环，殡葬礼仪是中华文化中的人生四大礼（冠礼、婚礼、丧礼、祭礼）之一，也是古今中外各民族都相当重视的礼仪。然而，极少有人为死亡或殡葬提前做准备。无怪乎古人叹言："举世皆从忙里老，几人肯向死前休。"

所谓殡葬，"殡"就是祭奠和悼念死者；"葬"则是安葬遗体的行为。在殡仪馆里上演的生命终极告别在任何人的生命进程中都是独一无二的体验，不可能重来。无论对于亡者还是生者而言，殡葬整个过程同样至关重要。然而，殡葬行业在世俗眼光中总显得有些另类，甚至被当作一个"晦气"的行业，鲜受待见；殡葬从业者对自己所投身的事业总是讳莫如深；民众关于殡葬业和殡葬服务者话题的叙事往往是隐晦而傲慢，甚至是带有某种固执的偏见，人际叙事连接是疏离和断裂的。谈殡葬色变者有之，因其总能让人联想到阴森、冰冷、肃杀、恐怖和死亡，殡葬常被蒙上一层神秘的面纱。

（一）殡葬叙事生态与生命质量提升

殡葬叙事生态是南方医科大学所构建的中国生命健康叙事体系中的一个重要概念。随着医学科学的发展和维生设备的普遍使用，绝大多数人经历的是一种冰冷客观的"临床死亡"（clinical death），关于死亡和殡葬过程的现实主义叙事离人类社会越来越远，殡葬叙事生态堪忧。从人类学的角度看，葬礼是让生者向死者表达哀敬的一种方式，借由葬礼，人们可以重新恢复由于人的死亡而扰乱的社会关系，维持社会的凝聚力并防止社会崩溃。然而，现代人不再重视葬礼，甚至以工作学习为由，不参加这一重要仪式，丧失了家族叙事和哀伤辅导的最佳机会。

殡葬叙事生态由殡葬从业者的职业叙事素养、民众的殡葬文化认知素养和殡葬从业者与社会各领域之间的叙事连接状况决定。我们期待创造一个殡葬叙事生态良好的社会，在这里，与死亡和殡葬主题相关的叙事性作品（绘本、影片和文学作品）广受欢迎，民众经常参与死亡和殡葬相关的叙事分享活动，积极规划"终活"和"死亡"，临终者坦诚拥抱和接纳死亡，跟家人在身后事这一问题上有良好的叙事连接；在这里，亲友愿意以乐观正向的态度参与逝者的殡葬全过程，见证殡葬礼仪的每一个细节，在这个过程中反思自己的过往人生，打开心结，敞开心扉，修复与周围人的关系并达成和解。

在殡葬叙事生态良好的社会里，借由殡葬过程的参与，亲友的死亡认知得以提升，会积极回顾和统整自己的过往人生故事，适时调整和改变自己的生活态度和方式；在殡葬叙事生态良好的社会里，殡葬从业者具备良好的职业身份叙事认同，愿意分享自己关乎职业成长的故事，并且通过不同途径积极推广殡葬文化理念，让全社会尊重逝者，意识到殡葬礼仪中每一个细节对于生者的重要意义，同时更加敬重殡葬业和殡葬从业者。

反之，在一个殡葬叙事生态堪忧的社会里，大家避讳谈论死亡，不愿意谈及或者触碰自己或者亲人身后事等话题。由于家人或者亲友的刻意回避，临终者鲜有机会获得自主安排自己身后事的权利。亲人临终前后，亲朋好友难免手忙脚乱。慌乱中，临终者和身边的亲人很容易失去彼此做终极告别的机会，给双方造成终身遗憾；殡葬礼仪只被大家当作一个必须走的过场或者一种形式，不懂得用心用情用爱参与每一个细节；在那样的社会里，殡葬从业者鲜少具备良好的职业叙事素养，无法共情生者的悲痛，更无法与逝者的亲人建立生命叙事连接，帮助其在人生的重要过渡期，从丧亲的创伤叙事闭锁或者与家人的恩怨过往中调节出来；在那样的社会里，殡葬从业者在生活中常受到种种责难、非议和抵触，得不到社会应有的尊重和认同，自身职业身份很难形成，年轻一代对殡葬行业缺乏最基本的认知，殡葬事业往往后继无人，殡葬职业往往无人问津。

殡葬叙事生态和殡葬从业者的职业叙事素养之所以对大健康事业至关重要，主要在于丧亲处于生命主体最重要的人生过渡期，良好的殡葬体验能够帮助生者明确逝者生命叙事已然结束，以更加积极乐观的态度迎接下一个生命叙事进程的来临。这也是法国人类学者阿诺德·范·杰内普（Arnold van Gennep）提出的"生命过渡仪式"（rites de passage）。葬礼作为生命过渡的仪式，在殡葬礼仪师有意识的引导下，能够帮助生者建立与逝者永恒延续的叙事连接（continuing narrative bonds），从而走出悲伤，获得成长的力量。

很多人说，自从父母离世的那一刻起，我们才成为真正意义上的"成人"。举行殡葬仪式最重要的作用就是使得逝者与亲友及周围一切社会人际关系重新调整到另一种新的平衡关系。事实上，作为直面死亡的殡葬从业者——殡葬礼仪师，一定是一位具备职业人文精神的人，因为他／她正在为逝者导演人生最后一场演出，也在为逝者退场之后，生者顺利地进入没有逝者在场的人生指挥一曲重要的"过门"（bridge passage）。具备一定叙事意识的殡葬礼仪师在悼念亡者时会运用其温暖人心和滋养生命的职业叙事素养宽慰生者，让逝者的人生平和有尊严地谢幕，让生者悲恸的灵魂得以解脱和释然。

（二）叙事赋能积极死亡运动

不论是在医院，还是在殡仪馆，否认死亡的文化使得我们看不见残酷的现实——先是死者因为社会的沉默而丧失死亡本应有的尊严，接着家属又服从于殡葬组织安排的殡葬方式。否认死亡的文化使得我们难以和逝去的亲人好好告别。当今社会，还有许多家庭不再重视殡葬过程的参与，甚至会以孩子学业繁重和面临考试等为借口，不参与亲人的告别仪式，这其实是一种不利于生者长久健康的错误做法。而在全世界范围内正在被倡导的"积极死亡运动"，则在引导民众正视我们一直以来消极对待死亡的文化。

西方一些社区通过设立"积极死亡图书馆"（death positive libraries）提升民众的死亡意识和认知，中国则在医院、养老机构、老年干部大学和疾控中心的叙事分享中心专门设立"死亡叙事和殡葬叙事书架"。我们也倡导在殡仪馆设立"殡葬文化叙事图书角"。殡仪馆可以整理作家自然的《死亡笔记：礼仪师的生死见闻》《白事会》《凡人皆有一死》、青木新门的自传《纳棺夫日记》、笹原留似子的《最后的笑颜：莎哟娜啦，让我们笑着说再见》、江佳龙的《人生最后一次相聚：礼仪师从1000场告别式中看见的25件事》、道堤的《从此刻到永恒：一场身后事的探索之旅，重新叩问生命的意义》等叙事性作品，引导民众在其他人的殡葬故事的照映下，反观自己的殡葬观和死亡观。

此外，我们可以通过一些死亡和殡葬的影片叙事来引导民众深刻理解殡葬给家庭遗族后续生命进程带来的积极影响。这类影片包括《海街日记》《花椒之味》《父后七日》《无人出席的告别式》《遗物整理师》《棺材告白者》《以一当百的管家》《送行者：礼仪师的乐章》等，基本都以葬礼作为叙事进程推进的重要力量。在《花椒之味》中，得知父亲死讯之后，生活在香港、台北和重庆三地且性格迥异的同父异母三姐妹在父亲的葬礼上首次碰面。三个同样面对着父母离异的创伤和对未来生活的惶惑的姐妹围绕葬礼相遇相知，重新从不同视角统整了关于父亲这一角色的生命故事，重新调整和修复了家庭成员之间的关系，各自曾经的创伤都在这个过程中获得疗愈。

（三）生前殡葬体验叙事与殡葬业的人文导向

随着殡葬叙事生态的不断改善，越来越多人在人生晚年，挑选状态最好的一天举行具有丰厚内涵与价值的生前葬礼。他们穿上最喜欢的衣服，以邀请函取代讣闻，带着最灿烂的笑容迎接前来吊唁或参加派对的客人。没有任何繁文缛节，和人生中定要记住的人，在分享回忆、吟诗、歌唱和跳舞中告别。在生前葬礼上，想要表示感谢的人，互相握手问候；想要修复关系的人，彼此道歉，彼此拥抱；放声痛哭后，迎来的是尽情地欢笑。

很多策划和经历了生前葬礼的人都表示，原本以为谈论死亡和筹备死亡是一件禁忌并难以启齿的事情，但是真正在坦然面对时，却发现自己和亲友都收获了某种人生的轻松感，透过生前葬礼达到了照亮自己的人生和指明余生新活法的目的，因而都觉得做出的是正确选择。事实上，当一个人的人生陷入逆境之中，举办生前葬礼或列出遗愿清单都是非常好的生命叙事统整方式，它们能让我们站在更恢宏、达观的角度看待现况，让我们不需要等到死前才明白什么是生命中最重要的事情。

这些叙事作品往往鼓励即将离世的人亲自参与设计和策划自己的棺材制作和葬礼风格。通过更轻松和更有规划地筹划葬礼，我们能够记住的某个人的最后时刻，不再是遗照中生硬不自然的表情，而是打扮得得体漂亮、配上幸福笑容的模样。关于生前葬礼，我们可以让民众展开《妈妈离开的时候想穿什么颜色的衣服》这类叙事作品的阅读和分享活动。这部作品通过祖孙、母女三代的真实照护历程，阐述成长于不同时代的几代人面对临终和生死在态度和观念上的不同。作者通过安排一场母亲的生前葬礼，一方面照亮了母亲的剩余人生，另一方面作者也预习该如何从容面对终将到来的死亡。

国外在21世纪初出现了殡葬题材叙事作品和影片的高潮，不断地营造着更加温情的殡葬叙事生态，如美剧《六尺之下》围绕家族式殡葬服务展开；英剧《葬礼上的死亡》则是对于葬礼意义的展示。随着国内生命健康叙事理念对死亡叙事的倡导和国内生死学领域学者的推广，国内近年来也出现了一些殡葬题材的影视作品，如《天下人家》《人生大事》《三悦有了新工作》《不虚此行》等。这些殡葬叙事作品呈现的都是治愈式的写实主义笔触，打破了民众心目中对殡葬行业形成的阴森隐晦的刻板叙事印象，重塑殡葬业的形象，给民众传递着殡葬也很温暖，殡葬从业者在用其职业素养滋养民众的生命这样的新观念。

（四）殡葬叙事

我们都是死亡事件的旁观者，但是，生命的遽逝，却引发我们最深沉的悲痛。其实，陷入悲伤、难过的情绪，是迈向生命复原的必经过程。只有让自己体验哀伤，你才有机会超越哀伤；这并非否认你的哀伤，而是用超越的心态，将"失去"整合进生命里，使自己能获得更深刻的心灵成长，也获得新的生命。丧礼仪式的功能是将"失去"变成一个可视化的程序，让丧亲者先在物理空间上接受亲人离去的现实，表达深切的悲伤情感，并接受其他亲友给予的支持。正如加拿大安宁照顾运动的主要推手巴福茂（Balfour Mount, 1939—　）教授所言：临终即疗愈（dying healed）。也就是说，疗愈并非仰仗健康的身体或是能力，事实上，很有可能虽是死亡但却是被治愈的。

殡葬无小事，医者与殡葬从业者可以在殡仪馆之外的场合，运用自己的叙事素养，积极宣传殡葬文化。殡葬从业者可以以教育者的身份出现在公众面前：一方面，向全社会塑造殡葬行业的温和形象；另一方面，引导成人家长意识到殡葬过程的参与对于未成年人生命教育的重要价值。未成年人的参与能够让其感受葬礼每一个细节带来的关于生命、死亡和人生意义的思考。殡葬过程的参与赋予每一个生命主体"哀伤权"和"哀伤叙事权"。生命主体经由参与殡葬全过程，在殡葬礼仪师的引领下获取生命教育的机会，与逝者展开面对面的灵魂对话，可顿悟生命，继承逝者的遗愿，实现人生的再次成长。

随着各行各业智能机器人的开发和使用，世界各地的殡葬业中也出现用智能礼仪师和殡葬师展开智能新服务的新趋势。智能殡葬礼仪师可以减轻殡葬从业人员的一部分体力劳动，但是殡葬礼仪师在整个过程中所融入的人生智慧和生命哲学观的传递是无法被智能殡葬礼仪师所取代的。中国叙事医学学者鼓励和倡导更多具备良好叙事意识和叙事素养的人参与进滋养生命的殡葬服务，以构建积极的殡葬叙事生态。告慰逝者，逝者安息，需要的是积极的人际叙事连接；安抚生者，生者坚强，彰显的是亘古不变的人际叙事智慧。

结语：哀伤抚慰与死亡叙事生态

每个人都可能有被误解或做错事的时候，终其一生，也必然曾经历宽恕与被宽恕的情境。有些人观念较开放，许多人知道自己时日不多了，为了与自己过往的诸多悔恨或遗憾和解，往往会主动写道歉函，向当事人致意或道歉，希望今生今了，不要把遗憾留到来生。有些人则对情感的表达较保守，纵然心里有意，却很难主动表态先致歉，总是想等待对方先开口，最终不是把怒气带进棺材，就是无法如愿。而通过举办生前葬礼，可以帮助那些不能迎接死亡者修补自己的人生，并为其提供一个弥补缺憾、了却心愿的场合，也为临终者家属提供情感疏泄的机会和做好即将面临丧亲事实的心理行动上的准备。

《西藏生死书》曾提到："如果我们（病人与家属）对临终那一刻即将发生的事没有准备，临终过程将会是极端痛苦的经验；相对的，如果我们了解死亡的意义、死亡过程可能经历什么，并且投注一定程度的准备，光明就会在死亡的那一刻显现，我们也会看见无尽的希望。"叙事医学视域下的哀伤辅导和死亡教育是一种对生命的内在关照，通过提升医护患及其家属的"健康叙事素养"（health narrative literacy）和"死亡叙事素养"，大众更加注重对患者幼年子女的生命和丧亲教育和照护，以及患者去世之后家人的"哀伤抚慰"（bereavement care），让患者有尊严、有质量地走完人生最后一段旅程，让丧亲家属能重整心绪开启新的生命进程。

安宁疗护和哀伤辅导沟通叙事作品推荐

芙尔·沃克（Val Walker）. 安慰的艺术（*The Art of Comforting*），2014.

伊丽莎白·库伯勒·罗斯（Elisabeth Kubler-Ross），大卫·凯斯乐（David Kessler）. 当绿叶缓缓落下：与生死学大师的最后对话（*On Grief and Grieving*：*Finding the Meaning of Grief Through the Five Stages of Loss*），2008.

罗夫斯·艾瑞克（Eric E. Rofes）. 与孩子谈死亡：一本由孩子写给孩子的生死书（*The kids' book about death and dying*），1997.

索甲仁波切. 西藏生死书（*The Tibetan Book of Living and Dying*），2011.

凯伦·凯塔菲丝（Karen Katafiasz）. 当所爱远逝（*Grief Therapy*），2008.

苏珊·巴蕾（Susan Varley）. 獾的礼物（*Badger's Parting Gifts*），2008.

朱莉娅·塞缪尔（Julia Samuel）. 悲伤的力量（*Grief Works*），2018.

凯特·巴特勒（Katy Butler）. 伪善的医疗：医疗的限度与更好的告别（*Knocking on Heaven's Door*：*The Path to a Better Way of Death*），2022.

殡葬主题影片推荐

刘江江. 人生大事，2022.

金成浩. 我是遗物整理师，2021.

泷田洋二郎. 入殓师，2021.

刘梓洁，王育麟. 父后七日，2010.

乌贝托·帕索里尼. 寂静人生（又译无人出席的告别式），2013.

课后思考题 1

请认真观看《寂静人生》（*Still Life*）这部影片。影片中，独居死亡者在很长时间内不曾与人建立叙事关系，他们早已远离社会网络，离开人际关怀，长期生活在不健康的状态中。结合这部影片，思考从医者的角度如何通过叙事医学理念提升老龄化社会中患者的生命质量。

课后思考题 2

随着死亡叙事生态的改善，"积极死亡"和"生前殡葬体验"逐渐为民众所接受，根据个人意志打造告别式已不再是避之唯恐不及的话题。影片《超完美告别》（*Death at a Funeral*，2007）展现的就是一场"派对式"告别。观看这部影片，谈谈你对亲友亡故与家庭叙事连接修复的看法。

这部电影改写了大众对死亡/告别式的刻板想象，暗合中国道家思想中对于生死自然洒脱的关照。《超完美告别》叙述在一个感情不甚融洽的家庭里，有天父亲突然过世，小儿子丹尼尔于是邀请了亲朋好友参加这场盛大的告别。这是家族成员难得聚首的一天，但所有人都是为了自己心中所挂念、焦虑的事而来……其中包括一直想搬出去住的丹尼尔的新婚妻子、自以为是的作家哥哥、想跟表妹莉莎结婚却不被岳父批准的准女婿赛门、想甩开哥哥名声包袱的弟弟……片中所有人过去的遗憾和现在的希望，竟都在这场荒诞离奇的告别式上奇迹地获得扭转，使得这场原本该悲伤的葬礼显得格外热闹又充满希望。

第六章　叙事生态构建与医院高质量发展

> 医院应该被设计成可以将生病当作一种有趣经历的地方，这样人便能从生病的过程中得到成长。①
>
> ——英国哲学家、作家、演说家阿兰·威尔逊·瓦兹（Alan Wilson Watts）

第一节　叙事沟通：人际叙事连接与照护质量

医患关系是临床医疗实践的基石，也是医学伦理的基石。沟通能力是医者的核心素养之一，运用同理心和叙事智慧与患者或家属沟通，能够高效地协助其跨越情绪困境，做出理性决定，既尊重患者对医疗照护的期待，也能达成患者本人和患者家属的依从性，进而实现诊疗和照护过程中的医患和谐。医患之间的沟通，尤其是针对癌症患者及其家属的沟通不只需要一定的叙事智慧，更是一门艺术。医者唯有设身处地为对方着想，才可以快速拉近医患距离，建立医患互信，并让患者在治疗过程中有安全感，也愿意配合医疗上的建议，这样医疗照护的过程才能变得更顺畅、更有效率。

叙事沟通力是用故事思维去看待世界、与世界沟通的能力。作为诗性智慧的最重要的类型，叙事性沟通表现为人类生而具有的想象力、创造力、记忆力、察觉力和好奇心等特质。然而，当代的科技至上和实用导向思维模式所强调的理性主义，阻碍人类的叙事性沟通能力的发展。人际叙事连接不同于其他形式上的连接，是一种内在的连接。这种连接是增加主体的生命智慧、跟人建立深厚关系的一种方式。听取患者的疾病故事可以在治疗患者身体疾病的同时，帮助其治愈心理创伤，因而，在某种意义

---

① 原文是：Hospitals should be arranged in such a way as to make being sick an interesting experience. One learns a great deal sometimes from being sick。

上故事的交流就是治疗的一部分，只有故事才能真正重构身份和人生意义，才能成为承受和表达痛苦与希望的最好媒介。

一、人际叙事沟通赋能全人心身健康

在每个人的成长阶段，叙事性沟通都扮演着重要角色。我们所说的故事、我们所听的故事，将塑造我们的形象，这些叙事性交流的故事将我们的经验实体化，带领我们超越生活的限制，无论是回忆过去，还是预测未来，或是创设出一个想象的世界。故事总是可以激发人与人之间的独特交流，影响人的思维和行动。在叙事性沟通过程中，说故事者和听故事者之间的距离被无形地拉近，故事甚至能够快速在独立的完全没有共性的两个人之间形成某种"共通感"或者"共融感"（sensus communis）。

叙事性沟通的过程要用到对话双方的叙事智慧，而叙事智慧是各种智慧的基础。世界万物相互关联，有些可以用科学来解释，有些却不是科学可以解释的；而那些非科学可以解释的，往往需要靠叙事智慧来阐释，来营造。叙事智慧强调神话或故事的价值，也非常关注生、老、病、死等生命健康的终极领域和精神疆界的超越。叙事性沟通，必然离不开人性，离不开人心，离不开人的生命存在经验及意义，离不开我们眼前真实的生活，也离不开我们想象中的美好与祥和；叙事性沟通是一盏人生智慧的明灯。

（一）作为社会人的人际叙事沟通

叙事性沟通是人与人之间通过故事来建立沟通渠道的一种互动关系，也是人类用来传承经验和智慧、表达关爱和激发行动的最基础的交流活动。叙事性沟通不仅是一种"软实力"（soft power），还是一种"暖实力"（warm power），更是一种"智实力"（smart power）。叙事性沟通是能够激发人类左右脑并重的一种思维与表达方式，我们在听故事和讲述故事中，运用感性的右脑，进行细致的文本细读和洞察，抓住叙事沟通契机，进行创意叙事，借此建立连接；然后再转换到理性左脑，启动改变策略，规划未来行动。

先于我们而存在于书本中、书架上或其他人口中流传的故事，本身并不存在价值，这些故事是透过讲述故事的人的叙事技巧得以发挥作用的。因此，在叙事性沟通中，作为故事演绎者和传播者的医者赋予不同的故事以更高的价值。在叙事性沟通中，沟通发起者除了讲述出故事本身所要传递的人物和情节等表面内容之外，更为重要的是如何在不同的生命主体面前，通过讲述者的叙事智慧最大化地引导对方理解故事背后所隐藏的内在含义，传递"启发点"（inspired point）。

叙事性沟通与其他沟通方式最大的不同在于，我们不急着得出沟通的结论，而是等待听故事的人根据自己的节奏在故事里寻找适合自己的答案。当一个教师或者演讲者在一个教室讲台或公众演讲台前进行故事讲述时，当组成这些故事的相同音符进入不同的听者的耳中，我们可以断定，它们触碰每一个人的方式都完全不一样，产生的效果可能完全不同。听故事的过程就像"盲人摸象"，故事的解读可以千人千面。这也正是叙事性沟通的玄妙之处：一千个读者就有一千个哈姆雷特。

叙事性沟通很好地取代了命令、说教、独白的沟通方式。故事，就好像一个触媒，可能是回应或唤醒了听者既有的想法，也可能是开启与发掘了一个全新的、想象的世界，目的都是触及听者的心，引领他产生共鸣、采取动作。叙事性沟通比抽象的思想和理性的语言更能触动心灵，能更真实、更实用。然而，在现代社会，无论是家长，还是教师、管理者，抑或是医者，都崇尚专业语言和理性思维，更愿意以科学思维，采用分析、归纳、演绎、假设与实验，并运用数据来产生理性的语言，忘记了叙事性美学和诗学带给我们的联想力和自觉力。

海明威在他的小说中引用17世纪玄学派诗人约翰·多恩的诗句，说，"没有人是一座孤岛"（No man is an island）。表面上，每个人都是独立的个体，可以独立生活，独立地处理个人生活需要及保持健康。而事实上，每个人都生活在一个互相连接的社群中。然而，电子产品的普及让我们比任何时代都像一座独立的孤岛，我们的脑袋随时有事可忙，却极少给它养分，更不用说培养情感的深度。许多研究发现，人在电脑屏幕前的时间愈来愈长，人也因此变得越来越"蓝"（blue，亦指忧郁），一方面指荧幕反射着的蓝光，另一方面心情越来越抑郁。

社交媒体和网络科技的普及让我们随时都能与人沟通交流并产生连接。然而，在交谈变得前所未有的容易时，人却反而感到更寂寞和更孤立，也比过去更难以容纳异己。情感的深度连接需要身心跟另一个声音达成共鸣才能实现。真正的沟通和互动，是身体、心灵、理性、感性被另一个人叙述的故事所打动。叙事性沟通，不仅关乎倾听，也关乎我们如何回应，能不能在沟通过程中，引导人清楚表达出内心的想法，并让自己的想法成形。叙事性沟通让我们对他人和周围世界的理解随之改变，甚至进一步丰富自我、增加生命的厚度。

现代社会，各种信息堆积，短视频和直播等充斥着太多符号和无关影像，人类的生命存在感被架空了，人们似乎只活在经过媒体编码的符号世界里，而遗忘了生活中种种最贴近的事物；甚至遗忘了自己生命存在的本身，而不理解其意义何在。缺少了叙事性沟通，是因为我们已经没有了"叙事的元动力"。假如我们不必经过媒体编制的层层叠叠的符号，而是直接感悟生命存在和当下的意义，就会产生创造叙事性沟通的元动力。

叙事医学呼唤大众，尤其是医者，重新重视科学理性充斥社会和网络技术入侵各个空间之前的人际叙事性沟通。在自己的每一个生命阶段构建起每一个阶段必要的叙事共同体，成为共同体中的重要叙事发声者和参与者。当我们在某个叙事共同体中遭遇困难，找不到出口的时候，要敢于融入更大的叙事共同体中，倾听更大的共同体之声，而不是坚守眼前的小叙事共同体，或是退守到更小的共同体中。一定还有其他的"我和你"、其他更大且适合你的叙事共同体存在。

（二）人际叙事沟通增进医患信任程度

医学最初产生于人与人之间的原始同情，出于帮助那些处于悲伤、困境和疾病中的生命个体的简单愿望。然而，随着医学科学与技术的发达，医者越来越远离医疗的本心。医患之间除了关于疾病的少量语言交流，似乎就处于零叙事性沟通的状态。智利女小说家伊莎贝·阿言德（Isabel Allende）的女儿宝拉·阿言德（Paula Allende）在结婚周年庆之后因脑疾而昏迷不醒，伊莎贝在医院陪伴女儿度过漫长的半年，直至医院确切告知宝拉脑部严重受损，已成植物人状态。伊莎贝仍执意将她带回加州的家就近照顾至 1992 年底宝拉过世。之后，阿言德创作了《我的女儿宝拉》（*Paula*, 1994）。

阿言德在其中提到医患沟通时说：

> 每天早上我都在六楼的大厅里走来走去，寻找专家询问关于我女儿的情况的新细节。这个人掌握了你的生命，但是却无法让我有信任感；因为他每次都像一阵气流一样经过，看上去心烦意乱，匆匆忙忙地解释什么酶之类的数据，给我展示相关检查报告的副本，那些我每次试图去读，但没有一次能理解的数字指标。医生专家们似乎对如何将电脑里的统计数据和他实验室里的公式联系上更感兴趣，而对那个被牢牢地钉在这张病床上的身体毫无兴趣。这种病就是这样，有的在短时间内从危机中恢复过来，有的需要数周的重症监护；过去，病人只是简单地死去，但现在我们可以让他们活着，直到新陈代谢再次起作用，他告诉我这些信息的时候，完全没有看我的眼睛。

《故事的呼唤》（*The Call of Stories：Teaching and the Moral Imagination*，1990）的作者、哈佛大学医学院教授罗伯特·科尔兹（Robert Coles）说：唯有透过倾听和回应故事才能走进另一个人的灵魂深处。叙事性沟通并非要呈现或得出普遍、客观的真理，而是要提供一种作为彼此顺畅沟通的"暂时栖息处"（truces）。

当医生只关注疾病，而没有关注到患者这个人时，医患之间的信任关系难以构建起来，患者往往成为"不可靠叙事者"（unreliable narrator）。叙事医学的首倡者丽塔·卡伦在她的《叙事医学：尊重患者的故事》（*Narrative Medicine：Honoring the stories of Illness*）一书中提到一位 89 岁的非裔美国女性通过与医生建立关于创伤的叙事连接，从一个"不可靠叙事者"变成"可靠叙事者"，而医生也正因此帮助患者敞开心扉，讲述出曾经的创伤经历，使其从创伤中恢复过来，生命质量得到极大提升的故事。

这位患者从 60 多岁开始就在卡伦的内科门诊定期看病。老人患有高血压、乳腺癌、腰椎管狭窄症等疾病，还伴有心悸、失眠和焦虑等症状。但是，之前，卡伦没有与其建立人际叙事连接，一直与患者处于疏离的状态。一次偶然的机会，卡伦问起患者的腿伤，虽然卡伦从这位患者第一次来看病时就看出患者有严重的腿伤，但是从未真正谈起这个话题。

患者对卡伦说，这是 10 岁时从马背上摔下来留下的旧伤。卡伦相信了，一直认为只是摔伤留下的后遗症。然而，很多年之后，又有一次偶然的机会，聊起这个腿伤，患者终于吞吞吐吐地向卡伦诉说出这个埋藏了七八十年的秘密——腿伤并非源自小时候从马背上摔下来的经历，而是 10 岁那年，被隔壁农场一个白人男性强奸逃跑的时候留下的伤。

老妪一开始对卡伦医生不够诚实，是一位"不可靠叙事者"（unreliable narrator）。那时候医患之间最基本的诚实的叙事关系没有建立起来。但是，当丽塔·卡伦教授运用叙事的智慧引导老妪将憋在心底近 80 年的故事讲述出来后，老妪的焦虑、失眠和心悸等症状随之消失。

医患叙事连接薄弱，患者成为"不可靠叙事者"的因素很多，而医者为患者诊疗时诚心不足、耐心不够，也是造成患者及其家属对医生有戒备甚至敌对心理的重要原因。虽然患者有时在接受医生诊治期间会因种种原因而不配合医生或者不跟医者讲述事情，但是，明代名医喻昌认为："然敬设诚致问，明告以如此则善，如彼则败，谁甘死亡，而不降心以从耶？""此宜委屈开导，如对君父，未可飘然自外也。"换句话说，就是如果医者愿意主动投入时间和情感去诚心倾听，动之以情，晓之以理，耐心地为患者服务，并走入患者灵魂深处，那么患者不可能不与医者交心，不可能不配合医者的工作。

只有听得懂他人的故事我们才能开始思考如何解除他人的苦痛。在这个故事里，卡伦通过耐心倾听和回应，将老妪从"不可靠叙事者"转变为一个"可靠叙事者"。老妪在医者的真诚引导下，尝试逐步将幼年时遭受的不可言说的创伤经验再现了出来。在故事的讲述过程中，老妪也意识到故事发生在遥远的过去。当人们把创伤的经验化成言语讲述出来，大脑会将创伤的经验重新定义为"过去的事"，而不会每次都引发创伤时的感受。因而，聆听患者描述疼痛和创伤经历，释放这个经验，让这个经验"完成"，确实能够提升患者生命质量，并让其回到当下。

著名作家玛雅·安吉罗（Maya Angelou，1928—2014）说，世上最痛苦的事，莫过于内心憋着一个无法倾诉的故事 [1]。内心里憋着一个无法诉说或无人倾听的故事让人痛苦，也让人生病。讲故事是人类应对疾病的自然反应，故事可以成为对抗疾病和痛

---

[1] 原文是：There is no greater agony than bearing an untold story inside you。

苦的抗体。将让自己痛苦的故事讲述出来并被周围的人理解，尤其是被医生理解的那一刻起，患者就已经找到了统整自己生命故事的方式。"只要能将苦痛作为故事的一部分讲述出来，一切苦痛就都变得可以承受。"

（三）人际叙事沟通舒缓疼痛

生病的人不是一座孤岛，只不过疾病使人孤寂，痛苦将他们的灵魂和精神密封在躯壳里，不时地啃噬着患者，消耗患者的元气。然而，生病的人仍需要在他生活的世界里，在与其他人的交往中倾诉他们的痛苦、释放他们的愤懑。他们需要医护人员帮助他们，用与他们的痛苦频率相同的声音聆听和唤醒他们封锁在残病的躯体里的灵魂，让他们苏醒。然而，现代医学往往将病人当作不需要与外界交流的孤岛，任由病人困在自己的内心世界里，不给他们表达情感和讲述故事的机会，因而也就无法与其建立共情连接和医患生命共同体关系，实现心灵和身体的双重疗愈。

> 南方医科大学顺德医院烧伤整形科一位住院的截瘫患者，女性，47 岁，突然在病房里嚎叫哭喊，被家人和周围其他患者以及医护人员当作神经病发作，家人和其他病人都对她避而远之。在家人都让医护人员不用理会的情况下，肖志平护士长想到自己应该给予回应。肖志平护士长走到患者床前，坐在她身旁，一边轻轻地抚摸患者后背，一边予以语言上的安慰，主动询问情况。往常这种情况下，患者都是一直没人理会的。而这次护士长能够陪伴在她身边，患者非常感动，逐渐地她恢复了表达能力，告诉护士长阴部疼痛让她痛苦万分，无法表达。
>
> 肖志平护士长立即做了手动冲洗会阴的处置，缓解了患者的痛苦，患者安静下来，重回"正常"状态。肖志平护士长随即将她通过叙事照护帮助到这个病人的故事讲给科室其他医护人员听，让他们意识到，我们不能对患者的痛苦视而不见，而应及时予以回应。其实这位截瘫患者在家时也常发生这样的情况，家人认为只是突然的神经病发作，一般都不予理会。
>
> 经过肖志平护士长对他们的健康教育和关怀教育之后，他们才知道其实是可以通过回应，与其多讲话，并帮助她清洗会阴来缓解她难以承受的痛苦的。从此，患者生命质量得以提升。
>
> 有时，人类在极端痛苦，无法言说的情况下，会将人类的语言变成动物一样的哭喊声。如果作为医护人员都不去接近患者，用关爱唤回他们用语言表达自我的人性，那么，我们会让患者在身体痛苦的基础上，增加社会隔离和无人理解带来的内心痛苦感，让患者陷入绝望。

这种表达能力的丧失是因为长期与家人处于叙事断裂状态造成的。而患者不仅要经历生理上的疼痛，更要接受由于家人和医护人员的漠视而施加的心理苦痛，故事中的疼痛嘶喊被异化为神经病患者的不正常行为，而没有人意识到那是深陷绝境患者的求助信号。幸运的是她遇到了一位富有叙事观察力和人文关怀心的护士长愿意与她展开叙事沟通。医护人员与患者及其家属建立的人际叙事连接不仅可以为他们提供行动上的支持，还能给予情感上的关注，从而减轻患者与照顾者的孤寂感，在缓解对于疼痛的担心与害怕的同时抚慰他们饱受病痛折磨的身心。

（四）人际叙事沟通化解矛盾

在医疗语境下，医者，尤其是重症监护室的医护人员经常会遇到"天边孝子综合征"的情况。"天边孝子综合征"指当患者重病住院时，突然有从远方回来、平常未参与患者照顾的家人（通常是患者的某个儿女），到达病房后俨然成为患者的代言人，时常对患者的治疗方案指手画脚，对治疗效果和照护情况颇有微词，甚至横加责难，同时也会怪罪其他家人没有妥善照顾好患者。受"天边孝子综合征"困扰的家属看起来在为患者争取权益，但是却成为病房里的定时炸弹，严重影响医者的正常工作，也经常成为实施更有利于患者善终的安宁疗护的最大阻力。而且，假如最后患者病情恶化，这些"天边孝子"往往是医疗纠纷的发起者。

不具备叙事素养的医者很容易与"天边孝子综合征"家属发生矛盾和纠纷，家属之间的矛盾将在患者去世之后激化，这样的医者很可能长时间被医疗纠纷所困扰，严重影响工作和生活。而具有叙事沟通意识的医者则能够关注倾听"天边孝子综合征"家属的故事，理解他们并非故意找茬。他们是需要被关怀的弱者，吵闹责难只是用来掩饰他们内心中的恐慌、愧疚与自责的方式。医者只要能真正与其共情，触动他们的内心，他们将转变认知和态度，顺利让患者接受临终安宁照护，在家人的温馨陪伴下平静离世。

《ICU 重症医疗现场》的作者陈志金医师提出引发"天边孝子综合征"家属的"SUGAR"五因素："被父母恶化的病况程度吓到"（surprised by the scale of deterioration）、"对医疗有不切实际的期待"（unrealistic expectation）、"愧疚罪恶感"（guilty feeling）、"在父母的生活或照顾中长期缺席"（absent from life or care of the patient）、"重申参与患者医疗决策的身份"（reassert role as an involved caregiver）。

我们要理解，子女因很久没回来看望父母，印象还停留在上次离开时见到的"健康"父母，对于眼前瘦骨嶙峋、憔悴不堪、已不成人形的"病危"父母，自然无法接受。跟"患者家属不在场的死亡事件"类似，家人无法承受这样的后果，同时也因错失陪伴父母的机会而感到深深自责与懊悔，在这种情况下，采用"把责任转嫁到别人身上"的方式，来分担自己的痛苦。这时，医护人员要去理解他／她没能履行照护义务的客观处境，肯定他／她与其他照护者各自不同的付出方式。同时，真诚地告知患者的状况以及如何帮助他们在这个阶段一起陪伴患者统整生命过往的故事，表达爱与感恩，不要再让患者留下任何遗憾。

具有叙事智慧的医者能够观察和了解到家属不同的付出方式，对所有"有付出的家人"都给予肯定。否则一直陪伴左右的其他家人不断被"天边孝子"指责的话，为了推卸责任并缓和内部矛盾，这些家人可能会将矛头指向医护人员。医者协助他们解除"内疚感"，他们才不会不理性地将"内疚"转换成对医护人员的挑剔与不满。我们在共情和肯定他们的时候，也应让他们感受到，医者与所有家属都在齐心为其父母的生命而全力以赴，大家是同一阵线的生命共同体关系。医者如果能适度给予"天边孝子"安抚和鼓励，引导其参与陪伴和照顾，解除其自责与愧疚，提供机会让其补偿，转化临床沟通阻力为助力，就可化危机为转机。

二、叙事性沟通与打开心灵牢笼之锁

在医疗语境下，叙事沟通力体现为医护人员运用职业叙事能力与同事、患者、患者家属、社会进行叙事性沟通的能力。哈佛大学医学院血液肿瘤科教授、医学人文作家杰罗姆·格鲁普曼医师指出：如果没好好听患者讲故事，就不是真正的医师[①]；要知道更多病情，最好的办法就是和患者建立良好的叙事关系；诊疗照护能力和沟通技巧是无法分割的，两种能力也绝不互斥。叙事医学所倡导的叙事性沟通弥合了"医生与患者之间的鸿沟"[②]，并在临床实践中实现了患者授权、患者参与和患者自治。

当医者愿意打开耳朵耐心聆听，感受患者的所思所想，就能达到一种"涵容效果"（containment）。"涵容者与被涵容"（container-contained）的概念由英国精神分析的传奇人物威尔弗雷德·鲁普莱希特·比昂（Wilfred Ruprecht Bion）提出。例如，在医疗语境下，面对病人的各种情绪，医者可以扮演涵容者（container）的角色，通过叙事性沟通将病人消化不了的复杂情绪疏通理顺，让其感到被理解、被聆听和被照顾。懂得叙事性沟通的医者就好像一个容器，承载患者的郁结、担忧、内疚、愤怒并帮助对方梳理及消化，病人就会感到"被涵容"（being contained），被涵容的感觉就是一种被人接纳的温暖。

（一）叙事性沟通改变患者治疗态度

当一个人病了，固然需要最好的医药来治疗，但人体毕竟不是机器，它也需要精神上的连接、安全感的建立以及人与人之间的叙事性交流，这样才可以停止自暴自弃，停止将自己陷入孤立。正如肿瘤科医生瑞曼所言，唯有用生命故事回应生命故事，引导对方接受发生在自己身上的故事，回到最初的人际连接，生出对生命的信赖，了解自己并不孤独，疾病才能真正被医治。当我们这么做之后，就像帮助对方拉开了紧闭的百叶窗，外面的阳光自然照射进来，让他/她感到满心的温暖。

---

① 原文是：Once you remove yourself from the patient's story, you no longer are truly a doctor。

② CHARON R. Narrative medicine: a model for empathy, reflection, profession, and trust [J]. JAMA, 2001, 286（15）: 1897-1902.

被誉为新四军中的"白求恩"的伟大的国际主义战士、奥地利著名医生罗生特（原名 Jakob Rosenfeld，1903—1952）曾经说："一个医生必须有音乐家的耳朵，鹰一样敏锐的眼睛，一双万能的手，还要有戏剧家的嘴巴，学会像戏剧家那样，用柔和的声调、亲切明快的语言去消除病人的疑虑，安慰病人，减轻他们的痛苦。"在中国的近十年，罗生特与刘少奇、陈毅、罗荣桓、刘瑞龙等老一辈无产阶级革命家建立了深厚的友谊。

罗生特的名言让笔者想到南方医科大学南方医院感染内科骆抗先教授的一个故事：

> 骆抗先在筛查中发现一个家庭，父亲和叔叔都患有乙肝，年轻的儿子也是乙肝患者。这小伙子酗酒成性，经常喝得东倒西歪。骆抗先带着医生去他家，劝他戒酒治疗。第一次去，满身酒气，骆抗先苦口婆心劝了半天，他无动于衷。第二天一大早再次登门，结果他还在睡大觉。骆抗先打了好多次电话，他就是不接。之后，骆老又多次上门了解他的处境和各方面状况，并耐心倾听他讲述自己的困境与担忧。骆抗先在倾听之后，对其各方面状况表示关切。
>
> 临走之前，骆抗先仍然反复劝说年轻人："乙肝必须尽早治疗，否则有可能发展为肝硬化或者肝癌，那时候就太晚了。而喝酒对于乙肝患者更是雪上加霜……"听着老专家耐心地讲道理，想着一位素不相识的长者，却如此关心自己的健康，小伙子被骆抗先的真诚打动了，终于答应接受治疗。

在叙事医学语境下，我们倡导医者耐心细致地与病人保持叙事性沟通。医生不要干扰病人对身体症状和内心痛苦的诉说，尤其不可唐突地打断病人对自己境遇和状况的主动讲述。可以说，倾听和主动沟通是发展良好医患关系的最重要一步。诊断的错误，病人对医嘱的不依从等，常常是医生倾听不够和主动沟通不够所致。骆抗先医生的坚持不懈终于打动患者。陈国强院士曾说："无论时代怎么变迁，科技如何发达，医学工作的对象永远是人，一个完整而富有情感的人。医学是一种直接面对生命的职业。生命需要温度，医学需要情怀。"骆抗先教授的人文情怀感动了许多年轻医者和众多患者。

（二）隐喻性叙事沟通与生命认知

诗人乔丹·斯科特（Jordan Scott，1978—　）根据自身的经历，以真实动人的书写方式，在《我说话像河流》（*I Talk Like A River*）这个绘本叙事作品中，讲述了一个口吃男孩的心路历程，搭配凯特·格林纳威奖得主西德尼·史密斯（Sydneg Smith）无与伦比的图画，共同成就了充满诗意且充满力量的故事。书中写道：

爸爸偶尔会在我"说话不顺的日子"来学校接我，带我到河边。在那样的日子里，我的嘴似乎停止了说话的功能，吐出每一个字都非常痛苦，同学的嘲笑也让人难以忍受。我只想安安静静。我们沿着河流跳踩石头、看鲑鱼、抓虫子和采黑莓，一句话也没有说。

有个特别的日子，我们静静看着冲击岸边的流水时，爸爸说："儿子，你看见水怎么流动吗？我们说话就像那样。"

口吃经常会引来讪笑，因为那看起来很不正常。对许多人来说，看着和听着口吃的人说话是很不舒服的经验，因为话语和声音的紧绷，超越了他们的容忍极限。听的人期待听见流畅或"正常"的说话方式，但实际听见的却是从扭曲的嘴里迸发出来的奇怪声音。口吃的人无法说得流畅；而说话流利，根据我的语言治疗师的说法，是终极目标。

然而在河边，因为爸爸的这个隐喻，让我对"流畅"有了更深层次的理解。河流都有河口处，有交汇处，有弯道，也有激流。河流也有其天然的形态和耐性，永远朝向一个比自己更宽广的地方前进。但是，当河水流动的时候，并不是一直都流畅的，有时也会卡卡的，像我说话一样。

花点时间听听自己说话的方式。你听见了什么？如果你非常专注于自己说话的感觉，会发生什么事？你在身体里的什么地方感受到那些词语？你是毫无停滞或犹豫地说话吗？你多久会说错一次？忘了要说什么？或是很难一开始就找到正确的词语？你会不会偶尔害羞得不敢开口说话？会不会有时候一句话也不想说？

爸爸带我到河边，我就不会觉得那么孤单了。他伸手指着河流的时候，给了我画面和语言，去述说那些说不出口和令人恐惧的事。借由这么做，他将我的口吃和自然世界的活动连接在一起，我很高兴看见自己的嘴，在身体以外的地方活动。

虽然口吃给小男孩带来许多困扰，但幸运的是，他有一位充满叙事智慧和隐喻思维的父亲一直站在他背后，鼓励他、支持他。父亲带着男孩去接受大自然的洗礼和滋养，带他去河边散步，并告诉他，他的说话方式就像是河中的流水一般，时急时缓，有时流畅，有时卡顿。正是通过父亲的引导和鼓励，小男孩终于迈出了自我接纳最重要的一步。作为患病儿童身边的重要他人，家人的尊重、理解、接纳和支持，对于身处困境的儿童自我认同的形成、心身健康发展都有着极为重要的作用。

在一些家庭里，某个成员被诊断为慢性疾病或重症患者之后，整个家庭氛围发生了巨大改变，没有罹患疾病的成员也变得心情低郁，这样的状况持续下去非常不利于整个家庭的健康状况。如果家庭中有像绘本故事中的父亲那般富有叙事素养的人及时介入，一方面可以改善患者对于自身缺陷和疾病的负面认识，另一方面也能为深陷困境者提供自我改变的支持与动力，帮助承受疾病磨砺的患者更顺利地渡过难关，并使家庭关系更加紧密。

同时，家是每个主体生命故事的源头（Family is where your story begins）。家庭故事可能会勾起巨大的伤痛或悔恨，也蕴含着成长的智慧。当我们能够运用叙事智慧去看待家庭经历的各种悲欢离合，这些故事就可以给我们带来至深的愉悦感与幸福感。《我说话像河流》中父亲的隐喻叙事赋予口吃孩童内心的巨大力量，帮助孩子实现了自我接纳和健康成长。希望那些孤独的被嘲笑被孤立被嫌弃的人通过阅读这一绘本故事和领会其中的亲子叙事沟通智慧，得到疗愈和抚慰。

三、人际叙事性沟通与创伤经历调节

每一个主体在生命进程中都会遇到各种各样的问题，尤其是人际关系困境，如果我们不定时进行充分的人际叙事沟通，这些问题和困境就会变成一个一个的包袱。一个包袱可能成为后面多个包袱产生的根源，越积越多，最终将自己压垮。生命中潜藏的伤痕，比我们想象得更多、更普遍。当人们面临某个威胁而身心无法应对时，身心创伤就可能已经形成，滚雪球般积累的负面情绪会使我们失去对自己心身状况的控制。而找到失控的内在成因，也就找到了我们身心复原力的钥匙。无论是内在原因的追溯，还是之后的包袱清理，都需要与人建立亲密的叙事性沟通。

（一）人际叙事沟通甩掉人生沉重包袱

每个生命主体的一生都无法避免巨大压力的考验，奇妙的是，有些人能够顺利重回正常的生命进程，有些人却可能从此一蹶不振。事实上，任何形式的创伤都会带给人极大的压力。创伤主体往往在经历重大创伤后变得心情低落，大多数主体从此疾病丛生，出现失眠障碍和体重改变等问题，甚至罹患心脏病和癌症并因此过世。研究显示，隐忍创伤而且绝口不提的人比一般人更容易生病。经历过一种以上重大的创伤的生命主体看各科医生的频率比其他人高出两倍，而且那些绝口不提创伤的人看医生的频率比那些曾经跟人谈过他们的创伤的人高出40%。

人生叙事进程中需要频繁的自我叙事沟通，检视自己的生活状态，有没有一直背负着过去的沉重包袱，负重前行，却还不懂得去及时清理这些只会压垮自己的重负。人类的很大一部分痛苦是没有必要的，只要让未被觉察的思维控制着你的生活，痛苦就会自然而然的产生。人类集体和个人大脑中积累的时间里存在着很多过去的残余痛苦，它们时常在控制和影响着当下的时刻。只有将这些时间垃圾及时清理，我们才能保持临在状态，有觉察力地安住于当下。一位心理学家用以下隐喻生动地说明了每个人在人生旅途中不断积累包袱的状况：

一个旅人，在一片广大的土地上游走着。旅人日日夜夜赶路，一村过一村，一站又一站，从不停歇。总是行色匆匆的旅人没有时间停下来整理他的行囊。每当旅人遇到困境或难以应对的事情，他就变得沮丧、失望和焦虑。但是，接下来的行程让他没有时间去整理和消化这些心情。因而，他把这些没有厘清的故事、记忆和情绪一股脑儿地装进一个黑盒子，丢进背后的行李箱，又匆匆上路了。一年又一年，行李箱里面累积了越来越多的盒子。

在一个大雪纷飞的冬夜里，旅人突然发现，自己变老变弱的身体，再也无法承受背后重重的行李箱。想要减轻行囊的重量，旅人打开箱子，拿出一个又一个记忆盒子。然而，旅人的手却开始颤抖起来，心也越来越沉重。每个盒子里，都装了太多久远的沉重而无法消化的故事。此刻，这些呼之欲出的故事，却让旅人陷入一种极度的恐慌之中。旅人仓促地把盒子全部收进行李箱，拼命地在雪地上奔跑，跑啊跑啊，一直到自己被漫天的白雪掩盖，跑得喘不过气来，停下来的时候，却发现背后行李箱中的黑盒子在一片皑皑白雪中更显得刺眼。于是，旅人再度狂奔⋯⋯

改变和舍弃紧密相连，我们不可能不丢弃一些事物就达到改变，只有舍弃一些让我们无法感受当下的故事，我们才能从一个消极叙事者（fault-finder）变成一个积极叙事者（benefit-finder）。正如伟大的先知和哲学家苏格拉底所言：改变人生的秘密在于抛弃过去生命给我们带来的各种重负，集中所有精力，构建未来的故事。当我们具备了自我叙事沟通能力和及时清理过去的包袱的能力，我们就能够用积极叙事者的视角来看待过去的经历，我们就能重新发现一直都存在的资源，而懂得把今天和未来的故事写得更精彩。

（二）人际叙事沟通助力患者愿望实现

孔子曰："六十而耳顺。"孔子自认为人应该在 60 岁时听到他人的话语，便能领略其细微义理之所在。朱熹认为孔子所谓的"耳顺"就是"声入心通，无所违逆，知之之至，不思而得也"，这是聆听的至高境界。作为跟人打交道的医者，"耳顺"是必备的职业素养，不能等到 60 岁在不断的叙事经验中自然获得，而需要在职业教育中提前得到训练。当年轻的医者能够达到圣人所具备的"耳顺"能力，就能在人际叙事沟通中提升沟通效率，最大化地听出患者的内心故事和隐秘故事，帮助其走出困境。

米歇尔·欧杜尔（Michel Odoul）在他的《疼痛的隐喻：透视疾病背后的情绪、压力与痛苦》（*What Your Aches and Pains are Telling You*，2018）中提到一个 30 多岁的糖尿病女性患者。这位患者想要孩子，却被糖尿病所阻碍，到处求医，但都只是给她开降糖的药物控制。而欧杜尔愿意主动去倾听她疾病背后的故事，发现她的疾病状况与她童年遭遇的悲剧和家庭对她的创伤的忽视有关。恐惧和负疚感没有得到及时的纾解，不断地干扰她之后的生命健康，导致她罹患疾病。

在 7 岁时的某一天，她带着妹妹出去玩耍。走在路上，一辆对向来的车突然偏离车道，将她挚爱的妹妹撞飞在路边。她带着无尽的惊惧目睹了妹妹死去的惨烈场景。之后连着几个星期，她几乎无法说话，也无法表达她失去最亲爱的妹妹的悲伤。血糖升高本来是遭遇突发悲剧时的一种自我保护机制，但家人只顾处理妹妹的后事，完全忽略了姐姐也是车祸的受害者。也就是说，父母在这件事情上没有与她建立任何叙事连接。

之后的很长一段时间，妹妹被撞飞的那一幕挥之不去地在脑海里重现，成为她迈不过去的坎。6 个月后，她出现糖尿病的初期症状。在欧杜尔的叙事介入下，这位患者不断讲述儿时的这段故事和记忆，不断地被倾听和安抚之后，她的血糖缓慢降低。后来这个年轻女性怀孕，生下可爱的女儿。

假如在悲剧发生之后，她的父母能够关注到她的心理状况，对她及时进行死亡教育和哀伤辅导，那么，被撞的那一幕就会成为过去的故事，不会一直影响她的当下生活，她就不会一直闭锁在创伤经历中无法走出，成为儿童糖尿病的受害者。此外，假如没有遇上欧杜尔这样的叙事素养高的医生，即使她成功生下孩子，有可能最终还是因走不出童年阴影，而毁掉眼前的家庭生活。

正如著名诗人、作家、人道主义者和瑜伽大师萨古鲁所言，"试图从外在来修复健康是一个十分费力的过程。如果你能一直触及最内在的核心，那么健康就会是一个自然而然的现象"。在叙事介入中，介入者充当的只是一个引领者、支持者和陪伴者的角色，突破局限自身困境和化解压抑内心的力量都源自患者自身的内在资源。叙事介入就是通过聆听患者故事，把握患者递出的求助信号，挖掘出潜藏于内心中对美好故事和人生愿景的期待，就能开创不一样的结局。

（三）叙事沟通调节患者日常创伤

肿瘤科医生兼克罗恩病（crohn's disease）患者瑞曼提出，"帮助"（helping）、"修复"（fixing）和"服务"（serving）分别代表的是医生职业态度的三个层次。当你帮助时，你看到的是弱者的求助，在运用自己的专业技能给予患者必要的帮助；当你修复时，你看到的是损坏和破裂的身体，看到的是客体的疾病；"serve"一词本身就有"陪伴左右，为其服务"的意思，因而，当你"用心服务"时，你看到的是作为整体的生命。

"修复"和"帮助"更大程度上是自我价值在职业实践中的实现，而"服务"追求的则是与患者灵魂共同的升华。服务当中的最重要内涵是疗愈与照护。"疗愈"（healing）的词源是古英文的"hal"，翻译成"全部／整体"，也就是"健全"之意。疗愈（heal）与治疗（cure）是两个不同概念，后者的意思是将某种疾病从身体或心里永远移除。"heal"包含有"care"的内涵。"cure"强调的是医疗本位，而"care"强调的则是生活本位。"照护"的"照"字告诉我们，我们要能成为照护对象生命中的一道光，照亮他 / 她，护卫他 / 她。

大部分人只要获知罹患重病，便会进入一种"隔离且断裂"的人际叙事困境。玻璃屋外的人不容易进入屋内人的心，屋内的人也很难表达或接收到妥适的关怀，缺乏直接有效的沟通与互动。这种断裂和疏离的人际叙事情形，让肿瘤患者无法实现厚生。《神的病历簿》中癌末病人安昙太太留给栗原医生的信中，写出了病人最深的感受："生病是件非常孤独的事。"因为孤独，所以不安；也因为孤独，所以更加渴望温暖。

> 栗原医生跳脱了一般医生的模式，尝试站在病人的角度来思考，也让安昙太太在生命最后的一段路程中，有了截然不同的心情。安昙太太在与栗原医生建立了叙事性沟通之后，说道："对病人来说，最痛苦的就是孤独。您替我赶走了那种孤独，是您让我明白纵使我的病治不好，但是可以享受生命乐趣的事情还有很多。就因如此，我才得以克服死亡的恐惧，因为找着了活着的精彩，更因为你在那制式的关系里为我注入了温暖与关怀。"

没有将自己的医疗工作限制在"帮助"和"修复"层次，而是真正地给予了安昙太太"照护"的栗原医生获得了患者的认可与尊重。借由人际叙事连接，我们与患者之间的关系从基于"事实的理解"（facts-based）转变为基于"共情的理解"（empathy-based）。著名的精神分析学者迈克尔·巴林特（Michael Balint，1896—1970）曾说过，"医生本身就是一味药"（The best medicine is the doctor himself）。在叙事医学语境下，我们认为，注重与患者建立人际叙事关系的医生更是患者走向健康的一味无法替代的良药。

我们在多家医院的妇产科都遇到过失胎女性无法走出创伤叙事闭锁的情况。在第一次失胎之后，如果没有及时地进行叙事性哀伤调节，往往会因焦虑和情绪不稳定而导致下一次怀孕时，再次遭遇同样的悲剧。而叙事性沟通起到了良好的效果。

> 2020年5月，怀孕8周的37岁陈女士来到南方医科大学顺德医院进行孕检，在胎检过程中发现已经没有胎心音。得知胎儿停止发育之后，陈女士情绪异常激动。妇产科医生在家属要求下，给陈女士施行无痛人流手术。陈女士术后清醒的第一时间，做出双手紧抱腹部的动作，一边哭喊，一边说是医护人员抢走了她的孩子。家人也不知道如何安慰再次怀胎受挫的陈女士。
>
> 作为全国最早展开叙事照护的人文关怀科室，医院妇产科医护人员立刻运用叙事素养对陈女士进行叙事哀伤调节。我们从家属那里了解到，陈女士之前怀孕2次，都在不到2个月时胎儿停止发育。我们告诉家人，因为在那两次创伤事件之后，陈女士没能得到家人充分的叙事关怀，陷入深深的自责

之中。我们让家人意识到，陈女士多次独自承受着丧子之痛，这对成功孕育非常不利，因而，我们引导家人主动与陈女士建立关于失胎这件事情的叙事连接。

同时，我们跟陈女士讲述了其他女性多次失胎，最终调整情绪，迎来"彩虹宝宝"的故事，并推荐其阅读《你是我生命中的几分之几》《致我独一无二的宝贝》《我永远是你们的孩子》等。通过这些绘本的阅读，陈女士意识到流产不代表自己人生的失败，陈女士的丈夫在我们的帮助下，懂得如何宽慰妻子，而这个家庭在我们的叙事照护下，逐渐走出阴霾，一年之后，这个家庭迎来了一个健康宝宝。

要剥离失胎和丧婴家庭的哀伤，让失胎妈妈得到全社会更多的关怀，我们必须营造良好的生育关怀叙事生态。目前，中国已经放开三孩政策，要使更多育龄女性的生育意愿得到提升，更多曾经失胎的女性的生育信心得以重拾，我们首先要在生殖医院和医院的妇产科提升医护人员叙事素养，营造良好的生育关怀叙事生态。在这里，我们对失胎妈妈进行疾病的专业科普与宣教是第一层次的帮助，对她进行药物的和其他形式的治疗是第二层次的修复，而我们与其建立的叙事性沟通才达到第三个层次的照护。

四、叙事沟通预防单一职业身份叙事闭锁

人本身是由多个身份组成，在不同叙事语境下承担不同的身份，比如父子身份、爱人身份、管家身份、作家身份等，但是职业型叙事闭锁者单一地将自己禁锢在职业这一身份之中，将外界对自己职业身份的评价当作一切满足感的来源，否认其他身份的存在，不愿将自己的生命故事向职业之外的生活、亲情、爱情等方面发展。职业闭锁者的座右铭是"我工作，故我在"。"主体—我"在被动的职业身份中逐步客体化，他／她越来越无法主动融入与至亲和爱人的关系中。

医者也没有职业叙事闭锁的豁免权，相反，由于医疗健康职业的特殊性和医学教育中的科学理性课程的绝对占比，医者成为容易陷入单一职业身份叙事闭锁的高危职业人群。对于与人打交道的从业者，如教师、医生等而言，如果不具备职业叙事能力，不懂得人际叙事连接对于人的健康和幸福的重要意义，会比其他职业更容易陷入单一职业身份叙事闭锁，更倾向于将自己隔绝在单一职业身份中的"我"，久而久之陷入关系性孤独中，失去感受生活中其他美好事物的能力。

（一）医者单一职业身份叙事闭锁的特征

对于工作忙碌的医者而言，因为平时忽略其他身份叙事连接的建立，人际关系中的焦虑就像一颗未爆弹，随时可能在宁静的生活中掀起涟漪。由于受科学思维和理性

教育的深度影响，即使是拥有高成就和高自信的医者，也可能因为不善于表达情感而无法与他人产生亲密叙事连接，因而很可能在亲密关系中经历"情感剥夺"（affection deprived），最后产生人际叙事连接断裂导致的"孤独感"。孤独在某种程度上也会成瘾，当医者完全在忙碌中适应了孤独和人际叙事断裂，使其成为人生常态，则很可能陷入"单一职业身份叙事闭锁"而不自知。

现代医学之父威廉·奥斯勒说，医护人员最大的悲哀莫过于在忙忙碌碌、浑浑噩噩中耗尽职业热情，变成日夜不停转的工作机器。过度忙碌会剥夺人性和对人性的思考，一味地专注于疾病会剥夺医者的人性，成为只会看病的机器人。事实上，医者职业本身包含着多种身份，而非单纯的医学知识和技术权威。一名人文主义医者一定兼具社会学、人类学、哲学、文学、音乐等领域的知识。这些多元知识能够赋予医者多元叙事身份，使其懂得适时放下医者职业权威身份，全方位与患者建立人性叙事连接和生命叙事共同体关系。

当我们与患者探讨善终、死亡和死亡恐惧话题时，我们是一名哲学家；当我们专注倾听患者跟我们讲述他/她所遭受的社会不公或性别歧视等故事时，我们是一名社会学家；当我们在疫情期间的国际驿站和隔离酒店与受困其中的各种人群建立叙事连接时，我们是一名人类学家；当我们在骨科、呼吸科帮助跳楼和跳海的年轻人修复其与家人的关系，引导他们走出创伤，重新面对人生时，我们是一名心理咨询师；当我们搂着刚刚失去家人的患者家属，安慰他们家人已经去了一个没有病痛的世界时，我们成了一名神学家。

如果医护人员在任何场合都是展现出他/她的职业权威身份，我们可以断定他/她陷入了单一的职业身份叙事闭锁中。医者职业叙事闭锁一般表现出以下特征：

一是对医疗工作"全身投入"（job involvement），但并非"全身心投入"（job engagement）。二是单一医者身份和工作成瘾是其人生状态的显著特征。三是不注重家庭亲密叙事连接和其他人际叙事关系构建。四是在工作中并没有与患者及其家人建立人际叙事连接。五是在医疗职业中遭遇任何危机都会导致自己陷入困境。

所有的成瘾行为，无论是购物成瘾、网络成瘾还是工作成瘾，背后的深层次原因都是主动或被动的人际叙事连接的缺失。存在主义心理学大师欧文·亚隆发现，陷入职业叙事闭锁的医生都有一种迷思，那就是强迫性地鞭策自己，无视人类的极限。他们往往只懂得埋首于"不断完成事情"的"外在行动"（doing）中，却不懂得驻足审视当下，与每个不同的生命主体交往过程中所绽放的"内在精神"（being），也不懂得除了工作之外，与人建立连接带来的安全感对健康的重要价值。

也就是说，职业叙事闭锁是对生命叙事进程中的各种身份关系缺乏协调，完全陷入职业叙事身份，而没有平衡其他家庭、生活和社会身份的表现。正如阿德勒心理学提出的观点——故事是人生任务的答案，而职业关系、社会关系、亲密关系是人生三大任务，三者环环相扣。职业叙事闭锁者将人生三大任务缩减为唯一任务——职业关系构建，其亲密关系和其他社会关系是缺失的，这隐藏着严重危机。

（二）历史和文学中的医者职业身份叙事闭锁现象

在"叙事医学课程"公众号和《中国叙事医学与医者职业素养》一书里，我们提到了洗手的提出者之一、医院感染控制之父塞麦尔维斯是一位典型的职业叙事闭锁者。塞麦尔维斯在职业中提出洗手的观点，遭受医院管理者和妇产科权威反对时，他只想到通过专业的思维解决问题。在任何场所，遇到任何人，包括家人在内，反复强调不接受他的观点的人都是杀人凶手。他没想到转换视角站在医院管理者和妇产科权威的立场上去思考为什么他们要反对。最终，家人和同事都认为他精神失常，在精神病院被活活打死。

许多文学作品中展现了医生职业叙事闭锁者的形象，如伊安·麦克尤恩（Ian McEwan）的《星期六》（"Saturday"）中的神经外科医生亨利·贝罗安（Henry Perowne）、尼古拉·斯史派克的《罗丹萨的夜晚》里的医生保罗·弗兰纳（Paul Flanner）、英格曼·伯格曼的《野草莓》中的医生艾萨克·伯格和阿瑟·希勒（Arthur Hiller）的《医生故事》（*The Hospital*，1971）中的医生赫伯特·伯克（Herbert Bock）等都是典型的职业叙事闭锁者。

> 在《星期六》这部小说里，主人公贝罗安医生医学知识精深，技术精湛，手术成功率极高，被认为是绝对的成功医生，事业似乎如日中天。手下带领着两名神经外科实习医师、一名资深麻醉医师以及一名实习麻醉医师。他的生活充实而忙碌，多年的专业训练以及细腻的团队合作，使得困扰病人多年的病痛，在贝罗安手术刀下只消短短的十五分钟便能获得纾解。
>
> 医术的施展为贝罗安医师带来高度的自我成就，为他带来极大自我满足。受他所处时代医学教育去人文化的严重影响，贝罗安陷入医生职业的技术性和科学性中不能自拔。他表现出极端的"爱无能"，不愿与人文素养极高的岳父交谈，认为那是无用的，浪费时间的；但也使得他得不到自己儿子的认可……陷入职业叙事闭锁状态的贝罗安医生将工作视为解除焦虑的唯一途径，贝罗安只能从职业给他带来的权利、名声和财富中获得慰藉和寄托。贝罗安医生最终在受到惩罚之后才顿悟到叙事智慧和人文素养的重要性。

同样，由尼古拉·斯史派克所著的同名畅销小说改编的电影《罗丹萨的夜晚》里，主人公保罗·弗兰纳也是一位陷入职业叙事闭锁、无法与家庭成员建立亲密叙事关系的著名外科医生。他与妻子婚姻破裂，与同为医生的儿子几乎零交流，与儿子的从医理念截然不同。他说：我没有想过当什么好爸爸、好丈夫，只想当个好医生。在医患纠纷中，当不幸过世患者的家属来质问保罗时，不懂得亲密关系的丧失意味着什么，不懂得转换视角想象对方的丧亲之痛，不懂得与患者家属建立共情叙事关系的保罗医生只能反复用职业化的语言和技术性的话语跟患者家属进行冷冰冰的解释。

无法与患者建立亲密叙事关系的医者，一定无法成为一名真正的好医生。事实上，保罗医生不知道，患者家属当时只是认为医生是在患者生命的最后阶段与她距离最近的人，希望经由与医生建立叙事连接，了解患病家人的最后状况，期待从中获得一些慰藉，并逐步接受家人已经去世的现实。而保罗却没有出现，这让患者丈夫非常失落。当患者丈夫通过法律的形式见到医生时，他问医生知不知道自己的患病妻子的眼睛是什么颜色，而保罗医生却答不上来。保罗医生在整个与患者打交道的过程当中，没有真正关注过患者这个人，他满脑子想的只是患者的病，如何切除她面部的血管瘤。

叙事性沟通增强医者的存在感。亚伯拉罕·维基斯（Abraham Verghese）是"医者存在"或者"医者在场"学说的先锋，"在场"（being）是一门关于人类之间存在的人性连接的艺术与科学。维基斯说："'在场'对患者和照护人员的健康都很关键，也是在所有人际交往中建立信任的基础。"他给了一个明确的定义："'在场'是在为患者和医生呐喊，是我们共有的基础，对此我们不应该妥协。它也是改革的起点，是对我们为医学事业奋斗的初心的回应。"

（三）医者的斜杠人生促进职业发展

中国叙事医学倡导医者跳出单一职业身份叙事闭锁，积极拓展自己的斜杠人生，成为一个更有趣味的人。斜杠（slash）这个词出自于美国纽约专栏作家玛希·艾波赫（Marci Alboher）的著作《双重职业》（*One Person/ Multiple Careers*）。Susan Kuang 在其所著的《斜杠青年》一书中提到，"斜杠"代表一个人除了固定的本业，也兼具其他行业的专业背景与能力，并将其他职业列入个人的职业生涯规划中。斜杠人生是在专业基础上结合自己的爱好，创造更多生命价值的一个代名词。当然，对于医者而言，追求斜杠的前提是将自己的医疗本业做好，获得医者同行和服务对象对自己的"职业认同"。斜杠人生往往可以更好地助力职业理想的实现。

成为斜杠的目的不是拥有多重职业、多重收入，而是从中体验更加多元化的人生，以更开放的态度看待自己。世界医师乐团（world doctors orchestra）是一个由120位来自20个国家的医师组成的乐团。乐团发起人，也是乐团指挥的施蒂芬·威利希（Stefan Willich）是德国柏林夏里特社会医疗研究院（the Charité university medical center in Berlin）的院长兼教授。乐团成员有两个共同点，他们一方面以医生为职业，同时音乐又是他们的共同爱好。这些斜杠医生演出的目的不仅为让自己从繁重的日常医务工作中解放出来，同时还要服务于公益事业，将义演所得收入用于全球范围的医疗慈善项目。

许多成功的医者都过着无极限或无边界的斜杠人生。浪漫主义诗人乔治·戈登·拜伦（George Gordon Byron，1788—1824）曾说，"我讨厌只有一个医生身份的医生"。

现代医学之父威廉·奥斯勒除了医师身份之外，还有医院创立者、演说家、星期六叙事沙龙的主持人、藏书家、历史学家、医学博物馆馆长和古典人文学者。博学多才的奥斯勒在医学期刊的建立和各种学会的建设中发挥了积极作用。1907 年，奥斯勒在英国创立医师协会（Association of Physicians），并成为《医学季刊》（*Quarterly Journal of Medicine*）的创始主编。

1911 年，奥斯勒倡议建立研究生医学会（Postgraduate Medical Association）并成为首任会长。1919 年，奥斯勒被任命为培训医师学会（Fellowship of Medicine）会长以及两者合并后的医学研究生学会（Fellowship of Postgraduate Medicine）会长。除此之外，奥斯勒还活跃在古典文学、哲学和图书馆学领域。他曾是《医学图书馆与历史期刊》（*Medical Library and Historical Journal*）的创始人，也曾担任英国古典学会会长、伦敦书目协会（Bibliographical Society of London，1913—1919）会长、美国医学图书馆学会（Medical Library Association，1901—1904）会长等职务。奥斯勒支持古典人文在教育中的复兴，提倡古典人文和医学历史书籍的阅读和编撰。

除了上述身份，奥斯勒在他的一生中，还充当医学生的老师、资助人、顾问、模特、主讲人和治疗师身份。因此，奥斯勒从来都不"只是医生"，对于他这般的天才人物，不可能只有一重身份。他的多重身份无缝地融合在一起，他对"医学和医生职业本质的思考，使他在文学、哲学和历史学方面的才能都得到显著提升"，反过来，他对文学、哲学和历史的研究和思考，也使其对医学的使命和本质不断加深认识。因而，斜杠人生并非将自己有限的精力完全分散到不同领域，而是更好地互相成就。

其他医生，如契诃夫是家庭医生、戏剧家和小说家；洗手的提出者之一奥利弗·温德尔·霍尔姆斯（Oliver Wendell Holmes，1809—1894）是诗人、文学家、传记作家；奥斯勒的学生、现代神经外科之父哈维·库欣（Harvey Cushing，1869—1939）是神经外科医师、病理学家、日记作家、传记作家、画家和普利策奖获得者；郎景和院士除妇产科大夫之外，还是文学家、诗人、风铃收集者、演说家和教育家；李乃适医生是诗人；超声科专家王志刚同时是研究所所长、文学家、油画和水墨画画家；眼科医生陈克华，是诗人、作词家、画家、摄影师，花艺师；《小林漫画》的作者林帝浣是医生、大学老师、画家、书法家、摄影师、作家、公益人……

在所有的斜杠身份中，作家身份是最有利于医者职业成长的身份，也是最容易斜杠的身份。正如"斜杠"医生、上海市第一人民医院胸外科王兴所言，书籍与文字，让医学变得温暖又有力量。王兴医生有着《肺话》《病人家属，请来一下》《怪医笔记》等科普叙事作品。左手持刀，右手执笔，斜杠身份给医生职业带来更丰富的多元体验和人文沉淀，在某种程度上，能够更好地帮助年轻医生找到自我，认识自我，继而更热爱医生本职，也更热爱人生。

结语：叙事性沟通实现医者和患者的双赢

在叙事医学理念扎根中国之前，医护人员忙忙碌碌，疲于奔命，绝大多数医者没有讲述和分享自己的职业故事的意识，放弃了自己的叙事权，医护叙事声音非常微弱，也更没有与患者及其家人展开叙事性沟通的职业素养。叙事性沟通与一般性的语言沟通不同，它是一种深层次的沟通。罗伯特·詹姆斯·席勒（Robert James Shiller）在《叙事经济学》（*Narrative Economics*，2017）中说，人们倾向于深层次故事。深层次故事之所以容易被接受，是因为它能触动人最原始的情感本能，而不是故事简单的真相。人际叙事沟通在增强医者的存在感的同时，还能避免医者陷入创伤叙事闭锁。

《孟子·尽心下》："可欲之谓善，有诸己之谓信，充实之谓美，充实而有光辉之谓大，大而化之之谓之圣，圣而不可知之之谓神。"在叙事医学语境下，我们的解读是，懂得人性，倾听理解对方，而不随意批判对方，能从对方的视角看待事情，就是"善"；自己愿意身体力行传递善，就是"信"；用各种弘扬美好品德的故事充实自己的内心，就是"美"；充实之后又能运用这些故事将这样的精神发扬光大，称为"大"；能教化/转化自我，还能感化/转化他人称为"圣"；能用无法测量的叙事智慧去感化和改造世界的人被称为"神"。

延伸阅读推荐

穆瑞·诺瑟尔（Murray Nossel）. 用故事表达，轻松感动任何人，2018.

金卓拉·霍尔（Kindra Hall）. 谁会说故事，谁就是赢家，2020.

史提夫·海恩斯（Steve Haines）. 疼痛的修复练习（*Pain is really strange*），2018.

黛布拉·罗特尔，朱迪丝·霍尔（Debra Roter & Judith Hall）. 与患者对话的医生/与医生对话的患者：提升看病沟通（*Doctors Talking with Patients/Patients Talking with Doctors：Improving Communication in Medical Visits*），2006.

丹妮尔·欧芙莉（Danielle Ofri）. 病人说了什么，医师听到什么？如何让诊间出现有意义又清楚易懂的病医对话（*What Patients Say，What Doctors Hear*），2018.

课后思考题 1

观看《马》的视频，借由视频里讲述的故事，结合自身的临床经验，谈一谈这个视频在医疗语境下的隐喻意义。

身陷泥沼、即将被淹没的困马在牧马人挥鞭驱赶马群奔腾旋绕嘶鸣呐喊的感召下腾空而出、获救上岸，被群马"召唤"归队。通过这个视频，我们可以深深感受到生命陪伴生命、生命影响生命、生命唤醒生命，感受到生命真正的力量。其实我们在人生的路上，有时也会陷入生命的泥潭中不得动弹，真正能帮助对方的，是唤醒、是引领，是激发内在潜能、对生命的渴望。

片中岸边三人面对困马的行为画像，形象地再现了医疗语境下的种种人物画像。假设三人都像其中那人一样漠视消极，那么，困马注定再无一丝生还的希望。事实是：尽管另一人边说风凉话边摇头，消极认命，但因为哥弟二人的心灵默契，仁爱和智慧，给了困马重生的机遇。困马得以重生，得益于做弟弟的牧马人的善良和大爱，以及敬畏生命的悲悯情怀；得益于被称作大哥的牧马人的丰富阅历和经验智慧。

生命影响生命，是在引领、唤醒对方感受到生命真正的力量的同时，激发自身内生力量，从而完成正能量之间的互相传递，令生命光辉交相辉映，共趋光明。亦如马群用奔腾喧嚣、激情昂扬的气势，唤醒激活困马抛却负面、消极、绝望等"垃圾情绪"，追随奔腾向前的马群。

课后思考题 2

《生命的反转：急重症科医生手记》的作者、广东药科大学附属第一医院重症医学科医师李鸿政曾经讲述过一个这样的故事。运用叙事性沟通理念仔细分析这个故事，进行充分的职业反思，提出与患者的最佳沟通方式。

急诊科的老马医生接收了一个 62 岁、胸痛 1 小时到院的男性病人。病人来时有明显胸痛，而且呼吸困难，大汗淋漓，血压很高，存在心衰，给病人做了心电图，看到有明显的 ST-T 段改变，抽血化验肌钙蛋白正常，病人既往有高血压病史，这次胸痛考虑急性冠脉综合征可能性最大。老马医生让他绝对卧床，不要动。老马给他用了吗啡静推镇痛镇静，还用了利尿、硝酸甘油等措施，一边紧急联系心内科，让他们下来会诊，一边联系导管室，并且准备开通绿色通道，尽早做冠脉介入治疗。本以为可以冲过这关，但是没想到病人心脏骤停。

老马说，之所以出现这种情况，是因为病人自己不听劝告，医生让他绝对卧床，警告他好几次，让他千万不要起来。但是，估计病人想要大便，所以好几次都要挣扎起来，说要上厕所。老马依然严肃地警告他不能上厕所，要拉就拉在床上，但他不听。为了让他安静下来，老马前后用了2次吗啡，有点效果，但病人最终还是忘了医生的警告，起身准备去上厕所。结果刚想下地，胸痛加剧，马上就发生室速和室颤，很快就心脏骤停了。电除颤几次，都没效果。病人躺在抢救床上，一动不动。两个医生轮流给他胸外按压。气管插管已经插好了，已经接了呼吸机。

老马心情低到极点，眼泪都流出来了。老马跟护士说，继续给肾上腺素，继续按压。原来老马的父亲5年前，也是这样去世的，一模一样，不听劝，一定要起来上厕所……

> 连接是人与人之间感觉到被理解、被倾听和被重视时所产生的能量 ①。
>
> ——布芮尼·布朗（Brené Brown）

第二节　叙事生态：医院各层面叙事连接构建

人与人之间的基本关系是叙事关系，叙事生态与民众生命健康质量息息相关。然而，随着科技的进步和电子产品的日益普及，一定程度上破坏本应有的人际叙事连接；现代快节奏的生活方式常常忽略了叙事在生活、教育、健康、个人幸福和职业发展等方面的重要价值。在叙事生态荒芜的当代，人类仿佛正在变成缺乏人际交流的机器人，却没有意识到这种生命状态必定对健康造成严重危害，家庭、学校、医院、职场和养老院等叙事生态堪忧，提升全民生命健康叙事素养和构建各领域良好的叙事生态势在必行。

一家医院是靠什么撑起来的？是一栋栋的高楼和高端的医疗设施？一定不是。一家医院是靠爱和人文撑起来的（见图6-1）。良好的医院叙事生态能够激发医护人员

---

① 原文是：I define connection as the energy that exists between people when they feel seen, heard, and valued。

的内生长力、自我觉察力、人际沟通力、生命复原力、团队协作能力和创新能力。在面临机制体制改革的现代公立医院，良好的叙事生态更是促进改革成效的重要环境基础。体制改革顾问公司的瑞秋·辛哈（Rachel Sinha）表示：体制改革具有高度个人性。若要改变体制，我们必须换一副眼镜，从他人的角度看世界，而故事可以帮助我们达成这个目的。

分享个人故事有助于人们创造更广泛、正确的集体故事，对现实有共同的了解。

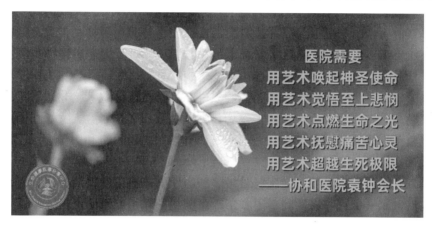

图 6-1　协和医院袁钟会长的名言

一、医院叙事生态的定义与构建维度

在医疗语境下，分享管理者与医者的个人故事有助于医院创造更广泛和更合理的集体叙事，使我们对现实有共同的了解，更易于实现共同价值。人类很早已意识到，群体叙事能够增强合作，集思广益，集体叙事智慧解决问题的成效大于个体各自智慧的总和。"群体叙事智慧"早在古希腊就已得到公认，当年希腊哲人亚里士多德就指出，众多平凡之人如果齐心合力，经常展开叙事性互动，在这种情况下所做出的集体判断和集体行动往往比某个伟大的个人更为出色。医院叙事生态作为一个整体系统，尊重和汇聚蕴含于不同层面叙事主体的知识、智慧、洞察力和直觉，因而，是一种有利于最佳智力决策的叙事生态。

（一）医院叙事生态与医院暖实力和软实力

我们无法与周遭的人、事物和自然在没有任何连接的状态下共存。一个人总是生活在家庭、职场和社区中，成为这个空间生态的组成部分。每一个自我的故事，都与更大的故事（家庭故事、职场故事、民族故事、地域故事、国家故事、性别故事、年龄层故事等）交织互动，许多自我的故事共同组成更大的故事，形成某个特定主题的叙事生态。医院叙事生态是叙事医学体系中的一个重要概念。在中国叙事医学学者和践行者的共同努力下，近年来，中国主要医疗机构的叙事生态正在从循证医学时代的荒芜状态转向精准医学时代的欣欣向荣状态。

循证医学时代，许多医护人员受科学主义和技术至上思维的影响，一味运用"科学脑"对病人的器官和疾病进行诊疗，丧失对病人诊疗过程中的全人观、人文关怀和照护意识，"只见病不见人"。这类医生喜欢对同类疾病的患者采用类似千篇一律的诊治方案，很少顾及患者疾病的个体差异性及其家庭经济条件的独特性和实际承受力。临床实践中误诊和漏诊频发，追究其原因，主要是医护由于叙事素养的缺失导致医患沟通不畅。医护人员有时会与患者或者患者家属发生语言与肢体上的冲突，医闹和伤医事件更是屡见不鲜。由于医院将绩效和收入挂钩的硬性要求也直接导致医护人员沦为赚钱的机器。

与此同时，医护人员由于叙事素养的缺失，逐渐被客体化和物化，医护人员类似流水线上的修理工或者沦为纯技术工作者，缺乏"人文心"和"人文关怀"的意识与能力。医院整体去人性化的日常管理工作直接导致医院管理层和医护人员职业倦怠，自身健康不保，工作效率降低。后果是医院管理者与医护人员之间矛盾升级，医院职工内部的潜在危机酝酿其中。医院各种矛盾的根源在于医院管理者和医护人员缺乏叙事意识和叙事素养，这一根源问题不解决，医院将面临更严重的危机。由此可见，建设人文爱心医院和打造有温度的医疗需要医院整体叙事意识的培养和叙事素养的全面提升。

医院叙事生态是在医疗语境下的生命主体所处软环境的一种隐喻。医院叙事生态是由管理者、医护人员和患者及其家属的叙事素养和人际叙事关系共同构成的一个有机叙事体系。由各种人际叙事关系组合构成的医院叙事生态每天都在重新定义医院的文化和管理，形成独特的叙事风景。每个生命主体不仅在所生存和工作的特定叙事生态中行动，也与他人共享的这个叙事生态构成的一部分。换一句话说，医院处于一个动态的叙事进程中，这个动态进程由多个复杂和重叠的"子叙事生态"组成，这些"子叙事生态"里的个体拥有可以动态调整的共同假设、价值观和信仰。

好的医院叙事生态构建的是一个价值共同体，或者说一个叙事共同体。叙事医学认同阿德勒心理学学说，提倡医院各层面主体抛弃职场纵向关系，投入多维度的横向人际关系。在职场中，我们倾向用上下级、长晚辈、师徒关系、高低职称、学历高低或谁赢谁输、谁成功谁失败为原理的纵向关系。而这种纵向的人际关系是伤害一个职场中的个体健康的最大因素。一个良好的职场叙事生态中，一定要有管理者有意识地将人际关系带往横向人际关系方向。一旦实现了真正的横向关系，身为共同体成员的个体就能拥有更健康的人格。

一个叙事生态良好的医院，每一个角落都是一个温暖的叙事空间，不同维度的故事在不断分享中，每一个管理者都善于倾听员工故事，每一位医护人员都感觉自己生活在氛围温馨、备受体贴的家庭里；每一个患者都能感受到温暖的叙事抚触，都能展开平等、开放的叙事性交流，每一个患者和患者家属的故事都被专注倾听和积极回应，患者享受在医院的每一分钟，大家都忘记这是一家医院，患者都能充分感受到叙事带来的正能量，感受到这个世界的爱和关怀。

（二）构建良好医院叙事生态的价值

每一个生命主体的自我观照和身份认同能力只有在叙事氛围良好的环境下，通过叙事分享和叙事创作才能构建起来。美国组织心理学家塔莎·欧里希（Tasha Eurich）指出，自我观照（self awareness）是 21 世纪生存最重要的技能之一。研究表明，对自己有更清晰、准确的认识的人能够做出更明智的决策，建立更高质的、满意的亲密关系和职业关系，有更好的职业发展，并且更加自信。

在叙事医学语境下，语言或者故事也把医疗关系指向一种称为"关系性"和"主体性"的方向。哲学家波多野精一（Hatano Seiichi，1877—1950）讲过一个人从"物化的人"变成"主体的人"的变化过程的故事：

> 当我们走到窗边望着大街上来往的行人，此时映入我们眼帘的人虽然被称为"人"，但是严格地讲，不是"人"而是"物"。接着，我向其中的一位行人搭话，他也做出了回应。这时，这位行人就已不再是被观看的客体，而是和我交谈、真正采取了某种行动的主体，"人格"这时才会成立。通过叙事性交谈过程，他人不再是"单单被观看的客体"。

主体关系构建离开叙事性交流活动是不可能成功的。虽然每个生命主体只有靠自己，才能发掘自己的潜能；但是，医护人员与其他生物一样，也需要那种"由橡籽长成橡树"的成长环境；它需要温暖的环境，以获得内心的安全感及自由感，能有自己的情感、思想以便表达自己。医护人员在医院的成长也需要在医院营造一个温暖的叙事环境，需要其他同行和同事积极的叙事性引导，在一个良好的叙事氛围中，指引我们成长为职业领域的一棵结出橡果的橡树。

分享故事是建立人际关系的最有效方式。但是分享故事的基础是建立信任关系。人类首先建立相互关系，也就是说一厢情愿的情况下，我们无法建立讲述和聆听故事的配对关系——讲述的一方找不到聆听的另一方就像试图在水下呼吸一样，逃脱不了溺水的厄运。在一个叙事生态不好的医院，许多患者就这样处于溺水状态，他们想讲故事，但是医生打断他们，无法建立以患者故事为焦点的话轮模式。同样，在叙事生态不好的医院，我们也能看到各种各样的医务人员处于溺水状态，如果不及时改变叙事生态，医疗语境下将有更多生命处于溺水状态。

《周易·乾卦》中曰：君子学以聚之，问以辩之，宽以居之，仁以行之。在叙事医学语境下，可以理解为，在良好的医院叙事生态里，大家很愿意聚在一起学习进步，允许大家从不同视角展开辩论，讲述各自的故事，以仁爱之心和宽容之度对待不同的意见，从对方的立场和利益考虑，展开日常的行动。管理者和医护人员在各自所在的"子叙事生态"中开展管理实践和临床实践，同时自己也是医院整体叙事生态系统形成的重要贡献力量。医院叙事生态中的每一个领导者都应树立"生态命运共同体"（ecological community of common destiny）的发展理念。

《周易·乾卦》又言："君子体仁足以长人，嘉会足以合礼，利物足以和义，贞固足以干事。"意思是，君子用自己的实践体现仁德，足以成为众人头领；能使众善者聚集一堂，足以使之合乎礼仪；能够施利于万物，足以使道义达到和谐；能够固守节操，足以主持各种大事。也就是说，君子行为体现仁德，就能成为领导核心；仁人贤者聚集在一起能够互相监督，互相促进，形成更好的互相尊重的氛围；先利众人，足以使社会达到和谐，合乎道义；忠贞不移干事足以成就大事。

"博学于文，约之以礼，亦可以弗畔矣夫。"（《论语·颜渊》）在叙事医学语境下，可以解释为，医院管理者广泛地阅读与管理和健康医疗相关的故事，提升自身的人文叙事素养和生命健康叙事素养，并以礼节礼仪来约束自己，尊重医院不同层次的同事从各自不同视角讲述的故事，并予以充分阐释和解读，如此一来，管理者带动医院中层干部，中层干部带动科室人员归于一心，齐心向统一的目标努力，而不是带着医院这艘巨轮驶离医院发展预设的总体方向，成为发展的阻碍。

叙事生态构建所创造的隐性效益比物质和金钱奖励更丰富。医院是工作人员劳动强度非常大的一个社会机构，物质和金钱奖励没有上限，会刺激大家更加功利化，不利于长久发展。《孟子·尽心上》中说："以佚道使民，虽劳不怨。"在叙事医院管理语境下，意思是，管理者如果能都从医护人员视角出发考虑问题，从谋求大家的长远利益和可持续发展的角度出发，从创设良好的叙事生态入手，真诚关爱医护人员的心身全人健康，创造条件帮助其提升职业综合素养，在这样的叙事生态中，医护人员尽管辛劳，也不会怨声载道，而是全力以赴，为共同利益而不懈奋斗。

《礼记·大学》言："所恶于上，勿以使下；所恶于下，勿以事上；所恶于前，勿以先后。"在叙事医院管理语境下，意思是，在医院各维度的关系中，每一个人应能够做到换位思考，我们自己厌恶上级的某些所作所为，就应该想到下级也会厌恶我们同样的所作所为，反思之后，设法去避免，否则也会同样引起下属的厌恶；同样，我们自己厌恶下级的某些所作所为，就应该换位想到上级也同样厌恶我们这样的所作所为，不要用同样的做法对待上级；厌恶在我之前的人的所作所为，就不要用同样的做法对待在我之后的人，那么，医院叙事生态一定和谐，医院一定能够高质量发展。

（三）医院叙事生态的五个维度

医院叙事生态构建需要两方面的支持性环境，这些支持性环境由两个基本要素构成：有形的物理环境与无形的心理环境。"物理环境"指的是医院为了营造良好的叙事生态而设立的叙事中心、叙事港湾、叙事暖屋、叙事咖啡吧等各种实体空间。目前，全国各地许多城市的大型三甲医院已经拥有这样的物理空间。"心理氛围"是融入医疗机构各个角落的精神氛围，主要经由具备良好的叙事管理意识和价值共生理念的医院和科室管理层人员来建立，温馨和谐的医院叙事生态的营造需要由上而下的支持与推动，也需要医护人员积极参与叙事互动和叙事交流，使其变成一种常态。

医院叙事生态包括以下五个主要维度：一是医院顶层管理者（书记和正副院长）间的叙事连接和叙事沟通状况。二是医院顶层管理者与职能科室以及临床科室领导之间的叙事互动状况。三是临床科室领导以及临床科室医护人员间的日常叙事连接与互动状况。四是临床医护人员与就诊或住院患者及其家属间的人际关怀叙事互动状况。五是临床医护人员引导患者及其家属建立的疾病主题的叙事连接状况。

不同维度的主体之间不断产生互动，相互激发，共同组成医院叙事生态。在第一、二维度中，管理者的"叙事商数"至关重要。具备创新的叙事管理意识的医院管理者能够从医院全局视角（整体层面）积极创设良好的医院叙事氛围和叙事生态，帮助医疗语境下的不同主体看到其他不同主体视角的故事，充分形成视域融合与和谐关系。当管理者能用引人入胜的故事来传递信息和表达观点，将叙事作为医院文化构建和内部沟通的核心策略，便可破解科室间因专业细分和过于晦涩的术语表达构建起来的壁垒，为医院整体使命赢得一致性认同。

科室管理者既是第二个维度中的成员，又是主导第三个维度叙事的管理者，起到的是医院与科室之间的桥梁连接作用。当科室叙事成为内部沟通的核心方式，科室日常会议的效率会提升，任务的行动力会得到最大化。第三个维度体现的是医护人员同行叙事连接的日常性和紧密度。而在第四个和第五个维度中，医护人员的职业叙事能力最为关键，这也是让民众充分感受医院人文气息的重要维度。作为连接医院科室内部的凝聚力和外部社会（患者及其家属和普通民众）的群体，医护人员的叙事素养起到关键作用。

医院叙事生态的状况体现在各大生命主体围绕叙事这一理念所共同营造和共享的思维、情感和行为方式等多方面。医院叙事生态中的每一个领导者都应树立"生态命运共同体"的发展理念。在叙事生态良好的土壤中生存的生命主体能够展现出健康快乐、积极向上的成长态势。和谐良好的医院叙事生态对医院管理者引导医院实现高质量运营、医护人员个人心身健康和职业发展、患者及其家属全人健康的实现以及医院整体和谐关系构建意义重大，可以全面提升医院的医疗服务质量和可持续发展力。

若将故事与叙事的关系类比成单个的星星和星座之间的关系，文化是由不同星座编织而成的"银河"，也就是医院的核心叙事。透过共同的星座叙事与想象，科室成员形成"叙事共同体"（community of narrative），获得更精准的方位感，赋予共同叙事身份；透过共同的银河叙事与想象，医院整体在"叙事共同体"基础上形成"行动共同体""愿景共同体""文化共同体""价值共同体"，在价值共生语境下得以高质量发展。在良好的医院叙事生态中，领导者与员工都具备良好的叙事调节能力，核心叙事和叙事共同体得以顺利形成。医院在"价值共生"理念引导下得以高质量发展。

在叙事医院管理和医院叙事生态等理念框架下，医院作为组织的社会化过程不再完全依赖于法规、程序、规则和权威等级对组织内的成员的工作活动进行管制，而是医院管理者在此之外，获得了更人性化的叙事管理工具。传统的法律法规、原则规则助长的是纵向关系，或者说是官僚文化。而叙事管理模式发展的是横向的人际叙事关系，或者说是价值共生文化。价值共生文化能够更好地调和医者的专业精进诉求和管理人员的运营业绩诉求之间的矛盾，融合个人专业目标和组织目标之间的差距。

叙事管理模式构建让我们意识到医院就像一个生命主体，它的发展必须维持生命叙事进程的稳定性和开放性的平衡。而太多规则设置会限制创新思维，使医院叙事进程过于稳定，从而阻碍了医院叙事的开放性。如果我们医院管理者教育和引导员工对医院未来发展的叙事进程持开放性认识态度，让员工充分意识到医院在未来发展中可能出现的变化和各种变革，医院的发展步伐就会协调一致，达到管理者引领医院叙事进程朝向更健康、更开放、更积极方向发展的目的。

叙事医学理能让科室里的医护人员和患者及其家属互相帮助，建立生命共同体关系，并互相依赖，和谐相处。而在缺乏叙事理念、人际叙事连接薄弱、叙事生态不好的科室和医院，员工倦怠，工作缺乏热情，患者的人性得不到尊重，互相之间缺乏耐心和同理心。叙事医学能将医院打造成一个叙事生态好的"关怀社区"（care community）。

（四）医院核心叙事创设与高质量发展

现代公立大型医院都面临需要全方位变革的压力，"讲好医院故事和创设医院核心叙事体系"是医院文化和管理决策在组织变革中概念化和再概念化的潜在隐喻。几年前靠高薪引进人才和高额购置设备的发展方式已经没有办法真正维持医院的高质量发展，而医院的叙事管理模式能够激发员工的内生长力，使其呈几何倍数增长。叙事在这个意义上可以看作医院的"组织原则"和"管理策略"，也是一种医院不同层面的"策略性沟通方式"。在叙事医院管理语境下，医院也是一个叙事主体，可以利用故事组织自己的经验，协调角色平衡并引导其他人围绕故事构建共同认知。

具有叙事意识的管理者首先致力于构建一个契合医院文化的核心叙事体系。作为一个组织，医院的组织化过程就是叙事化过程，"组织叙事"既是组织化的工具也是组织化的结果。引领医院高质量发展的一个催化剂在于管理者有能力创设一个组织层面的核心叙事体系。这个核心叙事包含三个层次，一是医院的历史叙事（narrative of history），二是医院的现状叙事（story of now），三是医院共同的愿景叙事（narrative of future）。通过聆听和讲述不同层次的组织故事，医院的隐性和显性知识被转化和展示，也被身处医院环境中的各大生命主体所习得。在这个潜移默化的过程中，医院不同层面的人员被内化为医院核心叙事理念的践行者。

核心叙事是一个注重医院文化传承，同时具有医院鲜明特色的价值共享体系。医院处于从过去走来，迈向未来的动态叙事进程中。成为某个医院组织的一员，我们需要了解组织的核心叙事，判断在这个组织里，哪些过去的故事被认为与当下的故事相关，这些故事体现什么样的价值观。历史叙事有利于大家形成共同的组织身份认同；现状叙事能让大家看到共同的问题；愿景叙事能让大家看到共同的方向。想象共同的愿景叙事可以增强员工的主体性、参与度、日常连接的黏合度。

愿景叙事就像医院生态系统中的"太阳"，没有太阳，生态系统中的任何生物都无法生长。医院生态系统不同维度的成员就是"向阳而生"的"向日葵"。叙事赋予行动意义，重振组织身份认同，也在为团队、组织和单位创设一种整体的方向感或一致的目标感，并形成统一的行动。核心叙事是医院领导、科室领导和员工实现价值共生的基础。一个医院的核心叙事如果设定得好，会让新入职员工很快进入角色，产生"叙事参与感"，进而实现组织叙事身份认同。他们能辨识医院的独特叙事生态和叙事氛围，自然而然地融入医院核心叙事进程中，成为医院向前发展的助推剂。

二、医院同事间的良好叙事互动生态

宋代理学家朱熹说："敬业者，专心致志，以事其业也；乐群者，乐于取益，以辅其仁也。"据说，消防员在每次火灾后都会交换各自的故事，增加彼此的经验；几年下来，年轻的消防员对火灾时可能遇见的致命情境会有更完整的心理印象，在真实情景中遇到时就能做出更适切和及时的反应。研究显示，与同行进行常态化的叙事沟通，在心里想象性地预习某个情境，能帮助我们在实际碰到该情境的某个时刻表现得更好。也就是说，同行之间的叙事交流可以当成一种想象中的模拟体验，促使我们更能做出迅速有效的反应。医生同行之间也是这样。

同行叙事连接是职场人际关系的润滑剂。著名的社会心理学家艾瑞克森提出，每一个生命主体在生命的每一个阶段都有一个重要的叙事关系网络，这种叙事关系网络因人而异，但每一个人都会有一个不断增加的重要关系网络，以进入更广阔的社会领域。如果说，在医学教育阶段，我们更多的是通过阅读和聆听，建立与医学前辈和医学名人之间的人际叙事连接的话，那么，进入临床实习和工作阶段，我们还需要建立与现实世界的同行之间的良好叙事互动连接。

（一）同行叙事性交流减少误诊

在医疗数字化，尤其是电子病历和电子健康档案替代与病人面对面进行情况交流的语境下，每个医护人员都在自己的电脑前完成工作，医生变成了处理数据和客观案例的机器。许多研究显示，电子病历系统引入之后，医护和医医之间的同行互动以及沟通质量明显下降。肺部／重症监护学科医生、克利夫兰医学中心教育研究所詹姆斯·K.斯托勒（James K. Stoller）将这种现象成为"电子孤岛"（electronic siloing）。在电子孤岛上，医护人员之间从传统的面对面的"人际沟通"变成了电子对电子的"人机扫描"。

同行之间缺少叙事性交流，这种异化关系与人工智能医生各自处理各自的数据，没有深度交流是一样的。英国医生马修·卡斯尔（Matthew Castle）曾发表过一篇略带讽刺意味的文章，名为《工作过劳》（"Burnout"），他将自己的角色设定为一位 2100 年的人工智能医生。他拥有足够的深度学习能力，能对每位病人进行完整的分子和神经精神病系统分析，熟悉所有生物医学文献，能同步进行数千次会诊。然而，卡斯尔的公司却要求他提供人性化的品质服务。他筋疲力尽，要求休假 6 个月，理由是"公司要求培养共情能力"。卡斯尔写道："不管人类或机器多么强大，一旦要求他们做一些不可能的事情，就会失败。"

同行叙事性交流缺乏容易导致职业倦怠，职业倦怠会导致医疗失误，而医疗失误反过来也会加重倦怠。反过来，医患之间的叙事性交流能够有效减少职业倦怠。2018 年，美国公共政策研究所发布一份标题为《为所有人提供更好的医疗和护理》（"Better Health and Care for All"）的报告。该报告预测，人工智能将为临床医生腾出平均超过 25% 的时间来照顾患者。人工智能技术带来的最重要的影响之一是让更多临床医生有机会摆脱电子健康档案的束缚。在科罗拉多大学医院，医生开始将计算机带出诊室，在医生助理的陪同下为患者提供各种面对面的服务。在这样的人际连接状态下，医生的倦怠程度显著下降，从 53% 降低到 13%。

与人与人之间的面对面交流相比，电子病历和电子健康档案的简单扫瞄往往容易让人错过关键信息，导致医疗失误。美国第一例埃博拉病毒感染者托马斯·埃里克·邓肯（Thomas Eric Duncan）被误诊，造成多名医护和亲友感染，还有几十名人员被隔离，这起医疗事故就证明了人与人之间面对面的叙事性沟通的重要性。

2014 年 9 月 20 日，邓肯从利比里亚来到美国探亲，邓肯离开利比里亚之前曾经接触过致命的埃博拉病毒，但是，当他乘飞机到达美国时没有表现出任何症状。几天后，身体感到不适、出现高热状况的邓肯到德克萨斯长老会医院急诊科就诊。护理人员了解到邓肯近期刚从埃博拉病毒爆发的地方回来，因而在电子病历中对这一细节做了记录。不幸的是，急诊科医生在阅读电子病历时，忽略了这条关于旅行记录的内容，而是更多关注了与疾病症状相关的内容，只给他做了一些医疗处置之后就让他回家了。

几天后，邓肯被救护车送回该院，在判定为疑似埃博拉病毒感染者之后，开始接受"严格隔离"。9 月 30 日，美国疾病控制与预防中心检测确认，邓肯为美国本土发现的首例埃博拉病毒患者。医院的这一过失使得更多人暴露于被感染的危险之中。与邓肯有过直接或间接接触的 48 名家人、医护工作者和朋友被迫接受严格隔离或密切监测。由于病情恶化，入院十天后，邓肯死于埃博拉病毒感染。由于电子系统工作环境和思维惯性，当班的护士没有与医生面对面强调除了高烧 39.5 度之外的重要信息——病人刚从利比里亚来到美国。

医疗行业的数字化让许多以前常规的同行交流不再受欢迎。艾莉森·蒂利亚克（Allison Tillack）是一位年轻的放射科医生，同时还是一个医学人类学博士。她花了一年的时间在一所顶尖教学医院放射科观察放射科医生们的日常工作，并在博士论文中揭示放射医学数字化如何改变放射科医生的日常工作以及他们所服务的人群："PACS 系统具有改变医学影像的可及性和节奏性的能力，这使得临床医生认为到阅片室和放射科医生一起讨论病历是浪费时间，而对放射科医生来说这是在打扰他们的工作。"

（二）同行叙事促进职业精神升华

叙事医学倡导与不同时代的同行建立叙事连接。魏万林在《医魂》（2009）一书中提出要广泛学习四种人——古人、今人、名人和前人。我们要学孙思邈、张仲景、李时珍、朱丹溪等古人的辩证法和医德心；学郎景和、凌锋等今人的职业伦理和人文精神；学钟南山、张伯礼、张定宇等名人，在国家和人民危难之时，挺身而出，奋斗在疫情前线，以及青蒿素发现者屠呦呦几十年如一日的科学追求；学为了共产主义事业把生命奉献在中国战场的白求恩大夫和被誉为新四军中的"白求恩"的伟大国际主义战士、奥地利著名医生罗生特，还有南登崑、吴孟超等前人的职业精神等。

舍温·B.努兰（Sherwin B. Nuland，1930—2014）的《医魂：医疗现场的21则启发》在某种意义上是一本医学的《坎特伯雷故事集》。行医就像一种朝圣旅途，需要医学的朝圣者坦诚分享彼此的故事，以增进生命经验的氛围。这部作品搜集了各科退休老医生的毕生经验和精华故事。这些故事主要发生在20世纪70年代之前，那是先进诊断工具发明前的年代，各种机械解剖与实验技术还没开始盛行，医者擅于亲手细辨病人个别的苦痛；医生和病人在床边对话，努力追寻：疾病要带领人们前往何处？苦痛到底是为了什么？努兰以医学史的观点切入，提出：行医最让人着迷之处，正是那穿越数千年历史、绵延不断的叙事脉络。

也就是说，医者除了要处理好跟自我的关系、跟患者之间的关系，还要与同行建立良性关系，在精诚协作的氛围中营造和谐的同行叙事生态。医疗基本上是发生在医生与病人之间单纯的互动行为，但随着医学知识及新技术的开拓，医疗专业分工细密，医疗照护体系也逐渐变得复杂且庞大，所牵涉的不仅只是医生与病人，还有各类医疗人员，包括护士、临床药师、检验员、影像科医生、康复治疗师、心理咨询师、医技人员、护工……除此之外，还有行政管理人员、负责仪器设备采购及管理的人员、医疗政策与健康保险部门的人员等。

医者与医者之间需要先建立良好关系，医者与患者之间才会有良好关系。反之，医者与医者之间若关系疏远、缺乏沟通，会连带导致医患之间出现严重问题。在现代化的医疗专业细分的语境下，要实现对患者的全面诊疗，综合施治，离不开与同行医者的协同施策。

美国俄勒冈州波特兰市医生艾伦·麦克尔森（Ellen Michaelson）的叙事作品《来自陌生人的爱》（*From the Love of Strangers*，2020）讲述布鲁克林一家公立医院的勤杂人员西玛（Sima）在医生同事的帮助和自己的努力下成长为一名医生的故事。西玛时常被主管提醒自己只是这家医院里最无足轻重的人，但是她怀抱着自己有一天能成为医生的梦想开始学习。正当她的学业和生活遭遇巨大压力的时候，西玛通过照护的病人认识了实习医师敏迪·卡恩（Mindy Kahn）并与其成为朋友。通过同事间的亲密交流，西玛得以与患者建立起叙事连接，并领会到当我们真心地关怀他人，我们将会生出巨大的能量，而这让我们有勇气面对过去并掌控自己的未来。

《论语·里仁》曰："见贤思齐焉，见不贤而内自省也。"意思是，见到有才德的人，就应该向他学习，希望和他看齐；见到没有才德的人，内心就应该自我反省，唯恐自己也有同样的毛病。很多时候，我们对于所见的人贤与不贤，善与不善，都能判断得出，但对于自己的缺失，反而视若无睹，放纵不知悔改。"思"和"省"二字分别代表两个不同的思维层次，是一个人不断向上奋进的修身要道。当我们通过写作将外在的看见化为内在的自省时，我们得以真正领悟他人的不贤，以及可能发生在自身上的不贤，才能引发切身伦理行为的改变。

除了作为医者诊疗活动的合作伙伴外，在一定程度上优秀医学同事也能充当我们行医路上的学习榜样和精神领袖。唐代名医孙思邈在其《备急千金要方·序》中提到，"一事长于己者，不远千里，伏膺取决"。清代名医叶天士凡听到某位医生有专长就一定会前去登门拜其为师。十年之内叶天士一共拜了十七个老师。明代名医王肯堂请同是名医的李中梓为自己诊病："当世知医，惟我二人，君定方，我服药，又何疑？"

在西方，具备深厚叙事素养的奥斯勒医生不但以自己亲身的人文医疗实践影响着同时代的医者，更以自身医学人文理念感染着一代又一代的医学生。

1886 年，奥斯勒被一封费城著名外科医生威廉·威廉姆斯·奇恩（William Williams Keen，1837—1932）的紧急电报召去鳕鱼角（Cape Cod）治疗他突患重病的妻子。奇恩曾在 1883 年参与编写经典医学教材《格雷解剖》（*Gray's Anatomy*）的部分章节，被誉为"美国第一个神经外科医生"和"美国第一位脑外科医生"。

赶到鳕鱼角的奥斯勒查看奇恩妻子的情况后，深深叹了一口气。奇恩的妻子病得太重，两位那个时代最著名的医生都无力回天。奥斯勒只能在外科医生家里整夜陪伴着奇恩和他病床上的妻子。奇恩在后来写给奥斯勒的信中说："你与我坐了一整夜，听我讲述我内心里的一切，你一定不知道，这样的陪伴与倾听对我来说是多大的安慰……"

奇恩曾如此描述奥斯勒的魅力——奥斯勒能够谴责人文学家对现代科学的无知，也能谴责他的科学家同行们在人文领域的无知，但同时与科学和人文两个不同领域的顶级专家成为终身好友 ①。

受奥斯勒影响，奇恩也非常认同医学生阅读文学、艺术、历史和哲学类作品的必要性。

奥斯勒所仰慕的医学人文主义者布朗恩曾说，一位真正的学者不是知识的坟墓，而是知识的宝库，他们不会搞学术垄断，而是尽可能地创建分享知识的团体和社区。奥斯勒积极发表公共演说，创建各种学术团体和读书会，不仅分享医学科学知识和患者故事，还分享医学史、医学人文以及生活实践智慧。这种分享有利于医生处理好与自我之间的关系，引导医生将自我看作有价值、有理性、有情感的生存个体和故事分享主体，而非受机械规律操控的简单生物细胞质。

年轻的奥斯勒在加拿大大都会餐馆与不同人物（医生、患者及其他人物）进行故事分享与交流。在美国创建约翰霍普金斯医院的奥斯勒经常与住培医生一起住在医院宿舍，增加与年轻人分享故事的机会。奥斯勒还在各个国家的许多医学院、医院和公众场合发表演说，通过讲述故事，引领大家前进。在英国，奥斯勒每周在家里举办餐会，与年轻人畅聊。许多医学同行，尤其是年轻医生，如哈维·库欣和怀尔德·彭菲尔德（Wilder Penfield）都是奥斯勒在牛津的瑙伦园 13 号宅邸"张开的臂膀"（the open arms）沙龙的常客，同事和医学生一起在那里分享各自的职业发展故事和遇到的患者故事。

（三）同事间的主动叙事连接化解危机

医疗同事和同一学科的同行之间往往存在竞争关系。主动的叙事连接能够将恶性竞争转化成良性竞争，在同一学科领域中结交更多帮助自己成长和进步的亲密战友。有时，外科医生会因为要顾及面子而接手自己并不擅长的手术，但是这必定给手术患者带来生命危险。这类医生一定是自尊心非常强的人，如果直接要求他放弃手术，一定会对其造成严重影响。在这种情况下，如何运用叙事智慧化解这个危机，既不让外科医生有失脸面，又能将患者带回更安全的地带呢？在《机智的医生生活》第一季里，就有一个这样的故事。

神经外科医师蔡颂和遇到急匆匆来找她的助手。助手告诉颂和，有一名危在旦夕的患者需要马上做手术，但是，负责主刀的医生其实并不擅长该手术，只是由于自负与重视面子，为了能够在更多同事面前证明自己具备做这

① KEEN W W．A tribute to Sir William Osler［J］．Can Med Assoc J，1920（10）：39‐41.

种难度的手术的能力，不愿意主动退出，将这台手术让给这个方面更专业、更有经验的蔡颂和，自己坚持执行这台高难度手术。助手请求蔡颂和与这位主刀医师沟通，为了患者的生命安全，让真正专业的颂和接手手术。

颂和了解到这件事以后，并没有立刻答应助手的请求。她觉得自己不能直接要求执行手术，一方面她要考虑原定的主刀医生的面子，另一方面要考虑主刀医生一定与患者及其家属在手术方面有深入地沟通，已经对主刀医师产生一定的信任感，如果突然换主刀医生，也会引起患者的疑虑和恐慌。如果自己莽撞地越俎代庖接过手术，尽管病人的性命安全和疾病治疗可能更有把握，却会让医患关系与医生团队之间的关系变得紧绷。

经过深思熟虑，颂和这样化解了危机：

颂和走到原定的主刀医生办公室，医生见她出现，立刻表现出防卫机制，怕她是要来抢走他的手术。却没想到颂和一开口就跟医生说，你好，我听闻你要执行某手术。我在前几次类似的手术中，发现自己在这个手术领域其实还有很多不足，不知道有没有机会成为你的助手，让我可以好好观摩与学习技术呢？医生得到更厉害的同事的肯定，内心感到非常的舒畅。原定的主刀医生本来也正在为这台不确定性和风险很大的手术犯愁，颂和的示弱让原定的主刀医生卸下原本的心防，欢迎颂和参与这场手术，一场危机得以平息。最终，患者在两位外科医生的相互配合下痊愈了，原本的主刀医生也获得了满满的成就感，同时，从内心里，更加佩服颂和医生。

《六韬·文韬·文师》曰："情同而亲合，亲合而事生之。"意思是，情意相同，就会亲密合作；亲密合作，事业就能成功。叙事素养一方面让我们能够站在其他同行的立场上看待和解决问题，另一方面能够提升同行之间的信任度和亲密合作的可能性。故事里的女主角蔡颂和具备良好的叙事素养和人际危机化解能力。这个故事给我们的启示有以下几个方面。

首先，蔡颂和医生深谙人际叙事的奥妙和精髓，不是单纯强调或者依赖"科学脑"的纯技术型医生，而且具备一颗"人文心"，懂得换位思考的重要性。从主刀医生的视角来看，医生给病人做手术，也是某种程度上的"临危受命"，这和军事上"战前不可换将"有异曲同工之妙，现在是"箭在弦上不得不发"，因为主刀医生已经立下"军令状"，一定要"参战"。而颂和医生主动"屈尊"找主刀医生沟通，并且是抱着"学习""助战"的态度来参与，没有"喧宾夺主"之意，这恰好打消了主刀医生"不被信任"的疑虑。

其次，任何一位主刀医生都不会谢绝一位经验丰富的医生给自己做助手。对于没有十足把握的主刀医生而言，身边能有个经验丰富的医生在场，即便术中有突发事件——大出血或者并发症发生，也有"援兵"在此，这援兵可不是普通的士兵，而是一位足智多谋的"大将"。蔡颂和医生的遭遇看似一个可能破坏同事关系的职场危机，但是，在蔡颂和的主动叙事调解中，多方面的危机都得到很好的化解，而且还创造了一个职场竞争对手真正信服自己的机会。对于没有当面拆穿自己的面子观念和自卑心理，没有夺取自己"兵权"的这位同事，主刀医生一定打心里佩服和尊重。

（四）同事间常态化叙事分享与困境化解

医护人员也是人，只有良好的叙事连接才能真正还原医者的人性，也使医者的人性受到医院管理者、患者和社会的尊重。《神的病历簿2》中，作者夏川草介提出一个耐人寻味的观点，以医院前辈的故事带出"在成为医生之前，每一个医生都身为'人'"的观点。《神的病历簿2》虽然以医院和医生为故事发展主轴，探讨的却是最根本的"人"，以生活和职业的平衡、医生与病患的同理心等角度切入故事核心，消化内科医生栗原一止的大学同学辰也，原是个优秀的血液科医生，与妻子一同在东京的大型医院工作，但在一次医疗疏失之后，妻子性情大变，从此生活就只剩工作。逼得辰也对医生这份职业失去热情，选择返乡独自抚养女儿，工作态度也因此变得敷衍，直到被一止以热咖啡"醍醐灌顶"后，辰也才找回自己行医的热情。

南方医院叙事医学团队2021年在深圳大学叙事中心进行叙事医学师资团队建设和培养，晚上有一个与医护人员分享故事的互动环节。其中一位护士长阿芳（化名）在分享故事环节中，特别讲到自己的护理团队是如何给一位临终老年患者以生命最后的尊严的故事。由于疫情原因，远在国外的老年患者的子女在母亲临终前没能赶到医院陪伴和送别。护理团队担负起了这个伟大而神圣的使命，在他们的悉心照护下，老年患者最后安详离世。护理人员在老年患者离世后耐心地帮她梳好头，换上干净漂亮的衣服，在这个过程中一直在和她聊天，讲述儿女的思念和牵挂，仿佛她只是睡着一样。护理人员将这个过程跟患者的儿女进行了描述，儿女感到非常欣慰。

在一起听故事的是深圳大学总医院的30多名叙事医学师资团队成员。其中一个科室的护士阿华（化名）在听这个故事的过程当中一直在低声啜泣，引起了我们的关注。我们请她来分享她的感受。阿华站起来，跟我们讲述了她自己的故事。原来，阿华与家婆和睦相处，情同母女，家婆多年来一直在深圳尽心尽责照顾着阿华的子女，无怨无悔。家婆有一段时间感到身体不适，恰好又快到过年了，家婆的医保在老家江西，所以家婆决定回老家治疗。但是没想到回到老家之后，家婆被诊断为癌症第三期。

由于疫情期间需要大量护理人员到各个社区支援验核酸，而且如果请假回老家，需要在两地分别隔离14天，对于阿华而言，去陪伴家婆的愿望完全无法实现。本来已经跟老公商量好，想等疫情趋缓，就让家婆回深圳治疗。

但是，没想到的是，家婆的病情急转直下，过年之后突然在医院里去世了。阿华没能去到医院送别家婆，也没有机会参加家婆的葬礼。自从家婆去世之后，阿华没能接受家婆已经远去的现实，一直无法专心眼前的工作，无法融入当前的生活，失魂落魄、失眠、焦虑，眼前经常浮现家婆在医院孤独离世时的痛苦凄凉的场景。

今天听了肿瘤科的同事分享的故事，一直浮现在面前的家婆独自凄凉离世的场景被同事描述的这个温暖告别的场景替代了。她想象，自己的家婆在临终之际也应该受到了远在家乡的护理姐妹和同人的人文关怀和叙事照护。阿华受到阿芳故事的启发勇敢地将自己内心的创伤故事分享给大家，本来并不熟络的护士后来如姐妹般相拥相抱……后来，阿华告诉我们，从那天分享了故事之后，她从失去家婆的自责中走了出来，重新回到了当下，工作效率提高了，跟老公建立了关于家婆的更亲密的叙事连接，一起走出了创伤。

同事分享的其对临终老年患者的照护故事，减轻了阿华对家婆的负罪感，使她深陷道德谴责和情绪困境的内心得以安抚。我们每一个人都拥有非常强大的自我修复能力、自我疗愈能力、自我适应能力、自我觉醒能力、自我救赎能力，在良好的叙事生态中，这些力量能够迸发出来。同事间常态化叙事分享是良好叙事生态的必备要素，对和谐同事人际关系和预防自身职业危机方面助益良多。

三、医院管理者与医者叙事连接质量

叙事是一个领导工具箱里最重要、最强有力的工具（stories are the single most powerful tool in a leader's toolkit）。可以说，管理者或领导者的叙事咨商是体现管理能力的基础素养。具有良好叙事意识的医院管理者将激励不同层级岗位的员工在沟通和管理中运用叙事结构和叙事逻辑。柏拉图说，"讲故事者领导社会"。这些论断强调的就是管理者的叙事咨商。管理者叙事的核心在于促使管理者个人的自我故事与医院这个组织相关的群体故事连接起来。在这一部分里，我们将管理者的范围扩展到医院层面管理者之外的行政部门管理者和科室管理者——主任和护士长等。

（一）医院领导者的叙事管理商数

所谓领导力首先是一种自我领导力，自我领导力是充分展现自我、反思自我和塑造自我的能力。"反躬内求"，"慎终如始，则无败事"。我们唯一能控制的就只有自己，想要控制别人只会造成自己与他人痛苦，更重要的是不但无法达到目的，还会破坏与被领导者之间的关系，在中间筑起一道高墙，永远丧失影响对方的机会。我们越是汲汲营营地追求权力或影响力，它就会离我们越来越远。影响力是我们充分展现自我、做好自己该做的事之后的副产品。

正如领导力学之父华伦·班尼斯（Warren Bennis）所言，真正的领导工作不是透过管理或控制的手段，来迫使他人服从，而是透过充分展现自我，塑造自我形象故事来吸引追随者，建立真诚而亲密的关系，透过优良的叙事管理商数来收服人心。叙事领导模式是在团体情境里，透过与成员的叙事性互动来发挥影响力，而非通过绩效和奖励机制来管理团队。许多医院领导者出于增加医院创收考虑，久而久之"短视成瘾"。医院领导者为员工提供的外在激励机制造成不正确的诱导，用绩效手段控制员工，会让员工为了追求金钱与地位乐于听命行事，而非展现自我。

叙事型领导者注重在管理历程中，与成员通过叙事性互动，将彼此的道德水平及职业发展目标提升至较高层次。因而，领导者更像是一位教练，甚至是精神导师，需负责维持活力，让团队中的每个人都能受鼓舞，并且帮助大家成长，确保每个人都朝着同一个方向前进。叙事型领导模式重视提升成员内发性动机，促使成员能在工作过程中自我实现，并且超越原先的工作期望。也就是说，最智慧的管理者懂得"赋能"中层干部和员工，而非单纯的"赋权"。

管理者的叙事咨商由三个层面的叙事能力组成，一是领导者讲好自我生命故事的能力（story of self），二是激发内部员工讲好与医院发展相关的个人故事的能力（story of everyone），三是创设医院整体故事，激发员工共同讲述医院发展大叙事的能力（story of us，外部故事和内部故事）。当管理者讲述自己的故事时，故事在揭示着管理者的价值观。故事不是抽象的原则，而是我们切实的生命经验。管理者的故事揭示自己是何种人，并引导其他人认同自己。管理者是医院或科室叙事的引导者，会在与回应者的双向或多向互动中，逐渐超越个人叙事的初始目标，形成更有利于医院发展的集体叙事。

管理者叙事商数涉及"叙事管理伦理的遵循"（the observation of narrative management ethics）、"叙事管理反思力的运用"（the application of narrative reflection）、"不确定性的接受和包容"（the acceptance of uncertainty）、"高质量人际叙事交往的维系"（high quality interpersonal narrative communication）等四个维度。管理者通过故事叙述强化个人价值，在故事中获得反思和管理中的人际伦理判断，在故事中接受和包容不确定性，激励其他医院员工分享故事的同时，从自我和他人的故事中启悟，营造基于共同价值的整体医院文化。

（二）管理者叙事商数与年轻医者的成长

叙事商数高的管理者能够包容年轻的医护人员在医学的不确定性中所犯下的非主观错误，也应在年轻医者在入职初期犯下其他错误之后，予以恰当的引导，防止其陷入自我否定和医学职业的不认同困境，从此效率低下，最终导致科室和医院的损失。职场关系可以分为横向关系和纵向关系。著名的哲学家、心理学家阿尔弗雷德·阿德勒（Alfred Adler）认为，"纵向关系是损害人的健康的最大负面原因"。在医院这个职场中，许多管理者没有意识到这一点，给员工带去困扰和伤害；反过来，能够与员工建立更平等、更人性、更包容的横向人际关系的管理者会管理出更优秀的团队。

在以下的故事中，我们看到科室管理者护士长的叙事连接让年轻医护人员得到关爱，当年轻医护人员成长为科室管理者时，他们将这样的良好叙事生态传承给下一代年轻医者。

> 一个护理人员小柳讲述了她的职业成长故事。在刚入职不久时，小柳犯过一个错误，被患者家人斥责和投诉。但是，小柳当时所在消化科的科室主任和护士长并没有苛责她，而是站在年轻的护理人员的视角，聆听她讲述整个事件的过程，同时也倾听她内心里的疑惑与委屈。在获得了护士长的叙事性回应和安抚之后，小柳很快走出阴霾，在之后的工作中更加投入，而且从讲述故事的过程中，更懂得了倾听患者的内心情感，避免不自觉地伤害到患者的情况发生，逐渐获得患者的谅解和喜爱。
>
> 小柳所在的消化科，许多年轻医护人员得到快速成长，大多数科室人员都实现了学历提升、职称晋升和职务上调，科室的患者满意度也非常高，医患关系非常和谐。小柳也成长为一名年轻的护士长，她认为曾经的那段经历对她的成长非常有益。当她遇到年轻护理人员出现失误时，她也懂得像她所遇到的科室主任和护士长一样，陪伴她们，站在她们的视角上重新聆听他们回顾故事发生的经过，一起找出问题所在，共同面对，而不是一味地苛责。这样，她与小姐妹们相处非常融洽，任务分解之后的完成效率也非常高，所在的科室凝聚力更强。

医院管理者在处理不良事件时应秉持"宽明仁恕"之心。"恕"，形声字，从心，如声。"如"为依照、遵从；"心"为内心、心情。"如""心"为"恕"，意为内心柔顺、善良，即富有同情心，能够站在他人立场为他人着想。《说文·心部》曰："恕，仁也。"本义为恕道、体谅。"恕"为"如""心"，也可理解为遵从善良之心：为人处事，不执着于自己的利益，容易原谅他人的过失，故"恕"有原谅、宽容之意。"如"又为假如、如果。心里多想一些假如、如果，以己度人，换位思考，用自己的心去推想别人的心，如此，就能多一分宽容，多一些宽恕。"恕"即推己及人，推己之心以爱人。

而在我们了解到的另一个故事中，我们却发现管理者与所管辖的员工没有这样的叙事性连接，结果所在科室已出现多名人员抑郁、转岗。而小洁也因为遭遇当班时患者意外死亡的事件，而被多层上级反复要求写情况说明，最终出现严重的心身健康问题，严重影响到日常工作效率，结果又被领导责骂和批评，综合各种利弊之后，小洁只好向领导提出辞职申请。还好，小洁所在的医院的院级领导恰好在当时开始关注叙事医学，并在医院设立叙事中心，展开叙事医学相关活动。小洁在具有一定叙事意识的一位中层干部的推荐下参加了两天的叙事医学团队培养班之后，走出了困境。

医院管理者也意识到了遭遇不良事件时，年轻医生所需要的同行叙事关怀。叙事是体现管理者责任担当的智慧锦囊和必备秘籍。医院各层级管理者在对医院和科室的业务发展承担重要责任的同时，也应对员工的心身健康及其职业发展担负责任（responsibility），两者密不可分。而"责任心 responsibility= 回应 response + 能力ability"，也就是说，责任心等于及时有效回应的能力①。对于医院和科室管理者而言，回应的第一对象应该就是自己医院和科室的员工。在这个案例里，科室管理者和医院的医患关系办公室人员并没有想到去积极回应自己的同事小洁，而只想到用"情况说明"去回应患者，回应上一级领导，导致了医院人员损失的潜在风险。

而管理者通过重新修复与医者的叙事连接挽回了人力资源损失。小洁已经在岗位上锻炼了几年，虽然是年轻医生，但是整个培养过程实属不易。医院要重新从刚毕业的医学生中培养一个像小洁这样的医生也需要投入很多的人力、物力、财力成本。小洁从岗位上流失，不仅是科室的损失，也是医院的损失，更是社会的损失。幸运的是，小洁主动讲述出她的故事，而在场的医护人员，尤其是管理层人员也反思了自己应对方式的"非人性因素"，他们因为没有真正走入小洁内心，聆听她的故事，而是一味地苛责，当场向小洁道歉。

医生也是人，同样会感到迷惘、抑郁、焦虑、恐惧与忧伤。医院是一个很少有好消息的地方，即使医生顺利准确地诊断出患者的疾病，治愈了患者，患者也可能终其一生难以摆脱复发的阴影，或者留下的满是住院和治疗过程中的痛苦回忆。每天面对"病痛""失亲""死亡""噩耗"，这些充满负面能量的场域，就是医者的日常工作场域。如果医生的心理需求被否认、忽视，没有被关照到，更没有被满足到，那么，一个在情感和心力上已经消耗殆尽的医者，如何去承担另一个人的苦难，如何为另一个人提供有温情的治疗和照护？

（三）资深医者叙事智慧与经验传承

医院中的导师—学生关系需要通过资深医者的叙事智慧得以传承。美国学者凯西·卡拉姆（Kathy Kram）指出，在师徒关系中，担任师傅或导师的资深员工能承担两类重要的功能，分别是职涯发展功能（career functions）及社会心理功能（psychosocial functions）。其中，职涯发展功能指的是导师协助徒弟发展专业能力，或是协助徒弟在技能上进步，并在组织内升迁；而社会心理功能指的是徒弟或学生在刚入职场时容易产生不安或焦虑感，师傅或导师可通过分享个人经验及生活，协助徒弟或学生发展能力、自信及自我效能，甚至可能会让徒弟将导师视为典范，进而影响徒弟的工作表现与成就感的获得。后者必须通过师徒之间的叙事连接实现。

此外，千禧一代年轻者出生于网络媒体发达的时代，他们更接受"被影响"和

---

① 在很多语言中，责任心都等于回应的能力，如，责任（verantwortung），是一种回应（antworten）。

"被共情"，而非"被控制"。影响力是用一种被管理者乐于接受的方式，改变被管理者的思想和行动的能力。拥有影响力的前提，是建立共生价值和合作思维。在这个更加追求平等和尊重的时代，每一位年轻医护人员都渴望被关注，希望成为组织机构的价值共同体，与其一起成长进步。倾听是一个典型的合作思维之下的行为习惯，在这一大语境下，时代的红利偏向了倾听者。因而，要更高效地管理年轻医护人员，充分发挥他们的内驱力和内生长力，医院领导者应该懂得运用叙事管理策略。

叙事是社会人的"基础生存能力"（the rock bottom capacity），人们据以捕捉经验、借以互相学习并获得生命意义。然而，千禧时代的年轻人，尤其是独生子女大多在"失败的家庭教育中长大"，他们在网络虚拟世界中长大，更擅长"美化"事物，擅长向其他人展现自己的生活有多美好，也善于隐藏其沮丧和失落的一面；他们绝大多数缺乏人际叙事经验，丧失叙事交往能力。在成长时，他们只需要获得父母的认同，当进入职场转换成需要同侪的认可时，就会感到异常高压与焦虑，因为他们并不懂得营造深层、有意义的叙事连接，深层的关系在他们过去的人生经历中不曾存在，他们并没有学会这项技能。

因而，千禧一代在被推进职场这一现实世界之后，遇到比前辈更多的问题和危机。他们更不愿意结婚，也更不愿意与人交往，似乎网络给他们带来的多巴胺已经足够维持生命意义，却没有意识到自己的生命叙事进程已经陷入危机。然而，每个世代都有各自成长环境下带来的影响。对于千禧一代而言也一样，这并非完全是他们自己的错。对年轻人、对医院以及社会负责任的医疗机构领导应当积极建立良性互动机制，营造多维叙事空间，协助他们获得人际叙事智慧和沟通技巧。职场叙事生态的营造能够预防他们因人际叙事断裂而陷入严重的创伤叙事闭锁和职业叙事闭锁，避免心身健康危机。

最重要的领导职能之一就是共情倾听。领导人并非无所不能，也并非能力最强，而是他擅于倾听。领导者的倾听能够让被领导者敢于说出"房间里的大象"（elephant in the room）。领导者的另外一招是通过与年轻一辈和年老一辈建立叙事连接，"虚心向不同世代学习"。管理者会和年轻医者交朋友，也和年纪更大的同行交朋友。领导者不会否认自己年华老去，却能超越年龄，怀有赤子之心，在成年之后仍然保有年轻人的特性，这是一种领导者进化的动力来源。领导者和一般人最大的不同，在于他们"从经验中学到更多"，而非"拥有更多经验"。重点是领导者必须乐于从经历的故事中反省出意义和智慧，否则经历再多磨炼也无法从中学到教训。

社会教育学家马济洛（Jack Mezirow，1923—2014）认为：并非所有经验都会触发成长。当人类以先前经验以及所储存的知识，没有办法回应某个新经验，开始反问"为什么这件事会发生在我们身上，或是这件事代表了什么"时，人类才开始触及学习和成长的起点及核心。这种"经验的分裂"是从经验中成长的第一个关键。从经验中成长的第二个关键是"批判性反省"。经验本身不一定重要，经验本身无法带来学习与转化，重要的是在反省经验的过程中所产生的智识成长。反省是对"经验本身"以及"经验处理过程"的检视，而批判性反省还须同时反思"影响我们解读经验背后的观念与预设"。

被誉为"管理大师中的大师"的彼得·德鲁克（Peter F. Drucker，1909—2005）认为，今日的管理者应密切关注员工的心身健康。具有叙事意识的管理者善于营造让不同层面的员工发声和诉苦的氛围，鼓励不同关系维度的故事讲述、分享和倾听，提升员工的抗挫折力、持续创新力和生命复原力；善于运用叙事智慧去关注聆听和有效回应员工的诉求，与员工形成共情关系，最终与员工达到"共识"和"价值共生"境界，实现价值和伦理层面的和谐共振。共情责任模式既能体现管理者的人性化管理策略，又能促进管理者本人的健康生存和个人职业可持续发展。

四、医院与社会各维度的叙事连接

医院作为一个职场，体现其人文氛围的重要指标就是管理者的叙事管理意识、医护人员的叙事素养，以及医护患所共同营造的叙事生态。

（一）患友叙事连接与特定疾病叙事生态

一个医院如果没有良好的叙事生态，病人即使置身于周围都是同样疾病的患者的环境中，也会缺乏叙事氛围和叙事连接，每一个病人之间都像隔着厚厚的玻璃墙，被令人恐慌的失连和孤寂感包围。如果没有叙事连接，病人就会像一些相互没有关联的物质一样在病房和医院里游荡，即使碰巧遇上彼此，也会在说一句冷冷的"你好"之后相互弹开。这样的我们虽然清醒但没有感觉，虽然有觉察但漠不关心，虽然有很多情感但无法互相理解或互相影响。

澳大利亚作家泰格特的短篇小说《病房的窗》（"The Hospital Window"）讲述同病房的病友之间维系叙事连接对彼此生命质量起到积极作用的故事。

> 医院的病房里，曾住过两位病人，他们的病情都很严重。这间病房十分窄小，仅能容下两张病床。病房设有一扇门和一个窗户，门通向走廊，透过窗户可以看到外面的世界。靠窗的病人经允许，每天上下午可以起身坐上一个小时。而另一位病人不得不日夜躺在床上。两人经常谈天，一谈就是几个小时。他们谈起各自的家庭妻小，各自的工作，各自在战争中做过什么，曾在哪些地方度假。
>
> 每天上午和下午，时间一到，靠近窗的病人就被扶起身来。每当这时，他就开始为同伴描述起他所见到的窗外的一切。渐渐地，每天的这两个小时，就成了他和病友生活中的全部内容。很显然，窗户俯瞰一座公园，公园里有一泓湖水，湖面上漫游着一群群野鸭和天鹅。一对对年轻的情侣手挽着

手在树荫下散步。公园里鲜花盛开。在公园那端的一角，有一块网球场，有时进行着精彩的比赛。

躺着的病人津津有味地听这一切。这个时刻的每一分钟对他来说都是一种享受。他听着这栩栩如生的描述，仿佛亲眼看到了窗外所发生的一切。然而，不靠窗的病人突然产生一个想法：为什么偏是他有幸能观赏到窗外的一切？他白昼无时不为这一想法所困扰，晚上，又彻夜难眠。结果，病情一天天加重了，医生对其病因不得而知。

一天晚上，他照例睁着双眼盯着天花板。这时，病友突然醒来，开始大声咳嗽，呼吸急促。他两手摸索着，在找电铃的按钮，只要电铃一响，值班的护士就立即赶来。但是，靠墙的病人却纹丝不动地看着。痛苦的咳嗽声打破了黑夜的沉静。一声又一声……卡住了……停止了……直至最后呼吸声也停止了。靠墙的病人仍然继续盯着天花板。第二天早晨，医护人员送来了漱洗水，发现靠窗的病人早已咽气，他们静悄悄地将尸体抬了出去。

稍过几天，似乎这时开口已经正当得体。剩下的这位病人就立刻提出是否能让他挪到窗口的那张床上去。医护人员把他抬了过去，将他舒舒服服地安顿在那张病床上。接着他们离开了病房，剩下他一个静静地躺在那儿。医生刚一离开，这位病人就十分痛苦地挣扎着，用一只胳膊支起了身子，气喘吁吁。他探头朝窗口望去。他看到的只是光秃秃的一堵墙。

对于末期患者而言，最痛苦的是孤单和人际叙事连接的断裂。有病友的陪伴，尤其是叙事性互动是一种幸运。在这个故事里，靠墙的病友很幸运，遇到了一个具有非凡的叙事想象力的病友，能够给他的临终生活带来许多温馨与快乐。然而，正如查尔斯·波德莱尔（Charles Baudelaire）所言，人生好比一所医院，那里的病人都希望换换自己的床位①。靠墙病友想自己靠窗直接享受第一手美景的自私想法最终中断了这一有利于双方生命质量的叙事连接，再也无法享受到生命旅途中的最美好陪伴。

对于病房这个特殊空间而言，病友之间的叙事连接能够让冰冷的病房暖起来。在这个空间里"同呼吸共命运"的病友们，在医者的病友叙事分享理念的引导下，无论地域远近、年龄差异，都能成为推心置腹的朋友，因为大家是"同病相怜"的特殊关系。疾病往往只有亲身经历过，感受过，才能够体会其他人患有和自己类似疾病的感觉和感受。当我们能够跟病友分享故事，这时我们所经历的病痛和折磨似乎变得可以承受，因为分享故事，让我们感到不再是"我"独自一人承担，而是"我们"一群罹患相同疾病的人一起承担。

---

① 原文是：This life is a hospital where every patient is possessed with the desire to change beds。

外科医生爱德华·罗森伯姆曾经将其生命叙事统整过程写入自传《当医生变成病人：一个医生的真实故事》（*A Taste of My Own Medicine：When the Doctor Is the Patient*，1988）。成为病人之后，罗森伯姆在反思了自己的职业观、同事观和医患关系观的同时，也对自己之前长期缺席丈夫和缺席父亲身份的过往进行了深度反思。三年后，这部自传叙事作品被改编为电影《再生之旅》（*The Doctor*，1991）。

> 这部影片中，心脏外科医生杰克·麦克奇（Jack McKee）是一位事业相当成功，技术精湛又十分高傲，对所谓的人文关怀嗤之以鼻的心血管外科医师。突然有一天，麦克奇医生被告知罹患喉癌，一夕之间从医师的角色转变成病人。即使他拥有最好的资源，但是，他还是经过三位医生同行的误诊后，才经由新的检验工具确定诊断。
>
> 陷入职业叙事闭锁的麦克奇医生与太太和儿子之间感情疏离。疾病给他带来的无力感和隔绝感，没能让家人抵达自己内心最深层的地方，反而是同样身患癌症的人在麦克奇医生最脆弱的时候最能给予他内在的支持。麦克奇医生和其他癌末病患之间的互动，让其意识到，不单单是一般人需要同辈团体的帮助与合作，染上重病的人更需要病友成为自己的心灵伴侣。
>
> 当麦克奇医生从工作狂医生变成听从指令的病人，他的整个生活和感受随之改变。这其中最重要的就是他作为一个病人，体会到了医院的入诊和治疗程序是如何复杂以及如何给患者带来不便，医生高高在上和缺乏关怀与爱心的态度如何给患者带去伤害，患者在缺乏爱心与责任心的医生面前显得多么弱小。
>
> 与罹患末期脑瘤的女病友之间的故事从另外一个角度改变了麦克奇医生。生命已为期不长的琼与他的几次交谈使他们成为亲密的朋友，相互怜惜，相互鼓励。琼因为医生对她的疾病治疗不及时，甚至认为这是一场医疗事故而气愤时，麦克奇从医生的角度告诉她真相；麦克奇泄气时，琼带他上屋顶将自己的故事告诉他，给他打气……

在成为患者之后，与不同的病友之间的叙事性互动，让罗森伯姆深度理解了，对于病患家属和医疗人员而言，要有同理心地对待病患是一件不容易的事情，要用更谦卑、更温柔的姿态来照顾病患，更是一个需要学习的任务。从疾病中走出来的罗森伯姆所做的第一件事情，就是去教来医院实习的见习生第一堂人文课。罗森伯姆让他们穿上病人的住院衣服，让他们想象自己是一位病人，因为只有经历过病患的痛苦和软弱才能真正为病人所想，医治患者之痛苦，成为一名合格的医生。

澳大利亚兽医伊恩·高勒博士（Ian Gawler，1950—　）的故事也告诉我们病友叙事连接的重要作用。

伊恩·高勒博士曾是十项全能运动员，25岁时因罹患致命骨癌而截肢，术后不到1年复发。1976年，外科医生认为他最多还能活2个星期。但是，高勒奇迹般地成了例外患者，最终战胜癌症，目前已经成功地多活了近50年。高勒在康复后创办癌症患者互助小组，将自己抗击癌症的经验分享给更多患友。

1987年，由于在癌症自助疗愈领域的杰出贡献，他被授予澳大利亚国家荣誉勋章。伊恩·高勒在这个过程中成为身心医学领域内最有经验及备受尊崇的权威人士之一。高勒出版了《心灵的宁静》《冥想：纯粹而简单》《心智可以改变一切》等多部著作。

通过阅读这些例外患者的疾病自传故事，罹患类似疾病的病人也与其建立了深入的叙事连接。生过大病的人都知道，孤独、害怕、无人能理解的感受，是病魔之外的最大敌人。在没有良好的病友叙事连接之前，许多独自面对疾病的患者只懂得依赖药物和手术刀等外在手段来对抗疾病。而在与病友们对各自生命故事的讲述和倾听中，许多患者都获得了灵魂的洗涤和生命的顿悟。我们懂得人生遇到的问题很多，癌症或疾病只是其中一种，如果能够学会心身安适，所有问题都可顺利解决。在病友叙事交流中，我们更懂得从内在出发，修复与自我和亲友之间的亲密叙事连接，更好地让自己活在当下。

（二）中国生命健康叙事生态系统构建

中国生命健康叙事倡导良好的健康叙事生态构建。在一个民众不愿意分享自己的疾病和健康故事的社会里，社会对相关问题的污名化态度会加重，对于健康议题的合谋式沉默会造成一种恶性循环，不利于疾病的康复和民众的总体生命质量；在一个关于疾病和健康的叙事生态荒芜的社会里，我们对于健康"禁忌"问题将陷入集体沉默这一诡异的局面中。而集体沉默很多时候并不能带给我们想要的安全感。相反，身处对于问题评价的流言蜚语中，我们仿佛鸭子凫水般外表平静，但内心却波涛汹涌。如果社会营造的是良好的健康叙事生态，那么，大家都愿意分享，也有机会去倾听和自己有相似经历的人的故事，主体之间能够有效地形成"叙事共同体"，这样的环境有利于民众总体健康状况的改善。

日本有一个著名的民间造型叫作"三不猴"。三只小猴子，一只捂着眼睛不看，一只捂着耳朵不听，一只捂着嘴巴不说。它们的形象生动地概括了集体沉默的三个方面——视而不见、听而不闻、知而不说。其实，对于那些我们认为比较尴尬或敏感的事情，我们采取的策略往往都是故意不去看、不去听，更不去说，背过身去否认"房间中存在着一头大象"。生命健康叙事分享中心在全国范围内设立的最重要意图就是营造良好的叙事氛围，让更多人的健康与疾病故事被听到、被尊重，在触动自己的同时，触动其他遭遇过或正在遭遇相似境遇的生命主体的内心，引发主体、家庭、社会在生老病死认知、态度乃至行动上的自觉内在转变，最终营造和谐健康的叙事生态。

无论是失胎家庭，还是其他有不孕不育、癌症、艾滋病、自闭症、慢性疾病、罕见疾病成员的家庭，都存在关于这些话题的家庭和社会叙事连接断裂的问题。日本的"三不猴"与英国谚语里的"房间里的大象"相似。"房间里的大象"原意为房间里出现了一头大象，大家却对如此显而易见的事物避而不谈。在我们很多人的认知房间里其实也可能住着一头大象，因为某些原因，我们不但无视这头大象，甚至被要求禁止谈论这头大象，有的人还自觉地对大象背过身去。在健康叙事生态荒芜的社会里，全社会就像一个大房间，我们对于与民众健康故事的集体沉默就像"三不猴"或者"房间里的大象"。

社会中对于这方面健康问题的包容性不足以撑起相关当事人的自尊，大众对于敏感健康问题的讨论很多时候是带有明显的嘲弄和偏见的，这使得人们需要通过刻意隐瞒自己的经历来获得大众的普遍认可，即"伪装"成为一名"正常人"或"普通人"。与此同时，这种行为表面上确实让自己暂时免于面对大众异样的目光。但是，正如鸭子凫水也终有上岸的一刻，当患者们在未来的某一个时刻不得不去真正面对这个问题的时候，我们身为医护工作人员是否能保持着不持有偏见的态度来面对这些向我们求助的患者？

如果我们去承认甚至是默许了健康问题的污名化，在房间中被视为特定群体的求助对象的我们对此视而不见甚至是背过身，那么在房间中希望被看见的群体会陷入远超于被常人孤立的孤独之中。如果医者无法抛弃自己的成见，这种成见会给求医的患者带来更大的伤害。我们周围的"沉默者"越多，我们就越倾向于加入"沉默的大军"。反过来，我们周围的"叙事者"越多，我们就倾向于加入"叙事的大军"，主流叙事决定整个社会的叙事生态。

每个人对于污名化的沉默会被他人视作是对于这种冷暴力的一种支持，最终形成"沉默的恶性循环"。没有人开口，也没有人认同。当集体灾难爆发的时候，每个旁观者都有责任，沉默这时候会变成一把杀人的刀。2009年的《中国艾滋病感染者歧视状况调查报告》显示，中国艾滋病病毒感染者歧视情况非常严重。多数艾滋病病毒感染者为保护自己，选择不向最亲近的人披露自己的感染状况。在很多情况下，艾滋病病人无法从主流医院获得治疗，难以得到专科治疗和手术服务。道德评判使患者蒙羞受辱、丧失尊严，而这与医学人文提倡的临终关怀南辕北辙。

人们对包括艾滋病、结核病等传染病和癌症，更愿意从文化层面进行解释、阐发和演绎，且这种演绎沿袭甚久、杂乱无序，将原本由医学回应和解答的简单问题加以政治化和社会化。正如苏珊·桑塔格在《疾病的隐喻》一书中所言，传染病隐喻化日益成为一种政治话语，成为某种社会意识与文化标签。恐惧是人们对疾病无知而产生的本能反应，但疾病污名化，甚至污名化患者，则是将恐惧移植到其他事物上，疾病便变成了一种隐喻。那些在生理上尚没有死亡的患者，却在巨大而无形的道德谴责和舆论压力下，逐渐沉沦。

"倾听和自己有相似经历的人的故事，能够很大程度上宽慰自己，从而改善我们的健康状况。"用"叙事性交流的良性循环"替代"沉默的恶性循环"，了解他人也拥有类似的经历会减轻我们对于自身的耻辱感。在堕胎、创伤后应激反应综合征等广泛的问题中，倾听和分享的力量可以让我们有机会找到一个宣泄压力的出口而不被加以批判。在拥有相同或类似问题的人群中我们也更容易找到支持的声音，同时分享经历也是为了向沉默的社会大众进行共情的邀请：如果换作是我，我会怎么做？因此破除疾病的污名化不局限于"向内"在特定的群体中创造一个可以分享、交流、讨论的自由社区，更重要的是"向外"让拥有疑惑的社会群体了解真实的情况而改变对疾病的傲慢与偏见。

中国叙事医学和生命健康叙事理念强调我们与患者之间的叙事共同体和生命共同体关系，我们应该从一种"我们需要帮助他们"的态度，转变为一种接纳和融入的态度，也就是我们需要去公开承认"大象"的存在，并且把"大象"暴露出来。让社区和医院首先成为破解污名化的突破口，不再沉默，要求我们把"大象"说出来、写出来或者用行动彰显出来，通过帮助特定的群体与不存在此类问题的群体建立更有组织的社会叙事连接，包括医院或者社区内的面对面讨论，或者通过戏剧、电影分享和点评等方式，打破沉默使深陷其中的人得以解脱，给社会带来正义。在医院和社区设立的生命健康叙事分享中心就是这样一个能够打破这种沉默的恶性循环的人文空间。

结语：医院叙事生态构建价值共同体

在现代社会，医院要实现高质量发展，必须注重提升暖实力和软实力，其中最重要的就是医院的叙事生态和医院员工的职业叙事能力。要深入贯彻落实《"健康中国2030"规划纲要》，实现大健康理念，促进全人健康，应对老龄化、少子化、心理问题等社会危机以及人工智能的医学应用带来的挑战与机遇，我们必须从家庭、医院、社区和养老机构出发，以医院为辐射点，营造全社会良好的生命健康叙事生态，而这些目标的实现都在呼唤新时代医学的叙事转向，将叙事医学有体系地融入医学生的培养课程中，让更多医生具备良好的叙事意识，积极展开叙事医学实践。

公立医院面临全方位变革的压力。在以变革为主要进程的组织里，叙事管理可以显现出意想不到的力量。现代医学专业细分和精分将医疗引向无法掉头的窄巷，远离全人健康的医学本心，让医疗与健康失之交臂。正如牛顿所言，我们在身边构建太多墙，却没有足够的桥来连接。而叙事医学就是一座连接不同学科的桥梁。作为一种新兴的人文管理模式，叙事医院管理一方面可以提升科室内部和科室之间的凝聚力，推动各科室步调一致向前发展，提升医院整体医疗服务水准；另一方面，有利于管理者与医护人员及患者形成命运共同体和价值共同体，推动人文医院建设，打造有温度的医疗。

可以预见的是，当叙事医学理念真正融入全国各大医疗机构日常管理工作时，当医院管理者真正具备叙事智慧，积极营造温馨和谐的医院叙事生态，充分运用叙事领导力感染和影响医护人员，而医护人员都具备良好的综合叙事素养和叙事调解能力时，当医院的中坚力量都懂得如何运用叙事理念来构建医院各科室之间的整体和谐关系时，医院人际叙事危机事件将会随之大幅较少，和谐医院、健康医院和人文医院就能逐步实现。

延伸阅读推荐

丁任，王博. 人民的好医生周礼荣画传. 上海科学技术出版社，2021.

上海尚医医务工作者奖励基金会，上海医药卫生行风建设促进会. 医德之光. 上海人民出版社，2022.

玛利亚·朱利亚·马里尼（Maria Giulia Marini）. 叙事医学中的关怀语言：健康生态系统中的词汇、空间与时间（*Languages of Care in Narrative Medicine：Words，Space and Time in the Healthcare Ecosystem*），2018.

舍温·B. 努兰（Sherwin B. Nuland）. 医学的灵魂：临床医疗的 21 则启发（*The Soul of Medicine：Tales from the Bedside*），2019.

陈葆琳（Pauline W. Chen）. 最后的期末考（*Final Exam：A Surgeon's Reflections on Mortality*），2010.

法兰克·胡伊乐（Dr. Frank Huyler）. 无影灯下的岁月：急诊工作二十五年（*White Hot Light：Twenty-Five Years in Emergency Medicine*），2020.

韦斯顿（Gabriel Weston）. 红色警报：外科医生的故事（*Direct Red：A Surgeon's Story*）

课后思考题 1

《吴子·图国》："是以圣人绥之以道，理之以义，动之以礼，抚之以仁。"阅读以下充气假人陪伴重症患者，使其顺利治愈出院的故事。结合这个故事，分享你的临床实践中的故事，阐述为什么说理解患者的独特性，对其进行用心的回应，可以提升患者在治疗中的配合度。

　　新冠肺炎疫情瞬息万变，站在第一线与病毒对抗的医护人员，扛起防疫重责，以专业与使命感照护陪伴染疫病人，在临床上看见紧急疫情下的人生百态。以爱和关怀为圆心的暖心故事，同时在隔离病房里不断上演。

一位 67 岁的女性患者，以前在家里都非常依赖家人的陪伴。到了医院的隔离病房，置身在密闭环境，周围没有人的情况下，患者容易产生恐慌感，情绪焦躁不安。只要有人在旁边，就会平静很多。医院人力几乎全数投入救治，没有多余人手陪伴。患者在这种情况下，总是扭动身体，想自己下床，并拔出针管和其他管子，给医护人员增添了许多重复打针和重复插管的麻烦，而且患者一旦从床上滚落，也可能导致更严重的伤害，因而，处于一种不安全的状态。

医疗团队中有人提出要将患者捆绑起来，让其无法自由活动，就无法拔管，也不会从床上掉落下来。但是，这样的做法并不能真正回应到患者对于独处一室的恐惧感。团队中有医护人员想到，我们一定要根据患者的特殊情况，让她感受到我们对她的尊重，才会更好地配合。因而，团队找来如真人一样大小的充气假人，为它穿上防护衣，戴好口罩与手套，仔细画上五官后，放在病床旁。

老人看到有"人"在旁边，心情稳定下来，终于能好好配合治疗，最后也平安出院。其实老奶奶知道那是一个假人，但是，医护人员对患者行动里饱含的关爱之情感动了患者，让她也能够将心比心地理解医护人员，不再给他们增添麻烦。

课后思考题2

阅读美国亨利福特医疗体系（Henry Ford Health System）重症监护室医生蕾娜·欧迪许（Rana Awdish）的《休克：我的重生之旅，以及病医关系的省思》（*In Shock：My Journey from Death to Recovery and the Redemptive Power of Hope*）里关于作者担任住院总医师期间，一位住院医师犯错后自杀的故事，结合你在临床上遇到的相关故事，谈谈你对同事间的叙事性关怀的重要价值的理解。

在纽约一家医院内科担任总住院医师、轮调到感染科时，我带的一位住院医师表现不好。他常焦虑，曾犯了几个错，因此考核分数不佳。他被我们科的主管盯上了。主管会特别注意他开立的每一张医嘱和他的报告，看是否有不适任的证据。他因此焦躁不安，魂不守舍。有位病人抽血检验的结果是阳性的，他疏忽了，没安排更进一步的处置。他开立的几张医嘱有问题，有几个检验数值的解读也出错。尽管如此，每一项疏失都有人及时发现、及时补救，病人都没受到伤害。

虽然这些疏失没有产生什么严重影响，但主管不肯轻易放过他。由于我是总住院医师，我每天都得监视他，看他做得如何。我报告说，他的情况更糟了，他开始自言自语。主管要求他到精神科接受正式评估。我们共事的那个月结束时，科里几乎所有的主治医师都不让他升级。他很可能必须重做一年，才能过关。他在星期五得知科里的决定。星期五那天傍晚，他在五点钟、六点钟、七点钟都打了电话给我。我觉得很烦，加上内疚，因此不想理他。他无法接受科里的决定，在星期天自杀了。星期二，他没回来上班，我们找不到人，才发现这个悲剧。